Emergency Care
2018年夏季増刊

看護師・研修医必携

パッと見て サッと使える！ 処方にナットク！

ER・ICUの薬剤 121 ver. 2.0

アプローチ
使い分け
考えかた
がもっとわかる パワーアップ版

編著
洛和会音羽病院 ICU/CCU
大野博司
国際医療福祉大学三田病院 救急部
志賀 隆

MCメディカ出版

はじめに

　前書『ER・ICUの薬剤110』が出版され3年の月日がたち、新薬の追加や内容をブラッシュアップした上で『ER・ICUの薬剤121』として、前書を踏襲しながらも新たな知見を盛り込み改訂された本書をお届けします。

　編者・執筆陣も全く同じメンバーで約3年の月日を経てひとつの作品を作り上げられたことは奇跡的なことだと思っています。前書では現場でばりばり働く新進気鋭の中堅医師だった執筆陣はさらに要職につかれ多忙の中、改訂作業を進めてくれました。

　本書はERおよびICUでよく使われる薬について、日々奮闘するレジデント・ナース向けに使用する上でのポイントをまとめた本です。実際の現場で医師がなにを考えてその薬剤を選択しているかを重視し臨場感あふれる内容となっています。

　国内を見わたすと、救急医療も集中治療の現場でも、必ずしも専従の救急医、集中治療医がおらず、各科の医師により運営されているER・ICUも多いかと思います。その中で、専従の救急医・集中治療医の視点から重要と思われる薬剤121を取り上げて、作用機序、実際の投与にあたっての注意点、薬剤の使い分け、実際のケースに至るまでコンパクトに解説しています。

　主な変更点と各項目のポイントを見ていきましょう。

　まず「0. 心肺蘇生時に用いる薬剤」と「17. 循環作動薬」について、田村有人先生に薬剤の各論とともに心肺蘇生ガイドライン・アルゴリズムおよびショックのアプローチについて解説してもらいました。

　「1. 解熱性鎮痛薬」では、忙しないERで発熱精査をどの時点まで詰めていくかについて、そして「2. 静注鎮痛薬」では鎮痛補助薬および鎮痛評価について、吉田 暁先生に解説してもらいました。

　「3. 鎮静薬／筋弛緩薬」について新規のデクスメデトミジン、鎮静評価そして筋弛緩薬ロクロニウムについて取り上げました。また「20. 抗痙攣薬」も鎮静薬の抗痙攣作用がある薬剤およびレベチラセタム内服・静注薬を追加し、てんかん重積状態（status epilepticus）へのアプローチについて、水 大介先生に解説してもらいました。

　「4. 鎮咳薬」は救急で対症療法として用いられますが、同時に原因検索について取り上げ、「9. 吸入気管支拡張薬」については喘息重積、COPD急性増悪への初期対応について、御室総一郎先生に解説してもらいました。

　「5. 抗めまい薬」「6. 制吐薬」についても対症療法として処方されることが多いと思います。抗めまい薬・制吐薬を使用しながら原因疾患をどのように検索するかについて、林 敏雅先生に解説してもらいました。

　「7. 抗ヒスタミン薬」は、蕁麻疹、なんらかのアレルギーが関与する病態で使用頻度が高く、1世代、2世代による違いと蕁麻疹として使用する場合とアナフィラキシーを考慮する場

合についてのアプローチについて、そして「21.利尿薬」ではトルバプタンを追加するとともに心不全、肝硬変、ネフローゼ症候群での実際的な使い方について、中村光伸先生に解説してもらいました。

「8.ステロイド」「27.血糖降下薬」（とくにインスリン）では、臨床現場での使いかた・ステロイドごとの換算について、そしてインスリン以外の血糖降下薬全般の作用機序についても大楠崇浩先生に解説してもらいました。

「10.抗菌薬」は経口・静注を含め、非常に広範囲におよぶ内容を①頻繁に使う抗菌薬、②抗MRSA薬、③抗緑膿菌薬、④代表的な感染症については具体的な微生物・抗菌薬処方に分けて、わかりやすく吉本 昭先生にまとめてもらいました。

「11.抗ウイルス薬」については多数の中での使い分け、そしてインフルエンザシーズンに処方する・しないの選択肢について、そして「25.止血薬」ではプロトロンビン複合体濃縮製剤、フィブリノゲン製剤も含め、緊急止血・抗凝固薬拮抗・外傷診療で必要なこれらの薬剤について、宮道亮輔先生にまとめてもらいました。

「12.破傷風予防薬」ではトキソイド、ガンマグロブリンとともに破傷風予防の実践について、そして「28.その他」としてシアン中毒での大量ビタミンB_{12}を加えてさまざまな用途で使用される薬剤について、鶴和幹浩先生に解説してもらいました。

「13.血栓溶解薬」は脳梗塞を中心にとくに一刻を争って投与する必要のある薬剤であり、脳梗塞・肺塞栓での実際の使い方について、そして「26.拮抗薬」についても知っているか知らないかで大きな違いが出る部分です。これらについて、大下慎一郎先生にまとめてもらいました。

「14.抗血小板薬」についてチカグレロールを加え処置前・術前中止の際の考え方について、また「24.輸血製剤」についても救急医はなにを指標として投与しているかといった現場の生の視点も含め、松田知倫先生にわかりやすくまとめてもらいました。

「15.静注抗凝固薬」ではアルガトロバン、ナファモスタットを加え、「16.経口抗凝固薬」については新規経口抗凝固薬も含め、作用機序や使うポイントおよび処置前・術前中止する場合の考え方について小生が担当しました。

「18.血管拡張薬」については高血圧に対して用いられますが、とくに高血圧緊急症での使い分けも含め、菊池 忠先生に解説してもらいました。

「19.抗不整脈薬」について上室性頻脈・心室性頻脈へのアプローチとATP製剤を加え、多数ある抗不整脈薬の中から厳選した形で野村智久先生に解説してもらいました。

「22.輸液製剤」「23.膠質液・人工膠質液」については、日々の業務で使わない日がない薬剤ですが、意外と各製剤の違いに注意がいかないこともあります。酢酸加リンゲル液、重炭酸加リンゲル液を加え、これらの輸液製剤の違いを強調し、大屋聖郎先生にまとめてもら

はじめに

いました。

　また第Ⅱ、Ⅲ章では、小児および妊婦・授乳中の患者への対応および使用できる薬剤・使用してはいけない薬剤の選びかた・使いかたのポイント-とくにERでの対症療法で用いる際の薬剤の処方例について、高野稔明先生と佐藤信宏先生にわかりやすくまとめてもらいました。

　このような多数の執筆陣によるテキストを作るにあたり、一般的に編集者の知人や学会で各分野での著明な方々に原稿依頼することが多いかと思います。しかし前書はメーリングリストで執筆希望者を募って制作作業がスタートしました。つまり編集者と面識がない、まったく未知数の方々を中心に原稿を依頼する形をとりました。執筆された先生方の新鮮な視点と私とのやりとりの中で多くのマジックが十分に発揮され、メディカ出版の増刊としてたいへんな売り上げがあり広い読者層に読まれる結果となりました。

　そして2017年秋に出版社から本書改訂について打診がありましたが、本の編集はかなりの労力を使うため私自身当初改訂について乗り気ではありませんでした。しかし前回同様の分担メンバーが快く改訂に応じてくれたことが私の肩を押してくれました。新規薬剤の追加や内容のブラッシュアップで何度も原稿のやりとりに応じていただいた各分担執筆者のみなさんにはとても感謝しています。

　救急の現場に飛び込んだばかりの新人レジデント、ナースには導入の辞書代わりとして、ベテランナースのみなさんには日々の知識・技術の確認として本書を活用してもらえればうれしいです。

　さらに、学生時代以来の再会を前書から共同編集という形で協力してくれた同級生であり優れた救急医である志賀 隆先生にお礼をいいたいと思います。そして本書の改訂にあたって現場の視点を見直すにあたり、日々現場に関わっている当院ER加藤亜由子師長、ICU/CCU梅津慎一・山口剛史主任、そして新規薬剤の追加・本書全体のアイデアについて2018年春までERに在籍していた水島将吾、藤田一成、加藤喜丈さんら男性ナース陣にお世話になりました。

　最後にふだんの日常ICU業務に加えて本書編集に追われる日々の中、あまり家庭をかえりみない自分を、日差しの強い晴れの日も雨の日も風の強い日も昼も夜も、日々絶やすことのない笑顔で見守り続けてくれる妻有美に感謝したいと思います。

2018年5月　いつものICU奥にて
洛和会音羽病院 ICU/CCU　大野博司

目次

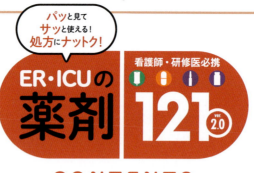

Emergency Care 2018年夏季増刊

CONTENTS

はじめに　大野博司 ── 3
執筆者一覧 ── 12

I章　ER・ICUでよく使う薬剤 ── 13

0　心肺蘇生時に用いる薬剤　田村有人

総論 ── 14
各論　アドレナリン ── 17　アミオダロン塩酸塩 ── 18

1　解熱性鎮痛薬　吉田 暁

総論 ── 20
各論　アセトアミノフェン ── 23　ロキソプロフェンナトリウム水和物 ── 25
　　　ジクロフェナクナトリウム ── 25

2　静注鎮痛薬　吉田 暁

総論 ── 28
各論　ペンタゾシン ── 30　フェンタニルクエン酸塩 ── 31
　　　モルヒネ塩酸塩水和物 ── 33

3　鎮静薬/筋弛緩薬　水 大介

総論 ── 36
各論　ミダゾラム ── 39　プロポフォール ── 40
　　　デクスメデトミジン ── 42　ケタミン塩酸塩 ── 43
　　　ロクロニウム ── 46

④ 鎮咳薬　御室総一郎

総論 — 49

各論　デキストロメトルファン臭化水素酸塩水和物 — 52
　　　　コデインリン酸塩水和物 — 53

⑤ 抗めまい薬　林 敏雅

総論 — 55

各論　ジメンヒドリナート — 57
　　　　クロルフェニラミンマレイン酸塩 — 57

⑥ 制吐薬　林 敏雅

総論 — 59

各論　メトクロプラミド — 61　　ドンペリドン — 61

⑦ 抗ヒスタミン薬　中村光伸

総論 — 63

各論　d-クロルフェニラミンマイレン酸塩 — 65
　　　　フェキソフェナジン塩酸塩 — 66

⑧ ステロイド　大楠崇浩

総論 — 69

各論　メチルプレドニゾロンコハク酸エステルナトリウム — 71
　　　　ヒドロコルチゾンリン酸エステルナトリウム — 72
　　　　プレドニゾロン — 74

⑨ 吸入気管支拡張薬　御室総一郎

総論 — 76

各論　サルブタモール硫酸塩 — 79　　イプラトロピウム臭化物水和物 — 80

目次

⑩ 抗菌薬　吉本 昭

総論 —— 82

各論
アモキシシリン水和物 —— 86
クラブラン酸カリウム・アモキシシリン水和物 —— 87
セファレキシン —— 88　レボフロキサシン水和物 —— 89
アジスロマイシン水和物 —— 90
アンピシリンナトリウム・スルバクタムナトリウム配合 —— 91
セファゾリンナトリウム —— 92
セフトリアキソンナトリウム水和物 —— 92
セフェピム塩酸塩水和物 —— 94
タゾバクタムナトリウム・ピペラシリンナトリウム配合 —— 95
メロペネム水和物 —— 95　アミカシン硫酸塩 —— 96

⑪ 抗ウイルス薬　宮道亮輔

総論 —— 100

各論
オセルタミビルリン酸塩 —— 102　ペラミビル水和物 —— 103
ラニナミビルオクタン酸エステル水和物 —— 104
ザナミビル水和物 —— 104　アマンタジン塩酸塩 —— 105
バロキサビル マルボキシル —— 106

⑫ 破傷風予防薬　鶴和幹浩

総論 —— 108

各論
沈降破傷風トキソイド —— 110　抗破傷風人免疫グロブリン —— 111

⑬ 血栓溶解薬　大下慎一郎

総論 —— 113

各論
アルテプラーゼ —— 115　モンテプラーゼ —— 115

⑭ 抗血小板薬　松田知倫

総論 —— 118

各論
アスピリン —— 120　クロピドグレル硫酸塩 —— 121
プラスグレル塩酸塩 —— 122

⑮ 静注抗凝固薬　　大野博司

総論 —— **126**

各論　　ヘパリンナトリウム —— **128**　　ヘパリンカルシウム —— **128**
　　　　　ダルテパリンナトリウム —— **128**　　エノキサパリンナトリウム —— **128**
　　　　　フォンダパリヌクスナトリウム —— **130**　　アルガトロバン水和物 —— **130**
　　　　　ナファモスタットメシル酸塩 —— **131**

⑯ 経口抗凝固薬　　大野博司

総論 —— **135**

各論　　ワルファリンカリウム —— **137**
　　　　　ダビガトランエテキシラートメタンスルホン酸塩 —— **138**
　　　　　リバーロキサバン —— **138**　　アピキサバン —— **138**
　　　　　エドキサバントシル酸塩水和物 —— **139**

⑰ 循環作動薬　　田村有人

総論 —— **143**

各論　　ドパミン塩酸塩 —— **146**　　ドブタミン塩酸塩 —— **147**
　　　　　ノルアドレナリン —— **149**　　ミルリノン —— **150**
　　　　　バソプレシン —— **152**

⑱ 血管拡張薬　　菊池 忠

総論 —— **154**

各論　　ニトログリセリン —— **157**　　ニトロプルシドナトリウム水和物 —— **158**
　　　　　ニカルジピン塩酸塩 —— **159**　　アルプロスタジルアルファデクス —— **161**

⑲ 抗不整脈薬　　野村智久

総論 —— **164**

各論　　ジソピラミドリン酸塩 —— **167**　　プロカインアミド塩酸塩 —— **168**
　　　　　リドカイン塩酸塩 —— **170**　　フレカイニド酢酸塩 —— **171**
　　　　　ランジオロール塩酸塩 —— **173**　　アミオダロン塩酸塩 —— **174**
　　　　　ベラパミル塩酸塩 —— **177**　　ジルチアゼム塩酸塩 —— **178**
　　　　　アデノシン三リン酸二ナトリウム水和物（ATP） —— **180**

目次

⑳ 抗痙攣薬　水 大介

総論 — 183

各論
- ジアゼパム — 186
- フェノバルビタールナトリウム — 187
- フェニトイン — 188
- ホスフェニトインナトリウム水和物 — 190
- ミダゾラム — 191
- プロポフォール — 192
- チアミラールナトリウム — 194
- レベチラセタム — 195

㉑ 利尿薬　中村光伸

総論 — 198

各論
- フロセミド — 201
- トラセミド — 202
- アゾセミド — 203
- トリクロルメチアジド — 203
- スピロノラクトン — 204
- アセタゾラミド — 205
- トルバプタン — 206

㉒ 輸液製剤　大屋聖郎

総論 — 208

各論
- 生理食塩液 — 210
- 乳酸加リンゲル液 — 211
- 酢酸リンゲル液 — 212
- 重炭酸加リンゲル液 — 213
- 1号液（開始液）— 214
- 3号液（維持液）— 215
- 5％ブドウ糖液 — 216

㉓ 膠質液・人工膠質液　大屋聖郎

総論 — 218

各論
- 5％人血清アルブミン — 220
- 25％人血清アルブミン — 221
- ヒドロキシエチルデンプン130000 — 221

㉔ 輸血製剤　松田知倫

総論 — 224

各論
- 人赤血球濃厚液 — 226
- 新鮮凍結人血漿 — 227
- 人血小板濃厚液 — 229

㉕ 止血薬　宮道亮輔

総論 — 232

各論
- トラネキサム酸 — 233
- エプタコグアルファ（活性型）— 234
- 静注用人プロトロンビン複合体製剤 — 235
- 乾燥人フィブリノゲン — 237

㉖ 拮抗薬　大下慎一郎

各論　ナロキソン塩酸塩 ── 240　　フルマゼニル ── 241
スガマデクスナトリウム ── 243　　メナテトレノン（ビタミンK_2）── 244
プロタミン硫酸塩 ── 245

㉗ 血糖降下薬　大楠崇浩

総論 ── 248

各論　ヒトインスリン ── 250

㉘ その他　鶴和幹浩

各論　オクトレオチド酢酸塩 ── 252　　グルコン酸カルシウム水和物 ── 253
炭酸水素ナトリウム ── 255　　薬用炭 ── 256
ヒドロキソコバラミン（ビタミンB_{12}）── 258

II章　ERで小児によく使う薬剤と投与量　高野稔明 ── 261

III章　ERで妊婦・授乳婦によく使う薬剤（または禁忌薬）、とくに対症療法　佐藤信宏 ── 271

おわりに　志賀 隆 ── 278
一般名INDEX ── 280
商品名INDEX ── 284

本書の利用にあたって
・商品名は代表的なものを挙げています。
・本増刊の情報は2018年4月現在のものです。
・ここでの記載は、主に救急・集中治療での臨床にあわせたものです。
・薬剤については、必ず個々の添付文書を参照し、その内容を十分に把握した上でご使用ください。
・薬剤の写真について、製品の外観は予告なく変更される可能性があります。
・記載の製品は予告なく販売中止にされる可能性があります。
・本増刊の編集制作に際しては、最新の情報をふまえ、正確を期すよう努めておりますが、医学・医療の進歩により、記載内容は変更されることがあります。その場合、従来の治療や薬剤の使用による不測の事故に対し、著者および当社はその責を負いかねます。

表紙・本文デザイン　有限会社ティオ　　本文イラスト　渡邊真介（ワタナベ・イラストレーションズ）

執筆者一覧
（五十音順）

● 編集

大野博司	洛和会音羽病院 ICU/CCU
志賀 隆	国際医療福祉大学三田病院 救急部 部長

● 執筆

大野博司	洛和会音羽病院 ICU/CCU
大楠崇浩	慶應義塾大学大学院 経営管理研究科
大下慎一郎	広島大学大学院 救急集中治療医学 准教授
大屋聖郎	横浜労災病院 救命救急センター 副部長
菊池 忠	済生会熊本病院 救急総合診療センター 医長
佐藤信宏	新潟市民病院 救急科 医長
高野稔明	宮上病院 総合診療科
田村有人	大同病院 救急科長 救急センター長 ICU室長
鶴和幹浩	株式会社指導医.com 代表取締役・救急医
中村光伸	前橋赤十字病院 高度救命救急センター 集中治療科・救急科部 センター長兼救急科部長
野村智久	順天堂大学医学部附属練馬病院 救急・集中治療科 准教授
林 敏雅	愛仁会千船病院 救急診療部 主任部長
松田知倫	札幌東徳洲会病院 救急科 部長
水 大介	神戸市立医療センター中央市民病院 救命救急センター 医長
御室総一郎	浜松医科大学医学部附属病院 集中治療部 講師
宮道亮輔	ハンディクリニック 副院長
吉田 暁	新潟市民病院 救急科 医長
吉本 昭	佐野記念病院 総合診療科

1章

ER・ICUでよく使う薬剤

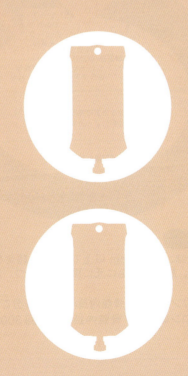

I章 ER・ICUでよく使う薬剤

⓪ 心肺蘇生時に用いる薬剤

総論

大同病院 救急科長 救急センター長 ICU 室長
田村有人

"心肺蘇生時に用いる薬剤"ってなあに？

　心肺停止（cardiopulmonary arrest；CPA）はERへ救急搬送される代表的病態である。またICUにおいても、入院患者さんが突然心肺停止となることもありうる。心肺停止への対応は速やかに行う必要があり、心肺蘇生（cardiopulmonary resuscitation；CPR）はその手順や使用薬剤などがガイドライン[1, 2]によって定められている。心肺蘇生に用いられる薬剤には、「心臓を刺激して動かす作用のもの」「脈拍を上昇させる作用のもの」「頻脈性不整脈を止める作用のもの」などがある。

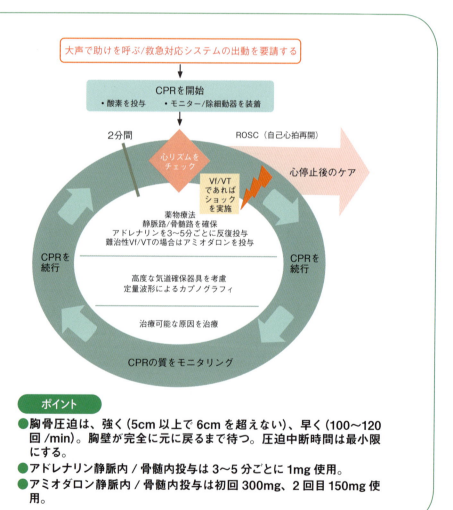

もっとわかる パワーアップポイント

1 心肺蘇生新ガイドラインの紹介

　蘇生ガイドラインは5年ごとに改訂されている。日本においても2015年に日本蘇生協議会（Japan Resuscitation Council；JRC）から「JRC蘇生ガイドライン2015」[1]が、アメリカ心臓協会（American Heart Association；AHA）から「2015 AHA Guidelines for CPR & ECC」[2]が出され、それを元に心停止症例への治療が行われている。

　ガイドライン改訂は国際蘇生連絡協議会（International Liaison Committee On Resuscitation；ILCOR）が策定した国際コンセンサス（International Consensus on Cardiopulmonary Resuscitation and Emergency Cardiovascular Care Science with Treatment Recommendations；CoSTR）を元に各地域、各国の医療事情に合わせて作成される。同じ国際コンセンサスを元に作成されるため、各ガイドラインの根幹は基本的に同じである。

　JRC蘇生ガイドライン2010から2015への主な変更点は以下である（**表1**）。JRCガイドラインでは今回から「GRADEシステム」が採用された。これまでのガイドラインでは、エビデンスの質や推奨度が区別されておらず、判断の過程での透明性にも問題があった。GRADEシステムでは、アウトカムを中心に複数の論文を統合して検討されている。また推奨度に関してもエビデンスの質のみならず、利害バランスや価値観、医療資源やコスト面という視点も考慮されている。

表1　JRC蘇生ガイドライン2010から2015への主な変更点

	ガイドライン2010	ガイドライン2015
心停止の判断	傷病者の反応がなく、呼吸がないか異常な呼吸（死戦期呼吸）が認められる場合	傷病者の反応がなく、呼吸がないか異常な呼吸（死戦期呼吸）が認められる場合、あるいはその判断に迷う場合
胸骨圧迫の深さ	5cm以上	5cm以上で6cmを超えない
胸骨圧迫の速さ	100回/min以上	100〜120回/min
血管収縮薬	アドレナリンもしくはバソプレシン	アドレナリン（バソプレシンは推奨しない）
除細動エネルギー	2回目以降、可能な機種であればエネルギー量を増加させることは理にかなっている	2回目以降の電気ショックでエネルギー量を上げることは合理的である（弱い推奨）

I 章　ER・ICU でよく使う薬剤

心肺停止アルゴリズム（JRC 蘇生ガイドライン 2015）

● 傷病者発見〜BLS（basic life support）

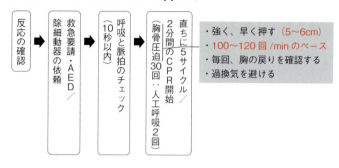

● ALS（advanced life support）

① Vf・pulseless VT

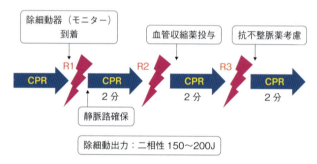

② PEA・Asystole

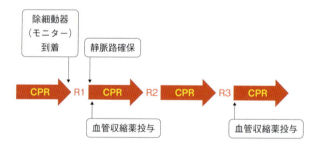

＜ポイント＞
- 胸骨圧迫は、強く（5〜6cm）、早く（100〜120 回 /min）。胸壁が完全に元の位置に戻るまで待つ。圧迫中断時間は最小限に。
- 血管収縮薬（アドレナリン）投与は 3〜5 分おきに 1mg 使用。
- 難治性 Vf/pulseless VT の場合には、抗不整脈薬（アミオダロン）の使用も考慮。初回投与は 300mg、追加投与は 150mg。アミオダロンがない場合には、リドカインやニフェカラントも考慮される。

各論

一般名
アドレナリン

商品名
アドレナリン注 0.1% シリンジ「テルモ」1mg/1mL 静注製剤

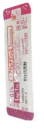

1分でわかる必須ポイント

- 主としてαアドレナリン受容体刺激による血管収縮作用によって心停止した患者に有意な効果をもたらす。
- アルゴリズムに従い3～5分間隔で静脈内、骨髄内に反復投与する。
- 心リズムの確認は2分ごとに行う。

ナースの注意点

投与前
- 【確認】アルゴリズムに準じた投与タイミングを確認する。
- 【確認・準備】投与ルートを確認し、投与量を準備する（投与タイミングには準備完了にしておく）。
- 【準備】後押し用のシリンジも用意しておく（静脈内、骨髄内投与の場合）。

投与中
- 【確認】抵抗なく注入できるか、穿刺部の腫れや漏れがないか確認する。
- 【対応】静脈内、骨髄内投与の場合は輸液による後押しをする。
- 【対応】投与中も胸骨圧迫は中断しない。

投与後
- 【対応】静脈内、骨髄内投与の場合は投与した上肢（下肢）を短時間挙上する。
- 【対応】アルゴリズムに従い、心リズムの確認を行う。
- 【準備】次に投与する薬剤の準備を速やかに行う。

ER・ICUでの典型的なケース

症例：70歳男性、朝、家族の前で突然倒れ意識消失。救急隊到着にて心肺停止（PEA：無脈性電気活動）と判断され心肺蘇生が実施されながらERへ搬送。ER搬入後も心肺停止の継続を確認。アルゴリズムに従い心肺蘇生を継続。胸骨圧迫とバッグバルブマスク換気を行いながら、2分ごとの心リズム確認を行い、4分ごとにアドレナリン1mgを投与した。ER搬入16分後に自己心拍再開（return of spontaneous circulation；ROSC）を確認。気管挿管を施行し、ICU入室となった。

解説：アドレナリン投与の間隔は3～5分とあり、施設によって異なる。心リズム確認が2分ごとであるため、アドレナリン投与間隔も4分ごとにすると時間管理は行いやすい。

使用にあたってのポイント！

- 静脈内投与、骨髄内投与では 1mg（3〜5分ごと）。
- 気管内投与では 2〜2.5mg（3〜5分ごと）。

> **必須知識**
> アドレナリンの効果に関するエビデンス
>
> アドレナリンを使用することで自己心拍再開（ROSC）率が改善されるという後ろ向き研究[3]はあるが、生存率においてはその有効性を示すエビデンスはない。そのため、心肺蘇生におけるアドレナリン投与に関してはガイドライン上「投与することは妥当である」（アメリカ心臓協会：American Heart Association；AHA)[2]、「投与を考慮してもよい」（日本蘇生協議会：Japan Resuscitation Council；JRC)[1] と記載されている。

一般名
アミオダロン塩酸塩

商品名
アンカロン® 150mg/3mL 静注製剤

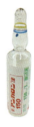

1分でわかる必須ポイント

- 心筋細胞のKチャンネルの阻害だが、CaチャンネルやNaチャンネルにも作用する。心筋細胞の活動電位持続時間を延長させ、不応期を延長させることにより不整脈の抑制作用を有する（Vaughan-Williams分類でⅢ群に分類される）。
- 胸骨圧迫、呼吸管理、除細動、血管収縮薬投与が無効な心室細動（Vf）あるいは無脈性心室頻拍（pulseless VT）において投与が考慮される。

ER・ICUでの典型的なケース

症例：40歳男性、出勤途中で胸痛を訴えた後に意識消失。目撃者により胸骨圧迫が開始され救急要請が行われた。心肺停止（心室細動：Vf）と判断され除細動を施行するも自己心拍再開（ROSC）せず。心肺蘇生が行われながらERへ搬送。アルゴリズムに準じて胸骨圧迫、呼吸管理、除細動を行い、血管収縮薬（アドレナリン）を3〜5分ごとに静脈投与するもROSCせず。アミオダロン300mgを静脈内投与し心肺蘇生を継続したところROSCが得られた。その後の心電図で急性冠症候群が疑われ、緊急心臓カテーテル検査となった。

解説：致死性不整脈（心室細動、無脈性心室頻拍）でも絶え間ない質の高い胸骨圧迫を継続することが重要。その上で除細動や血管収縮薬が無効な場合にアミオダロン投与を考慮。初回300mg投与後も150mgを1回投与することができる。

使用にあたってのポイント！

● 溶解にはブドウ糖液を用いる。

必須知識

心肺蘇生時に使用される抗不整脈薬

リドカインは長年にわたり広く使用されてきた抗不整脈薬ではある。しかし、除細動によって停止しない、もしくは除細動後も連続して再発する心室細動、無脈性心室頻拍に対してその使用を推奨する十分なエビデンスはない。アミオダロンはリドカインと比較し、入院までの短期生存を増加させることは示されている。アミオダロンが使用できない場合においてリドカインの使用を考慮してもよい。JRCのガイドライン[1]にはアミオダロンと共にニフェカラントの使用も記載されているが、AHAのガイドライン[2]では言及されていない。

パッとわかる 各薬剤の基礎知識

一般名（商品名）	作用機序	副作用	投与方法・投与量	作用発現・持続時間	
アドレナリン（アドレナリン注0.1%シリンジ「テルモ」）	αアドレナリン受容体刺激作用	血圧異常上昇、肺水腫、呼吸困難（心肺蘇生以外での使用時）	・3～5分おきに1mgを静脈内/骨髄内投与	発現：いずれの投与法でも数秒 持続：10～15分	→ p17
バソプレシン（ピトレシン®）	非アドレナリン作動性末梢血管収縮作用	ショック、横紋筋融解、心不全、中枢神経障害、水中毒、無尿	・40単位を静脈内/骨髄内投与 ・気管内投与は80～100単位	発現：数秒 持続：20分程度	→ p152
アミオダロン塩酸塩（アンカロン®）	主はKチャンネル阻害だが、Naチャンネル阻害、Caチャンネル阻害作用もあり	間質性肺炎、甲状腺機能亢進症、肝機能障害、重症不整脈、血圧低下	初期投与量300mg（静脈内/骨髄内投与）、これに続いて150mg投与	発現：数秒 持続：19～53日	→ p18

引用・参考文献

1) 日本蘇生協議会. JRC蘇生ガイドライン2015. 東京, 医学書院, 2016, 592p.
2) 2015 American Heart Association Guidelines Update for Cardiopulmonary Resuscitation and Emergency Cardiovascular Care. Circulation. 132 (18 Suppl 2), 2015.
3) Herlitz, J. et al. Adrenaline in out-of-hospital ventricular fibrillation. Does it make any difference? Resuscitation. 29 (3), 1995, 195-201.

I章 ER・ICUでよく使う薬剤

総論

① 解熱性鎮痛薬

新潟市民病院 救急科 医長
吉田 暁

"解熱性鎮痛薬"ってなあに？

　解熱性鎮痛薬は名前の通り、熱を下げ、痛みを鎮め、炎症を抑える作用を持つ薬剤である。解熱性鎮痛薬には、アセトアミノフェンや非ステロイド抗炎症薬（non-steroidal anti-inflammatory drugs；NSAIDs）などがある。

　臨床現場で解熱性鎮痛薬が使用される場合は以下の目的で使用される。

①解熱作用：急性上気道炎をはじめとする発熱性疾患
②鎮痛作用：関節痛や腰痛、術後疼痛などさまざまな疼痛に対して
③抗炎症作用：痛風／偽痛風の急性発作など

こうして効きます！

ひとめでわかる作用機序

細胞膜リン脂質
→ ホスホリパーゼA₂
→ アラキドン酸

リポキシゲナーゼ → ロイコトリエン
・アナフィラキシー
・気管支収縮
・炎症反応

シクロオキシゲナーゼ（COX） ✕← NSAIDs
↓
PGG₂
↓ ヒドロペルオキシダーゼ
PGH₂
↓
TXA₂ / PGE₂ / PGF₂α / PGD₂ / PGI₂

- TXA₂
  ・血管拡張
  ・血小板凝集など
- PGE₂
  ・血管拡張
  ・発熱
  ・胃粘液分泌増加
  ・子宮収縮
  ・気管支拡張
  ・利尿
- PGF₂α
  ・子宮収縮
  ・利尿など
- PGD₂
  ・血小板凝集抑制
  ・中枢作用など
- PGI₂
  ・血管拡張
  ・血小板凝集抑制
  ・胃粘液分泌増加
  ・利尿など

（文献1より作成）

ポイント
- 生体への侵襲があると、細胞膜リン脂質からアラキドン酸を経由して炎症メディエーター（プロスタグランジンやロイコトリエンなど）が産生される。炎症メディエーターが直接作用することや、それらがキニンやヒスタミンなどの作用を増強することにより炎症が引き起こされる。
- NSAIDsは、シクロオキシゲナーゼ（COX）を抑制し、プロスタグランジンの産生を抑制することにより、抗炎症・鎮痛・解熱作用を現す。

ER・ICUドクターはこう使い分ける！

ERでよくみる疾患ごとの使い分け

- 発熱性疾患 ▶ アセトアミノフェン、NSAIDs
- 筋骨格系疼痛（骨折、腰痛、関節痛など）▶ NSAIDs ＞アセトアミノフェン
- 尿管結石症 ▶ NSAIDs
- 婦人科系疾患による疼痛（月経痛など）▶ NSAIDs ＞アセトアミノフェン

患者背景による使い分け

- 喘息の既往 ▶ アセトアミノフェン
  ※ただし、高用量だと発作を引き起こすことあり
- 消化性潰瘍の既往 ▶ アセトアミノフェン
- 腎障害 ▶ アセトアミノフェン
- 肝障害 ▶ NSAIDs ＞アセトアミノフェン
  ※アセトアミノフェンを投与する場合、肝機能フォローが必要
- 小児 ▶ アセトアミノフェン

もっとわかる パワーアップポイント

発熱精査すべきか対症療法のみとすべきか

もしあなたの担当する患者が発熱したら、なぜ発熱しているのかをまず考えるべきである。そして次に対症療法でよいか、それとも早期に検査・治療介入が必要か検討すべきである。つまり、待てそうか待てないかの判断をしなければならない。

ポイントとしては、①敗血症を見逃さない、②バイタルサインの異常を見逃さない、③他の強い随伴症状を見逃さないである。

①敗血症を見逃さない

発熱の原因で早期治療が必要な代表的な病態は細菌感染症による敗血症である。敗血症は、感染に対して宿主生体反応の統制不全により臓器機能不全を呈している状態と定義される。臓器障害の有無をチェックする指標として、ICU以外の場所では、qSOFA（表1）でのスクリーニングが有用である。ICUではSOFA score（Sequential Organ Failure Assessment score）（表2）をチェックする[3]。敗血症を疑ったら、血液培養などを含めた発熱ワークアップが必要となり、早期に抗菌薬選択、全身管理が必要となる。

②バイタルサインの異常を見逃さない

バイタルサインに異常がある場合、待てない可能性が高い。血圧・脈拍・呼吸数・SpO_2・意識・体温・尿量を確認し、異常があれば、対症療法でなく、早めの検査・治療介入が必要である。なお、その時点でバイタルサインに異常がなくても、経時的にチェックを行い、変化に気付けるようにしたい。

③他の強い随伴症状を見逃さない

これまで見られなかった症状を新たに訴える場合、ただの発熱ではなく、早期に介入すべき疾患が隠れている場合がある。呼吸困難、胸痛や腹痛をはじめとした疼痛など、訴えに耳を傾けることが重要である。「他になにか変わったことはありませんか」と耳を傾けよう。

表1 qSOFA（クイックソーファー）

- 呼吸数 22回/min 以上
- 収縮期血圧 100mmHg 以下
- 意識変容（清明以外）

 2項目以上 → 敗血症疑い

表2 SOFA スコア (文献2より作成)

	0	1	2	3	4
呼吸 PaO_2/F_IO_2	≧ 400	< 400	< 300	< 200	< 100
凝固 血小板（/μg）	≧ 15万	< 15万	< 10万	< 5万	< 2万
肝臓 ビリルビン (mg/dL)	< 1.2	1.2〜1.9	2.0〜5.9	6.0〜11.9	> 12.0
心血管系	平均血圧 ≧ 70mmHg	平均血圧 < 70mmHg	ドパミン< 5γ or ドブタミン	ドパミン 5.1〜15γ or アドレナリン≦ 0.1γ or ノルアドレナリン≦ 0.1γ	ドパミン> 15γ or アドレナリン> 0.1γ or ノルアドレナリン> 0.1γ
中枢神経 GCS	15	13〜14	10〜12	6〜9	< 6
腎臓 クレアチニン (mg/dL)	< 1.2	1.2〜1.9	2.0〜3.4	3.5〜4.9	> 5.0
尿量 (mL/day)				< 500	< 200

2点以上増加 敗血症

各論

一般名

アセトアミノフェン

商品名

カロナール® 200mg・300mg・500mg 錠剤、20%（0.5g・1g/包）、50%（0.6g・1g/包）細粒、100mg・200mg・400mg 坐薬

アルピニー 50mg・100mg・200mg 坐薬

アセトアミノフェン「JG」 原末

アセリオ® 静注液1,000mg バッグ　など

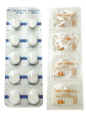
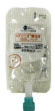

1分でわかる必須ポイント

- 作用機序は解明されていないが、視床および大脳皮質に働き鎮痛作用を、視床下部に働き解熱作用を示すと考えられている。

- COX阻害活性が弱いため抗炎症作用は極めて弱い。一方、消化管・腎臓への影響は軽い。

- 副作用には肝障害が挙げられ、肝機能低下時には慎重に投与すべきである。またNSAIDsに比べ頻度は低いが、消化管出血やアスピリン喘息発症リスクは全くないわけではない。

- 安全性が高く、小児・高齢者・妊婦にも使用しやすい。

ナースの注意点

投与前
- **確認** 禁忌事項：肝障害、本剤への過敏症。

投与中
- **確認** 投与経路（内服、坐薬）、投与間隔（最低4〜6時間はあける）、投与量。

投与後
- **確認** バイタルサイン、効果判定（解熱/鎮痛）。

― 章 ①　解熱性鎮痛薬

ER・ICUでの典型的なケース

症例①：発熱、咳嗽、咽頭痛を主訴にERに救急搬送された70歳男性。体重60kg。インフルエンザ・急性気管支炎の診断とし、食欲もないため入院とした。
▶発熱時、内服困難な場合：アセリオ®1回500mg 点滴 1日3回まで
▶発熱時、内服可能な場合：カロナール®錠 500mg 頓用 1日3回まで

解説：安全性が高く、解熱目的に使用されるケースが多い。内服できない場合は、坐薬や点滴を選択できる。

ER・ICUでの典型的なケース

症例②：自宅で転倒し、右側胸部の疼痛を訴えてERを受診した85歳男性。精査の結果、右肋骨骨折（3本）と診断され入院とした。軽度腎機能障害があるためNSAIDsを避け、鎮痛目的に以下を処方した。
▶カロナール®錠 1回500mg 1日3回

解説：鎮痛作用はNSAIDsと比べると弱いが、安全性が高いため頻用される。高用量では鎮痛効果増強が期待できる。NSAIDsが使いづらいケース（本症例では腎障害）で積極的に使用される。

使用にあたってのポイント！

- 急性上気道炎の解熱鎮痛を目的に1回300～500mg、原則1日2回、1日最大1,500mg。
- 鎮痛を目的に1回300～1,000mg、間隔4～6時間以上、1日最大4,000mg。
- 坐薬の場合、10～15mg/kg、1回最大500mgまで、間隔4～6時間以上、1日最大60mg/kgまで。
- 内服・坐薬・点滴薬でのアセトアミノフェン総量をしっかりチェックすること。

必須知識：高用量アセトアミノフェンについて

2011年2月より投与量の改訂が行われ、疼痛に対するアセトアミノフェンの処方量が1回300～500mg・1日1,500mgまでから、1回300～1,000mg・1日4,000mgまで使用できるようになった。これにより、さらなる鎮痛効果を期待できると考えられる。ただし、1日総量1,500mgを超えて長期に投与する場合、肝障害の副作用が問題となることがあるため、定期的に肝機能のフォローが必要である。

一般名

ロキソプロフェンナトリウム水和物、ジクロフェナクナトリウム

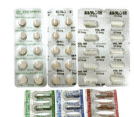

商品名

ロキソプロフェンナトリウム水和物：

ロキソニン® 60mg 錠剤、**ロキソプロフェンナトリウム** 10% 細粒　など

ジクロフェナクナトリウム：**ボルタレン**® 25mg 錠剤

1分でわかる 必須ポイント

- シクロオキシゲナーゼ（COX）を抑制し、プロスタグランジンの産生を抑制することにより、抗炎症・鎮痛・解熱作用を現す。
- 副作用は胃十二指腸潰瘍といった胃腸障害、腎障害、アスピリン喘息などが挙げられる。

ナースの注意点

投与前

- 確認　禁忌事項：消化性潰瘍、腎障害、心不全、本剤への過敏症、アスピリン喘息、妊婦、インフルエンザ脳炎/脳症。
- 確認　禁忌事項（坐薬）：直腸炎、直腸出血。
- 確認　併用禁忌薬剤（ジクロフェナク）：トリアムテレン〈腎障害〉。
- 確認　併用注意薬剤：ニューキノロン系抗菌薬〈痙攣誘発〉、ワルファリン〈出血傾向〉、スルホニル尿素薬・メトトレキサート・リウマトレックス・リチウム〈作用増強〉、利尿薬・降圧薬〈作用減弱〉など。
  ※その他にも複数あり、併用薬剤は要確認

投与中

- 確認　投与経路（内服・坐薬）、投与間隔（薬剤により異なる）。

投与後

- 確認　バイタルサイン（高齢者や消耗性疾患の患者は、過度の体温低下や血圧低下を起こすことがある）、効果判定（鎮痛/解熱）。
- 副作用　アスピリン喘息（呼吸不全・喘鳴）、消化管潰瘍の有無（食思不振、吐血、タール便）。

各論　Ⅰ章　ER・ICUでよく使う薬剤

ER・ICUでの典型的なケース

症例①：交通事故で搬送された20歳男性。ハンドルに胸を打ちつけ、胸部痛の訴えがあった。精査の結果、胸骨骨折と診断。鎮痛目的に以下を処方した。
▶ ロキソプロフェンナトリウム 60mg 疼痛時1回60mg 1日3回まで

解説：NSAIDsは鎮痛作用が強く、多くの疼痛に対して効果がある。骨折など筋骨格系疼痛は良い適応である。

ER・ICUでの典型的なケース

症例②：夜間、右側腹部から背部にかけての激痛が出現したため救急搬送された50歳男性。腹部エコーで右水腎症あり、尿管結石症と診断。以下の薬剤を使用すると、間もなく疼痛は改善傾向となった。
▶ ボルタレン® 坐薬 1回25〜50mg 頓用 原則1日2回 最大100mgまで

解説：尿管結石の疼痛は、尿管蠕動によるものもあるが、尿管の炎症が一番大きいといわれる。そのため、抗炎症作用も期待できるNSAIDsが第一選択となる。

使用にあたってのポイント！

ロキソプロフェン
- 鎮痛目的に1回60mg、1日3回。頓用は1回60〜120mg。
- 解熱目的に1回60mg、原則1日2回まで、最大で180mg。

ジクロフェナク
- 鎮痛目的に1日75〜100mg、3回分服。頓用は1回25〜50mg。
- 急性上気道炎の解熱鎮痛を目的に1回25〜50mg 頓用、原則1日2回、最大100mgまで。
- カプセル1日2カプセル、2回分服。
- 坐薬1回25〜50mg、1日1〜2回。
- 高齢者に通常量を使用すると低血圧になることもあるので要注意。

必須知識

NSAIDsと胃潰瘍

NSAIDsが阻害するCOXには、COX-1とCOX-2という2つのアイソザイムが存在する。COX-1はほぼ全ての組織に常に発現しているが、COX-2は炎症により発現する。NSAIDsはCOX-2を阻害することにより抗炎症作用を発揮するが、同時にCOX-1を阻害してしまう。胃粘膜にもCOX-1が発現しており、プロスタグランジンを産生し粘膜を保護している。COX-1が阻害されることで粘膜保護ができず、胃十二指腸潰瘍を引き起こす。そのため、胃潰瘍診療ガイドラインでは、プロスタグランジン製剤（ミソプロストールなど）・高用量のH₂阻害薬（ファモチジンなど）・プロトンポンプ阻害薬（オメプラゾールやランソプラゾールなど）の併用が推奨されている[4]。

パッとわかる 各薬剤の基礎知識

1章 ① 解熱性鎮痛薬

一般名（商品名）	作用機序	副作用	投与方法・投与量	作用発現・持続時間	
アセトアミノフェン（カロナール®など）	詳細機序不明 COX阻害（弱い）	肝障害	・解熱目的：内服300〜500mg、原則1日2回、1日最大1,500mg ・鎮痛目的：内服1回300〜1,000mg、間隔4〜6時間以上、1日最大4,000mg ・点滴：上記容量を15分かけて点滴 ・坐薬：10〜15mg/kg、1回最大500mgまで、間隔4〜6時間以上、1日最大60mg/kgまで	発現：15〜60分 持続：6時間	→p23

NSAIDs

一般名（商品名）	作用機序	副作用	投与方法・投与量	作用発現・持続時間	
ロキソプロフェンナトリウム水和物（ロキソニン®など）	COX阻害	胃腸障害、腎障害、アスピリン喘息	・鎮痛目的：1回60mg、1日3回（頓用は1回60〜120mg） ・解熱目的：1回60mg、原則1日2回、最大180mg	発現：15〜60分 持続：3〜5時間	→p25
ジクロフェナクナトリウム（ボルタレン®）	COX阻害	胃腸障害、腎障害、アスピリン喘息	ボルタレン®：内服1回25mg、1日3回（頓用は1回25〜50mg）	発現：15〜45分 持続：8時間	→p25
			ボルタレン®徐放カプセル：内服1回37.5mg、1日2回	発現：1時間 持続：10時間	
			ボルタレン®坐薬：頓用1回25〜50mg、1日1〜2回	発現：10〜30分 持続：5時間	

引用・参考文献
1) 日本緩和医療学会緩和医療ガイドライン作成委員会．がん疼痛の薬物治療に関するガイドライン2010年版．2010. http://www.jspm.ne.jp/guidelines/pain/2010/index.php（accessed 2015-03-26）
2) Vincent, JL. et al. The SOFA (Sepsis-related Organ Failure Assessment) score to describe organ dysfunction/failure. On behalf of the Working Group on Sepsis-Related Problems of the European Society of Intensive Care Medicine. Intensive Care Med. 22 (7), 1996, 707-10.
3) Singer, M. et al. The Third International Consensus Definitions for Sepsis and Septic Shock (Sepsis-3). JAMA. 315 (8), 2016, 801-10.
4) 胃潰瘍ガイドラインの適用と評価に関する研究班編．"予防"．EBMに基づく胃潰瘍診療ガイドライン．第2版，東京，じほう，2007, 107-10.

I章 ER・ICUでよく使う薬剤

② 静注鎮痛薬

新潟市民病院 救急科 医長
吉田 暁

"静注鎮痛薬"ってなあに？

　静脈内投与される鎮痛薬の総称である。ERやICUでは内服が困難な患者も多く、静注鎮痛薬が使用されるケースが多い。

　ICUでは疼痛刺激が交感神経刺激となり循環動態を悪化させる可能性があるため、適切な鎮痛を行うことで状態の改善を期待できる場合も多い。また十分な鎮痛により外傷後ストレス症候群を減らす可能性もある。

ひとめでわかる作用機序

こうして効きます！

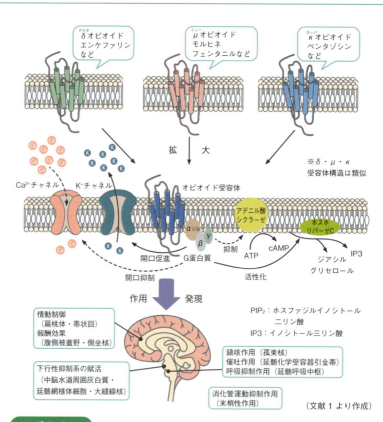

(文献1より作成)

ポイント

- オピオイドといわれる薬剤が、3タイプのμ・δ・κ受容体のいずれかを活性化することにより、神経伝達物質の遊離や神経細胞体の興奮性を低下させ鎮痛作用を現す。
- ペンタゾシンはκ受容体部分作動薬として作用する。フェンタニルはμ受容体完全作動薬として作用する。モルヒネはμ受容体完全作動薬として作用するが、同時にδ・κ受容体にも作用する。

ER・ICUドクターはこう使い分ける！

❶ ERでよくみる疾患ごとの使い分け

- 急性心筋梗塞・大動脈解離 ▶ フェンタニル静注／筋注、モルヒネ静注／筋注
- 急性心不全 ▶ モルヒネ静注／筋注
- 骨折など筋骨格系の疼痛 ▶ ペンタゾシン静注／筋注
- 腹痛症 ▶ ペンタゾシン静注／筋注
  ※疝痛にはブチルスコポラミン臭化物（ブスコパン®）が第一選択。原因検索を同時に行うことが大前提。
- 術後疼痛 ▶ ペンタゾシン静注／筋注

❶ ICUでの使用

- 人工呼吸管理における鎮痛 ▶ フェンタニル持続
- 骨折など筋骨格系のかなり強い疼痛 ▶ フェンタニル持続
- 術後のかなり強い疼痛 ▶ フェンタニル持続

I章 ER・ICUでよく使う薬剤

各論

一般名

ペンタゾシン

商品名

ソセゴン® 15mg/1mL・30mg/1mL 注射剤
ペンタジン®、トスパリール

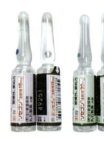

1分でわかる必須ポイント

1. オピオイド受容体のκ受容体部分作動薬として鎮痛効果を発揮し、μ受容体に対しては拮抗もしくは部分作動薬として作用する。
2. 麻薬指定されていないため、取り扱いが比較的簡便である。
3. 副作用は、呼吸抑制、頻脈、血圧上昇、頭蓋内圧上昇が挙げられる。

ナースの注意点

投与前
- 確認：禁忌事項：頭蓋内圧亢進、本剤への過敏症。

投与中
- 確認：投与経路（静注/筋注）、投与間隔、投与量。

投与後
- 観察：血圧・脈拍・酸素飽和度モニタリング、効果判定（鎮痛）。
- 要注意：呼吸抑制→バッグバルブマスクでの換気補助・ドクターコール。

必須知識　天井効果

ある程度以上用量を増やしても、一定以上の効果が得られないことを「天井効果」という。これは、部分作動薬が受容体に結合しても最大効果は発現できないためにみられる。ペンタゾシンは天井効果があるが、フェンタニルやモルヒネにはみられない（極量はない）。

ER・ICUでの典型的なケース

症例：腹痛を主訴に救急搬送された70歳男性。絞扼性イレウスの診断で緊急手術の方針となった。腹痛が続くため、術前ERで鎮痛目的に以下を使用した。

▶ ソセゴン® 15mg 静注

解説：麻薬のような取り扱い上の煩雑さがなく、一般病棟でも多く使われる。鎮痛効果も強く、すぐに使えるという利点が大きい。頻脈・血圧上昇といった循環への影響、呼吸抑制などの副作用には注意が必要。

使用にあたってのポイント！

- 静注/筋注/皮下注：15～30mg 3～4時間あけて
- さまざまな疼痛に対して使用され、例えば骨折や術後疼痛などが挙げられる。腹痛症にも使われるが、あくまで対症療法であることを念頭に、必ず原因検索も行う必要がある。なお、疝痛ではなく、体性痛に対して効果が期待できる。

一般名
フェンタニルクエン酸塩

商品名
フェンタニル注射液 0.1mg/2mL・0.25mg/5mL 注射剤

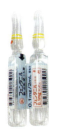

1分でわかる必須ポイント

- オピオイド受容体のμ受容体完全作動薬であり、脂溶性が高いために、静注後速やかに中枢神経に分布して効果を現す。
- 速効性があり、作用時間が短いため持続静注で用いられることが多い。
- 血管拡張作用が少ないため、循環動態が不安定でも使いやすい。
- 副作用としては、呼吸抑制、腸管蠕動低下などが挙げられる。

ナースの注意点

投与前
- 確認：禁忌事項：気管支喘息、本剤への過敏症。

投与中
- 確認：投与経路（静注、精密持続静注）、投与間隔、投与量。
- 観察：血圧・脈拍・酸素飽和度モニタリング、呼吸状態の確認。

投与後
- 観察：血圧・脈拍・酸素飽和度モニタリング、効果判定（鎮痛）。
- 要注意：呼吸抑制→バッグバルブマスクでの換気補助・ドクターコール。

ER・ICUでの典型的なケース

症例： 多発外傷でER搬送された30歳男性。多発肋骨骨折、血気胸、骨盤骨折の診断で入院。胸腔ドレーンが挿入され、人工呼吸管理となった。鎮静のためミダゾラム持続静注、鎮痛のためフェンタニル持続投与を行った。

▶ フェンタニル 0.1mg 10A + 生食 30mL（total 50mL、0.02mg/mL）
1mL/h から開始、1mL/h ずつ調節、疼痛時 1mL フラッシュ

解説： 多発外傷によるストレスがあり、十分な疼痛管理が必要であるためフェンタニルを選択。速効性があり、作用時間が短いためICUでも使いやすい。循環動態への影響がモルヒネよりも少ないことも利点。

使用にあたってのポイント！

- **静注／筋注／皮下注：1回 0.1mg**
  ERでは急性心筋梗塞や大動脈解離などに対して使用する。
- **持続静注：痛みに応じて用量調節**
  ICUでは、人工呼吸管理下の鎮痛や多発外傷など強い疼痛に対して使用する。
- **フェンタニル持続静注メニュー**
  作り方：0.02mg/1mL（1mg/50mL）

フェンタニル0.1mg/2mL 10A	10A	1mg
生理食塩液（20mL）	1.5A	30mL

  使い方：1mLフラッシュし精密持続点滴1〜5mL/hで開始。
  天井効果はないため、極量はない。

必須知識 — 痛みの評価

痛みは自覚的なものであり、客観的に評価することはなかなか難しい。絶対的な指標はないが、例えば視覚アナログスケールであるVAS（Visual Analogue Scale、**図1**）、フェイススケール（**図2**）、数値評価スケールであるNRS（Numerical Rating Scale、**図3**）、BPS（Behavioral Pain Scale、**表1**）などにより客観的に評価しつつ、患者への声かけを行い、鎮痛効果を繰り返し評価することが重要である。

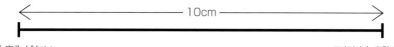

全く痛みがない / これ以上の強い痛みは考えられない

図1　VAS（視覚アナログスケール）
痛みなしからの長さ（cm）を測定し評価する。

0 痛みなし　1 わずかに痛い　2 もう少し痛い　3 さらに痛い　4 かなり痛い　5 これ以上ない痛み

図2　フェイススケール
現在の痛みに合う表情を選んでもらい評価する。

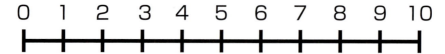

図3　NRS
痛みの程度を点数で問い、評価する。痛みは1〜3は軽い、4〜6は中等度、7〜10は強いという目安が一般的である。

表1 BPSでのスコアリング（文献2より引用）

項　目	内　容	スコア
表　情	穏やかな	1
	一部硬い（例えば、まゆが下がっている）	2
	全く硬い（例えば、まぶたを閉じている）	3
	しかめ面	4
上肢の動き	全く動かない	1
	一部曲げている	2
	指を完全に曲げている	3
	ずっと引っ込めている	4
人工呼吸器との同調性	同調している	1
	時に咳嗽	2
	呼吸器とのファイティング	3
	呼吸器の調整がきかない	4

一般名

モルヒネ塩酸塩水和物

商品名

塩酸モルヒネ注射液 10mg/1mL・50mg/5mL・200mg/5mL 注射剤
モルヒネ塩酸塩注射液

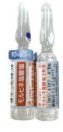

1分でわかる必須ポイント

- オピオイド受容体のμ受容体完全作動薬ということだけでなく、δ・κ受容体に対しても作動薬として作用し、親水性のため中枢神経への移行には時間を要する。
- ヒスタミン遊離作用による血管拡張作用があり、血行動態が不安定な場合は使いにくい。
- 半減期が長く、腎機能障害でさらに作用が遷延するため、ICUでは使いにくい。
- 副作用としては、呼吸抑制、腸蠕動低下などが挙げられる。

ER・ICUでの典型的なケース

症例：胸痛を主訴に救急搬送された65歳男性。心電図でST上昇を認め、急性心筋梗塞と診断。呼吸状態も促迫し、急性肺水腫を合併していた。すぐにPCI（経皮的冠動脈インターベンション）の準備を行いつつ、抗血小板薬を内服。さらに鎮痛ならびに心不全による前負荷軽減を目的に、モルヒネ静注を3分程度かけてゆっくり行った。

▶モルヒネ 5mg 静注

解説：急性心筋梗塞や急性大動脈解離は、交感神経が活性されていることが多く、オピオイド（モルヒネやフェンタニル）により交感神経活性化の抑制が期待できる。なお、急性心不全による肺水腫を認める場合は呼吸数や心拍数を下げ、血管拡張により前負荷を軽減し状態改善が望める。

使用にあたってのポイント！

- 静注／筋注／皮下注：5〜10mg
- 作用時間が長いため、持続投与は行わず、間欠投与が基本である。ERでは急性心筋梗塞、心不全による急性肺水腫や大動脈解離などに使用される。

必須知識

オピオイドの力価

オピオイドの力価（鎮痛作用の強さ）は以下のように換算される。

モルヒネ 10mg ＝ フェンタニル 0.1mg ＝ ペンタゾシン 30mg

オピオイドによる呼吸抑制

オピオイドの副作用として重大なものに、呼吸抑制が挙げられる。SpO_2 モニターだけでは不十分であり、呼吸数（10回未満は要注意）や呼吸パターン（胸郭の動きやリズム）を定期的にしっかりと確認する必要がある。CO_2 上昇に対する呼吸中枢の感受性が下がることが原因であるため、SpO_2 が低下するのは最後の最後である、と肝に銘じておきたい。

もっとわかる パワーアップポイント

その他の鎮痛薬・鎮痛補助薬

鎮痛薬を選択する際は、非癌性疼痛か癌性疼痛かをまず判断し、さらに詳細な病態を考える。病態は、侵害受容性／炎症性疼痛・神経障害性疼痛などに分けられる。侵害受容性／炎症性疼痛は、骨折・術後創部疼痛・関節リウマチなどが挙げられ、NSAIDs（non-steroidal anti-inflammatory drugs）やアセトアミノフェンの効果が期待できる。神経障害性疼痛は、帯状疱疹後神経痛・神経根障害・糖尿病性ニューロパチーなどが挙げられ、以下に紹介するプレガバリン・カルバマゼピンの他に抗うつ薬なども使用される。またがん性疼痛に対しては、これらに加えてオピオイド鎮痛薬の役割が大きくなる。

●プレガバリン（リリカ®）

作用機序：Ca^{2+} チャネルに結合し、神経伝達物質の放出を抑制

副作用：眠気、めまい、便秘など（投与後の運転は禁止）

投与方法：1日150mgを2回に分けて。その後1週間以上かけて300mgまで増量。年齢・症状に応じて増減。1日600mgを超えない。

ポイント：神経障害性疼痛の第一選択（帯状疱疹後神経痛など）。NSAIDsに併用することで、鎮痛効果増強が期待できる。

●カルバマゼピン（テグレトール®）

作用機序：Na^+ チャネルの働きを抑制し、神経興奮を抑制

副作用：眠気、ふらつき、脱力、骨髄抑制など（投与後の運転は禁止）

投与方法：三叉神経痛に対して、1日200〜400mgから始め、600mgまでを分割投与。1日800mgを超えない。

ポイント：抗痙攣薬として使用される薬。三叉神経痛に適応がある。

パッとわかる 各薬剤の基礎知識

一般名(商品名)	作用機序	副作用	投与方法・投与量	作用発現・持続時間	
ペンタゾシン (ソセゴン®など)	オピオイドκ受容体活性	呼吸抑制、高血圧、頭蓋内圧亢進、頻脈	1回15mgを皮下注/筋注/静注、3～4時間あけて	発現：15～30分 持続：2～3時間	p30
フェンタニル クエン酸塩 (フェンタニル)	オピオイドμ受容体活性	呼吸抑制、徐脈、血圧低下、腸蠕動低下	・フェンタニル1mg 　生食30mL 1～5mL/h持続点滴 ・0.1mgを皮下注/筋注/静注	発現：1～2分 持続：30～60分	p31
モルヒネ塩酸塩水和物 (塩酸モルヒネなど)	オピオイドμ受容体活性	呼吸抑制、徐脈、血圧低下、腸蠕動低下	5～10mg静注/筋注/皮下注	発現：10～20分 持続：2～4時間	p33

引用・参考文献

1) 日本緩和医療学会緩和医療ガイドライン作成委員会. がん疼痛の薬物治療に関するガイドライン2010年版. 2010. http://www.jspm.ne.jp/guidelines/pain/2010/index.php（accessed 2015-04-21）
2) Payen, JF. et al. Assessing pain in critically ill sedated patients by using a behavioral pain scale. Crit Care Med. 29(12), 2001, 2258-63.

I章　ER・ICUでよく使う薬剤

③ 鎮静薬 / 筋弛緩薬

神戸市立医療センター中央市民病院 救命救急センター 医長
水 大介

"鎮静薬" / "筋弛緩薬" ってなあに？

　ER・ICUでは鎮静薬を使用することが他の病棟より多いことだろう。鎮静薬が必要となるのは、主に縫合などの外科的手技や人工呼吸管理などの侵襲的治療を行うような状況である。これらの治療は患者にとって大きな苦痛を伴うものである。鎮静薬を使用する目的はこうした本来苦痛を伴う治療を、苦痛を感じることなく快適に行えるようにすることである。理想的には鎮静・健忘・鎮痛効果が必要であるが、多くの鎮静薬には鎮痛効果がないことを覚えておこう。そのため、鎮静薬は鎮痛薬と併用して使用されることがしばしばある。

ひとめでわかる作用機序

こうして効きます！

鎮静薬の代表的な作用機序を2つ示す。

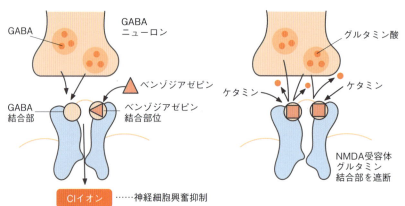

ポイント

- ①脳活動の抑制を調節する最大の神経伝達物質はGABA（γ-アミノ酪酸）とされている。GABAは神経終末から放出され、受容体に結合するとClイオンが細胞内に流入し、神経細胞の興奮性が低下する。GABA受容体に作用することで、GABA親和性を増して間接的にGABAの作用を増強することにより、鎮静作用を発現する（上図左）。
- ②抑制性物質の作用を増強させる作用機序がある一方、興奮性物質であるグルタミン酸の受容体であるNMDA受容体に結合することで、グルタミン酸と拮抗し鎮静作用を発現する場合もある（上図右）。
- ベンゾジアゼピン系（ミダゾラム）、プロポフォールはGABA受容体に結合し、ケタミンはNMDA受容体に結合することで抑制作用を発現する。

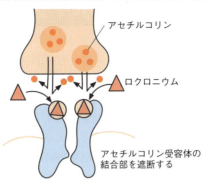

非脱分極性筋弛緩薬の作用機序を示す。

ER・ICUドクターはこう使い分ける！

「この病態にこの薬剤が最も適している」というものはあまりない。どのような手技を行う予定で、どの程度の効果を持続させる必要があるのか、患者の基礎疾患は何かを考えた上で薬剤を選択すればよい。

こんなときはプロポフォール

効果発現が非常に早く、持続時間も短いことから、ERにおける縫合や関節脱臼整復などの時に使用されることが多い。腎機能障害や肝機能障害のある患者にも比較的安全に使用できる薬剤である。

呼吸抑制や循環抑制が強いため、呼吸が弱い患者や低血圧の患者には注意を要する。

こんなときはミダゾラム

効果発現時間や持続時間が遅くて長いため、ERでのちょっとした手技の時に使用されることは少ない。ただし、呼吸・循環抑制がプロポフォールよりも軽度である。

代謝産物も鎮静作用があり、長時間使用する時や腎機能障害がある患者では持続時間が延長し、覚醒遅延を起こすので注意する。

こんなときはケタミン

麻薬に指定されているため、取り扱いには注意する必要がある。鎮痛効果もあり、また筋注も可能であり、効果発現も早く持続時間も短いことから、小児に対する外科手技には良い適応である。循環・呼吸抑制が少ないが、頭蓋内圧や眼圧上昇の可能性があるため、頭蓋内疾患や緑内障患者には注意を要する。

もっとわかる パワーアップポイント

ER処置時鎮静メニュー

ERでの処置時に「この薬剤でなければならない」ということはない。ミダゾラム、プロポフォール、ケタミンが鎮静薬の候補に挙がるだろう**(表1)**。どの薬剤を使用するかは、各施設で使い慣れた薬剤を使用する方が良い。処置を行う際には、鎮静だけでなく適切な鎮痛を行うことも大事である。

ミダゾラムやケタミンは筋注で投与できるため、静脈路確保が困難な患者でも使用できる。他に、処置時の鎮静の一例としてケタミン＋プロポフォールを紹介する。当院では文献1を参考にケタミン0.5〜1mg/kg＋プロポフォール0.75〜1mg/kgを使用している。プロポフォール単独と比較して、より早くより深い鎮静を得ることができ、鎮痛効果も期待できる。処置後の患者満足度も高い[2]。合併症については少なくともプロポフォール単独で使用するよりも有意に発症することはないと考えられる。

鎮静深度評価

鎮静深度を評価するスケールは多く存在するが、どの評価が最も優れているというものはない。現時点で信頼性や妥当性を最も検討されているのはRASS (Richmond Agitation-Sedation Scale) **(表2)** であるといえる。ICUにおける目標鎮静深度はRASS：－2〜0としている。

表1　ERでの処置時の鎮静薬の候補

薬剤	投与方法・投与量	作用発現・持続時間	副作用	鎮痛作用
ミダゾラム	静注：0.02〜0.1mg/kg 筋注：0.1〜0.2mg/kg	発現：0.5〜2分 持続：1〜4時間	低血圧・呼吸抑制など	なし
プロポフォール	静注：1〜2mg/kg	発現：数秒 持続：5〜15分	低血圧・呼吸抑制など	なし
ケタミン	静注：1〜3mg/kg 筋注：3〜5mg/kg	発現：1〜5分 持続：5〜30分	嘔吐・唾液分泌過多など	あり

表2　RASS

スコア	状態	臨床症状
＋4	闘争的・好戦的	明らかに好戦的であり、医療スタッフへの危険が差し迫っている
＋3	高度な興奮・不穏	チューブ・カテーテル類を事故抜去する。医療スタッフへ攻撃的行動がある
＋2	興奮・不穏	頻繁に目的のない行動があり、人工呼吸器に非同調が見られる
＋1	落ち着きがない	不安でそわそわしているが、動きに攻撃性・活発性はない
0	覚醒・静穏状態	意識清明で落ち着いている
－1	傾眠	意識清明ではないが、呼びかけに10秒以上開眼し、アイコンタクトがある
－2	軽い鎮静	呼びかけに開眼（10秒未満）し、アイコンタクトがある
－3	中等度鎮静	呼びかけに体動、開眼があるが、アイコンタクトはない
－4	深い鎮静	呼びかけに反応がないが、身体刺激で体動や開眼がある
－5	昏睡	呼びかけ、身体刺激に無反応

各論

〈鎮静薬〉

一般名
ミダゾラム

商品名
ドルミカム® 10mg/2mL 注射剤

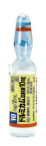

1分でわかる必須ポイント

- ベンゾジアゼピン受容体に働き、ベンゾジアゼピン受容体とGABA受容体との相互作用によりGABA受容体でのGABA親和性を増し、間接的にGABAの作用を増強し、神経細胞の興奮状態をより抑制することで鎮静作用を発現する。
- 使用時には過鎮静にならぬようRASS（Richmond Agitation-Sedation Scale）などで鎮静状態をモニタリングする。
- 麻酔前投薬では筋注、これ以外の適応症は静注で投与。
- 集中治療における人工呼吸中の鎮静では血圧低下が高頻度（16％）にみられており、精神神経系では覚醒遅延が、重大な副作用では依存性（離脱症状）、無呼吸、呼吸抑制、悪性症候群などがみられている（詳細は添付文書を参照）。

ナースの注意点

投与前
- 準備：呼吸・循環抑制出現時の対応の準備（酸素マスク、モニター監視、救急カート）。
- 確認：投与経路と体重の確認（投与量決定のため）。

投与中
- 確認：投与経路と投与量の確認。
- 確認：鎮静度（RASS）の確認。
- 要観察：モニター監視（SpO$_2$、呼吸数、血圧、脈拍、不整脈出現の有無）。

投与後
- 評価：覚醒度の評価。
- 要観察：離脱症状（不穏、発熱、頻脈、幻覚など）があればすぐに医師に報告する。

ER・ICUでの典型的なケース

症例：S状結腸穿孔で搬送された80歳男性。体重50kg。緊急手術後にICU入室。ICUで次第に覚醒してきたためミダゾラム1.5mgを1分以上かけて静注し、2.5mg/hで持続投与を開始した。RASS －2～0を鎮静の目標と考えたが、導入当初は不十分な鎮静であったため、1.5mgを追加で1分以上かけて投与し、3mg/hに持続投与量を上げたところ、良好な鎮静を得た。

解説：人工呼吸管理において鎮静が必要な典型的なケースである。導入は0.03～0.05mg/kgをゆっくり静注し、0.03～0.2mg/kg/hでRASSを参考に鎮静を適宜調整している。

各論　I章　ER・ICUでよく使う薬剤

使用にあたってのポイント！

- 原液のまま使用することもあれば、生食で1mg/1mLの組成に調整して使用することもある。より緩徐な静脈内投与が必要な場合は、本剤を適宜希釈して使用することが望ましいので、各施設での使用の組成を決めておいた方が、間違いがなくてよいだろう。
- ERでの簡単な手技で使用する場合、0.02〜0.1mg/kgを静注。
- 持続投与ではRASS −2〜0を目標に、0.03〜0.2mg/kg/hの間で適宜調整。

必須知識

薬物相互作用と拮抗薬を知ろう！

ベンゾジアゼピン系であるミダゾラムには多くの薬物相互作用がある。以下に代表的な薬物を示す。これらを服用しているときには使用にさらなる注意が必要。

ベンゾジアゼピンの作用増強
- Ca拮抗薬：ジルチアゼム（ヘルベッサー®）、ベラパミル（ワソラン®）
- H_2ブロッカー：シメチジン（タガメット®）、ラニチジン（ザンタック®）
- PPI：ランソプラゾール（タケプロン®）、オメプラゾール（オメプラール®）

ベンゾジアゼピンの作用減弱
- テオフィリン

また、ミダゾラムはフルマゼニル（アネキセート®）を投与することで、その作用を拮抗することができることを覚えておくとよい（0.2mgを緩徐に静注）。しかし、フルマゼニルの作用時間はミダゾラムのそれよりも短いことから、再鎮静には注意する必要がある。

一般名

プロポフォール

商品名

プロポフォール 注1% 200mg/20mL 注射剤
ディプリバン® 注1%-キット 500mg/50mL 注射剤

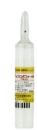

1分でわかる必須ポイント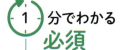

- GABA受容体に作用し神経細胞抑制作用を増強することで、鎮静作用を発現する。
- 使用時には過鎮静にならぬようRASSなどで鎮静状態をモニタリングする。
- 副作用として呼吸抑制、低血圧、横紋筋融解などがある。
- 添加物に精製卵黄レシチンおよび大豆油を使用していることから、卵および大豆アレルギーがある場合には要注意。

ナースの注意点

 投与前
- **準備** 呼吸・循環抑制出現時の対応の準備（気道確保、酸素吸入、モニター監視など、呼吸・循環抑制に対する準備、救急カート）。
- **確認** 体重の確認（投与量決定のため）。
- **確認** 精製卵黄レシチンおよび大豆油を使用していることから、卵・大豆などのアレルギーの確認。

 投与中
- **確認** 投与方法（静注および持続静注）と投与量の確認。
- **確認** 鎮静度（RASS）の確認。
- **要観察** モニター監視（SpO_2、呼吸数、血圧、脈拍、不整脈出現の有無）。

投与後
- **評価** 覚醒度の評価。
- **要観察** モニター監視（SpO_2、呼吸数、血圧、脈拍、不整脈出現の有無）。

ER・ICUでの典型的なケース

症例①：精神疾患のある20代男性が顔面挫創で来院。バイタルサインは安定。体重60kg。顔面挫創に対して縫合が必要であったが、暴れて局所麻酔のみでの縫合が難しい状態。プロポフォールを60mg静注し鎮静を行った。鎮静中に血圧低下やSpO_2低下はみられず、縫合を終了した。

解説：ERでの手技において鎮静が必要な典型例。体重が60kgであるため60mg（1mg/kg）を静注し、血圧、脈拍、SpO_2を継続的にモニタリングしている。縫合処置後15分程度で覚醒し帰宅となった。

ER・ICUでの典型的なケース

症例②：クモ膜下出血で緊急手術となった60歳男性。体重70kg。術後人工呼吸管理を行うため、鎮静薬としてプロポフォール原液持続静注60mg/h（1mg/kg/h）を行った。翌朝にプロポフォールを中止し意識状態を確認。プロポフォール中止1時間後には無事抜管を行った。

解説：人工呼吸管理において早期に抜管することが予測できたため、作用持続時間が短いプロポフォールで鎮静を行ったケースである。持続静注は1mg/kg/hで使用しているが、RASSを参考に適宜調整している。

使用にあたってのポイント！

- 縫合処置など、ERでの処置時にはプロポフォール1% 20mLを0.5～1mg/kg。
- 人工呼吸管理など持続静注であれば、ディプリバン®注-キット1% 50mLを0.3～4.5mg/kg/h。
- 常にバイタルサインと呼吸状態を確認しながら投与すること。鎮静はRASSを基準に適宜調整を。

各論 I章 ER・ICUでよく使う薬剤

必須知識　プロポフォール注入症候群（PRIS）にご用心！

プロポフォールを高用量・長時間使用（4mg/kg/h以上で48h以上）していると、原因不明の著明な代謝性アシドーシス、横紋筋融解症、高カリウム血症、腎不全、肝不全、血中乳酸値上昇、高中性脂肪血症などを認めることがある。これをプロポフォール注入症候群（propofol infusion syndrome；PRIS）という。

治療は対症療法であり、早期にプロポフォールの投与を中止する必要がある。そのため予防が大切であり、プロポフォールを高用量で長期間投与することは避けなければならない。また投与中は血液検査を定期的に行い、発症を常にモニタリングしておく必要がある。

一般名　デクスメデトミジン

商品名
プレセデックス® 静注液 200μg「ファイザー」

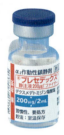

1分でわかる必須ポイント

- 橋・青斑核のα₂A受容体を主な作用部位としている。
- 鎮静・健忘作用があり、軽度であるが鎮痛作用もある。
- 鎮静作用はプロポフォールやミダゾラムと比較すると弱い。刺激で容易に覚醒し、意思の疎通も良好になる。逆に興奮が強く体動の激しい患者を鎮静することは、単独では困難である。
- 呼吸抑制が少なく、せん妄を起こしにくい。

ナースの注意点

投与前
- 準備：呼吸・循環抑制出現時の対応の準備（酸素マスク、モニター監視、救急カート）。
- 確認：体重の確認と投与量の確認（初回負荷投与量を行うか）。
- 基礎疾患：冠攣縮を引き起こす可能性があるため、冠攣縮性狭心症の患者には注意。

投与中
- 確認：投与量と投与速度の確認。
- 確認：鎮静度の確認、循環動態の監視（低血圧・徐脈に注意する）。
- ドクターコール：循環抑制が見られたなら、投与を中止しドクターコールを。

投与後
- 確認：覚醒度の確認。

ER・ICUでの典型的なケース

症例：呼吸困難を主訴に来院した70代男性。体重50kg。身体所見および検査所見から急性心不全と診断した。呼吸状態が悪く、NIV（noninvasive ventilation）を使用装着。やや興奮状態であったためプレセデックス1A（200μg）を生理食塩液48mLに溶解し、7.5mL/h（0.6μg/kg/h）でスタートしたところ、興奮は落ち着き、呼吸状態の改善を認めた。

解説：救急外来でよく遭遇する状況である。プレセデックスは呼吸抑制がないため、NIV装着患者に対する鎮静に非常に適している。

使用にあたってのポイント！

- 添付文書では6μg/kg/hで10分間の初期負荷投与をすることで、速やかに血中濃度を上昇させることができるが、これにより低血圧や徐脈をきたすことが多い。臨床的には初期負荷投与を行わなければ低血圧や徐脈が問題になることは多くはないが、常にモニタリングしておく必要がある。特に循環血液量減少患者や伝導障害のある患者では要注意。初期負荷投与は行わず当初から維持量（0.2〜0.7μg/kg/h）で投与することが望ましい。

必須知識

- 鎮痛作用として十分ではないが、併用することでオピオイドの必要量を減らすことができる[3]。
- せん妄予防効果として、ミダゾラムやプロポフォールと比較すると、その発症率は低いといわれている[4]。

一般名

ケタミン塩酸塩

商品名

ケタラール® 50mg/5mL・200mg/20mL 静注製剤、500mg/10mL 筋注製剤

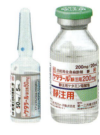

1分でわかる必須ポイント

- NMDA受容体に結合することで神経細胞の興奮作用を抑制し、鎮静作用を発現する。
- 使用時には過鎮静にならぬようRASSなどで鎮静状態をモニタリングする。
- 副作用として呼吸・循環抑制は少ないが、逆に血圧上昇や頻脈を引き起こすことがある。
- 嘔吐や唾液の過量分泌があり、気道管理には注意が必要。

ナースの注意点

投与前
- 準備：呼吸・循環抑制出現時の対応の準備（酸素マスク、モニター監視、救急カート）。
- 確認：投与経路および体重の確認（投与量決定のため）。
- 注意：麻薬であるため取り扱いには厳重に注意。
- 確認：頭蓋内圧亢進や眼圧上昇がみられることがあるため、基礎疾患を確認。

投与中
- 確認：投与方法（静注および持続静注、筋注）と投与量の確認。
- 確認：鎮静度（RASS）の確認。
- 要観察：モニター監視（SpO_2、呼吸数、血圧、脈拍）。
- 対応：嘔吐や唾液分泌に伴う気道閉塞への対応。

投与後
- 評価：覚醒度の評価。
- 要観察：モニター監視（SpO_2、呼吸数、血圧、脈拍）。
- 対応：嘔吐や唾液分泌に伴う気道閉塞への対応。

ER・ICUでの典型的なケース

症例①：18歳男性がラグビーの試合中に相手と接触し、右肩痛を主訴に来院。X線で右肩関節脱臼であった。体重80kg。整復のためにケタミン80mgを静注し、5分後には良好な鎮静を得たため、脱臼を整復した。

解説：ERではよく見る光景である。ケタミンは鎮痛効果もあるため痛みを伴うような手技には適している。静注で80mg（1mg/kg）を投与し、血圧、脈拍、SpO_2を経時的にモニタリングしている。30分ほどで覚醒し帰宅となった。

ER・ICUでの典型的なケース

症例②：6歳男児が自宅で遊んでいて転倒。テレビ台で左眼瞼の上縁を3cmほど切創。意識状態とバイタルサインは安定。体重20kg。縫合が必要であったが、暴れて局所麻酔のみでの縫合が難しい状態であった。ケタミンを60mg（3mg/kg）筋注したところ、10分後には良好な鎮静が得られ、縫合を終了した。

解説：小児の小外科では点滴ラインを確保することも難しい場合がある。このときにはケタミンの筋注が選択できる。体重が20kgであるため60mg（3mg/kg）を筋注し、血圧、脈拍、SpO_2を継続的にモニタリングしている。縫合処置後60分程度で覚醒し、帰宅となった。

使用にあたってのポイント！

- 麻薬であることから、取り扱いには特に注意を要する。
- 筋注および静注の2種類の投与経路があるため、注意を要する。
- 外科的手技で静脈ラインを確保している場合、ケタミン静注用 200mg/20mL を 1〜2mg/kg。
- 小児などで静脈ライン確保が困難な場合、ケタミン筋注用 500mg/10mL を 3〜5mg/kg。
- 鎮静は RASS を基準に適宜調整を。

必須知識

ケタミンてこんなの！

　ケタミンは欧米では最もよく使用される鎮静薬である。特に小児においては安全性も確立されている。鎮静が必要な場合は、鎮痛が必要なことが多く、ケタミンは鎮痛効果もあるため ER で遭遇する外科的手技には非常に有効である。また筋注でも使用できることから、静脈ラインを確保することが難しい小児にでも有効に使用できる。

　月齢3カ月未満の患児には原則禁忌であり、無呼吸や喉頭痙攣を引き起こすことがあるとされているので注意が必要である。特有の副作用に悪夢があるが、とにかく「恐ろしい夢」であるよう……経験したくないものだ。

各論

I章　ER・ICUでよく使う薬剤

〈筋弛緩薬〉

一般名
ロクロニウム

商品名
エスラックス® 静注液 25mg/2.5mL

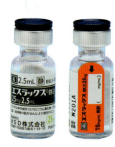

1分でわかる必須ポイント

- 非脱分極性筋弛緩薬であり、神経筋接合部でアセチルコリン受容体（ニコチン受容体）に結合することで、アセチルコリンと競合しアセチルコリンによる神経から筋への興奮を抑制する。
- 作用発現時間が早く（約90秒）、持続時間は30～60分である。作用発現時間が短いため、気管挿管をスムーズに行うことができ、低酸素血症や誤嚥のリスク軽減につながる。

ナースの注意点

投与前
- 準備：呼吸停止時の対応の準備（酸素マスク、モニター監視、救急カート、拮抗薬）。
- 確認：体重の確認と投与量の確認。
- 確認：重症筋無力症・筋無力症患者では感受性が非常に高いため、反応を見ながら投与する。

投与中
- 確認：投与量の確認。
- 確認：筋力のモニタリング（TOF、呼吸や臨床症状）。
- ドクターコール：筋弛緩の程度に応じて、医師に投与量を確認する。

投与後
- 確認：呼吸抑制の遷延の確認（高齢者・肝腎疾患患者では特に注意する）。
- 副作用：横紋筋融解の可能性があり、CK上昇に注意。

ER・ICUでの典型的なケース

症例：意識障害で来院した70代女性。体重50kg。舌根沈下があり気道確保が必要であったため、プロポフォール（50mg：1mg/kg）、フェンタニル（100μg：2μg/kg）、ロクロニウム（50mg：1mg/kg）を使用し気管挿管を行った。

解説：ERで最もよく遭遇する気管挿管の場面での使用方法である。

ER・ICUでの典型的なケース

症例：心肺停止で搬送されてきた60代男性。体重約60kg。心拍再開し、低体温療法のためシバリング予防目的にロクロニウム原液を25mg/h（7μg/kg/min）で持続投与開始した。

解説：ロクロニウムの持続投与の適応例である。持続投与の希釈方法などは、各施設に従う。

使用にあたってのポイント！

- 気管挿管時に使用されることがほとんどであるが、持続投与を行う例として、ARDS患者（P/F＜150の早期ARDS患者）や低体温療法中の患者（シバリング予防）が代表的である。
- 初回投与量として0.6～0.9mg/kgを静注するが、作用持続時間は用量依存性であるため高用量を使用する時には注意を要する。持続静注は7μg/kg/minで開始し、年齢や症状に応じて適宜増減する。
- ICUでのモニタリング方法として、4連刺激（TOF；train of four）がある。前腕尺骨神経を刺激し母指の内転反応を確認する。ただし必ず臨床症状と合わせて判断する。

必須知識

- ロクロニウムの拮抗薬としてブリディオン®（スガマデクスナトリウム）がある。筋弛緩状態が持続している場合には2～4mg/kgを投与することで、1～2分で筋弛緩状態からの回復を得ることができる。
- 気管挿管時にロクロニウム投与（1.2mg/kg）後、緊急で回復が必要な場合にはロクロニウム投与3分後を目安に16mg/kgを投与する。

パッとわかる 各薬剤の基礎知識

鎮静薬

一般名（商品名）	作用機序	副作用	投与方法・投与量	作用発現・持続時間	
ミダゾラム（ドルミカム®）	GABA受容体に作用	低血圧、呼吸抑制、過鎮静、離脱症候群	静注：0.02〜0.1mg/kg 筋注：0.1〜0.2mg/kg 持続静注：0.03〜0.2mg/kg/h	発現：0.5〜2分 持続：1〜4時間	→ p39
プロポフォール（プロポフォール、ディプリバン®）	GABA受容体に作用	低血圧、呼吸抑制、過鎮静、横紋筋融解、プロポフォール注入症候群	静注：0.5〜1mg/kg 持続静注：0.3〜4.5mg/kg/h	発現：数秒 持続：5〜15分	→ p40
デクスデメトミジン（プレセデックス®）	橋・青斑核の$α_{2A}$受容体に作用	低血圧・徐脈、冠攣縮を起こす可能性あり	0.2〜0.7μg/kg/h 初回負荷投与を行うなら、6μg/kg/hを10分	発現：15分 持続：数時間	→ p42
ケタミン塩酸塩（ケタラール®）	NMDA受容体に作用	頭蓋内圧・眼圧上昇、嘔吐、唾液分泌過多	静注：1〜2mg/kg 筋注：3〜5mg/kg	発現：1〜5分 持続：5〜30分	→ p43

筋弛緩薬

一般名（商品名）	作用機序	副作用	投与方法・投与量	作用発現・持続時間	
ロクロニウム（エスラックス®）	アセチルコリン受容体に結合	アレルギー反応、呼吸抑制遷延、横紋筋融解など	初回投与量：0.6〜0.9mg/kg 持続静注：7μg/kg/min	発現：60〜90秒 持続：30〜60分	→ p46

引用・参考文献

1) Godwin, SA. et al. Clinical Policy : Procedural sedation and analgesia in the emergency department. Ann Emerg Med. 63 (2), 2014, 247-58.
2) Ferguson, I. et al. Propofol or Ketofol for Procedural Sedation and Analgesia in Emergency Medicine-The POKER Study: A Randomized Double-Blind Clinical Trial. Ann Emerg Med. 68 (5), 2016, 574-82.
3) Venn, RM. et al. Comparison between dexmedetomidine and propofol for sedation in the intensive care unit: patient and clinician perceptions. Br J Anaesth. 87 (5), 2001, 684-90.
4) Jakob, SM. et al. Dexmedetomidine vs midazolam or propofol for sedation during prolonged mechanical ventilation: two randomized controlled trials. JAMA. 307 (11), 2012, 1151-60.
5) 日本麻酔科学会. Ⅵ筋弛緩薬・拮抗薬. 麻酔薬・麻酔関連薬使用ガイドライン第3版. http://www.anesth.or.jp/guide/pdf/publication4-6_20170227s.pdf (accessed 2018-03-26)
6) Murray, MJ. Clinical Practice Guidelines for Sustained Neuromuscular Blockade in the Adult Critically Ill Patient. Crit Care Med. 44 (11), 2016, 2079-103.

総論

④ 鎮咳薬

浜松医科大学医学部附属病院 集中治療部 講師
御室総一郎

"鎮咳薬"
ってなあに？

　鎮咳薬は咳嗽（咳）を止める薬である。咳は分泌物や異物を気道から除去するための生理的な生体防御反応である。さまざまな疾患によって咳は起きる（**表1**）。鎮咳薬は咳の原因になっている疾病に対して直接の作用はないが、咳の頻度と強さを抑えることで、睡眠を促し休息を与え、また咳が気道を刺激することによる咳のさらなる誘発を予防するために使われる。

表1　咳の症状と原因

咳の症状	可能性のある原因
臥床により生じる咳	食道逆流
膿性の喀痰（平熱）	COPD（慢性閉塞性肺疾患）、気管支拡張症
膿性の喀痰（有熱）	肺炎、肺膿瘍
夜間に悪化する咳	左心不全
大量の泡状、ピンク色の痰	左心不全、肺胞上皮癌
喀血	肺悪性腫瘍
乾性の頻発する空咳	がん気管支浸潤、胸水、喘息、ACE阻害薬、マイコプラズマ肺炎

総論

I章 ER・ICUでよく使う薬剤

ひとめでわかる 作用機序

こうして効きます！

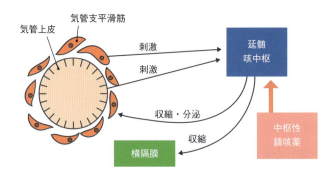

〜咳の起こるしくみ〜

ポイント
- 咽頭から気道の広い範囲に咳受容体（末梢受容体）が分布する。感染による痰や喘息などによってこの咳受容体が刺激されると、神経線維から延髄の咳中枢（中枢）に伝わり咳が出る。
- 中枢に作用する鎮咳薬には、オピオイド製剤と非オピオイド製剤がある。末梢に作用する鎮咳薬には、鎮咳作用というよりは去痰、気管支拡張、局所麻酔作用や鎮痛作用を持つものがある。

もっとわかる パワーアップポイント

ERでの咳のアプローチ

●どういう疾患を想定するか？

ERでは、咳嗽を主訴に来院する患者の中で急性咳嗽が圧倒的に多く、遷延性咳嗽・慢性咳嗽での受診は少ない（表2）。

表2 咳嗽の期間による鑑別（文献1より作成）

	急性咳嗽 (持続期間が 3週間以内)	遷延性咳嗽 (持続期間が 3〜8週間)	慢性咳嗽 (持続期間が 8週間以上)
頻度高い	・感冒、急性ウイルス感染 ・鼻炎、副鼻腔炎 ・下気道感染	・感染後咳嗽 ・副鼻腔炎 ・喘息	・後鼻漏 ・気管支喘息 ・咳喘息 ・アトピー咳嗽 ・COPD ・気管支拡張症
重要なもの	・百日咳 ・心不全 ・肺血栓塞栓症 ・気胸	・抗酸菌（結核、非結核性抗酸菌）	・胃食道逆流 ・ACE阻害薬 ・抗酸菌（結核、非結核性抗酸菌） ・悪性腫瘍

●最も注意すべき点は何か？

急性咳嗽では気道感染症の可能性が高いが、「気道感染症以外で咳嗽を生じる疾患を想定すること」が見逃しを防ぐことにつながる。

●成人患者の鑑別における注意

気道感染以外では、気管支喘息発作、気胸、肺血栓塞栓症、心不全や慢性呼吸器疾患の急性増悪を見逃さないことが重要である（表2）。

●小児患者の鑑別における注意

小児の場合は成人の鑑別疾患に加え、急性細気管支炎（RSウイルス感染）、クループ症候群（クループ・喉頭蓋炎を含む急性上気道閉塞性疾患）、気道異物（ピーナッツ・歯・玩具など）など、小児特有の疾患で咳嗽を生じている可能性を見逃さないことが重要である（表3）。

●鎮咳薬の使いかた

鎮咳薬は痰、分泌物がたまってしまう可能性があることに注意して、症状の緩和に用いる。

表3 年齢別の咳嗽の原因と頻度 (文献1より作成)

	新生児・乳児期	乳幼児	学童	成人
非常に高い	急性上気道炎、急性気管支炎、肺炎、百日咳、たばこによる咳嗽			
高い	・先天異常 ・急性細気管支炎 ・慢性肺疾患 ・誤嚥	・気管支喘息 ・クループ症候群 ・慢性副鼻腔炎 ・慢性気管支炎	・気管支喘息 ・アレルギー性鼻炎 ・心因性咳嗽・習慣性咳嗽	・気管支喘息 ・咳喘息 ・アトピー咳嗽
低い	・クラミジア・トラコマティス ・感染 ・肺結核	・気道異物 ・肺結核 ・アレルギー性鼻炎	・咳喘息 ・肺結核	・胃食道逆流 ・後鼻漏 ・COPD ・感染後咳嗽 ・副鼻腔気管支症候群
まれ	・免疫不全	・咳喘息	・ACE阻害薬	・肺血栓塞栓症 ・アナフィラキシー

各論

一般名
デキストロメトルファン臭化水素酸塩水和物

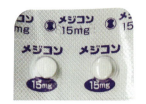

商品名
メジコン® 散 10％、錠 15mg、アストマリ、シーサール
デキストロメトルファン臭化水素酸塩散「日医工」、メゼック®

1分でわかる必須ポイント

- 非オピオイド性鎮咳薬で咳中枢に直接作用し、咳反射を抑制することで鎮咳作用をもたらす。
- 麻薬性鎮咳薬のコデインと比べ、鎮咳作用は半分〜同等の有効性が認められているが、依存、鎮痛、呼吸抑制などの副作用はない。

ナースの注意点

投与前

- **確認** 喘息、心不全などの病歴がないか？ ACE 阻害薬などの薬歴。喫煙歴の有無。
- **既往歴の確認** 喘息、心不全。
- **併用薬剤の確認** 併用禁忌は MAO 阻害薬（パーキンソン病の治療薬）、作用増強するものとしてはアミオダロン、キニジン。

投与後

- **指導** 眠気やめまいが起きることがあるので、自動車の運転に注意するよう指導する。

ER・ICUでの典型的なケース

症例：咳がひどいと救急を受診した 55 歳男性。体重 50kg。1 週間前に風邪をひき、強い咳のため眠れていない。乾性の咳嗽であり痰はなかった。胸部写真で心拡大なし。薬歴なし。耳鼻科疾患なし。総合感冒薬とともにデキストロメトルファンが処方された。

解説：薬歴、既往歴を確認し、今回の症状の中で、咳による疲労、睡眠不足が考えられたため鎮咳薬も処方された。

使用にあたってのポイント！

- 感染が疑われる場合の咳に対しては、痰が出せなくなる場合があり、病態の悪化を招く可能性があるので注意しなければならない。

一般名

コデインリン酸塩水和物

商品名

コデインリン酸塩 散1%・10%、錠5mg・20mg

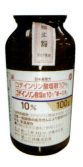

1分でわかる必須ポイント

- オピオイド鎮咳薬で、咳反射を抑制し、鎮咳作用をもたらす。
- コデインは弱オピオイドに分類される。肝臓の代謝を受け、そのうち約10%がモルヒネとなり、残りの約90%は不活性な型で尿中に排泄される。
- コデインの鎮痛作用はモルヒネの約6分の1、鎮静作用はモルヒネの4分の1とされている。しかし咳中枢への抑制作用は強く、主に鎮咳に使用されている。

ナースの注意点

投与前
- 既往歴の確認：気管支喘息、閉塞性肺疾患、緑内障、前立腺肥大を確認。あれば使用しない。
- 併用薬剤の確認：三環系抗うつ薬、β遮断薬、MAO阻害薬、ワーファリンなどクマリン系抗凝固薬を現在内服しているかを確認。
- 使用禁忌：麻薬依存患者。

投与後
- 注意：眠気、めまいが発生しやすい。
- 確認：呼吸抑制、気管支収縮作用があるので、呼吸状態を確認。悪心、嘔吐、便秘が発生することがあるので患者に確認。

ER・ICUでの典型的なケース

症例：50歳男性。風邪をひき咳が強く、肋骨を骨折した。患部の安静のためバストバンドを装着し、強い鎮咳作用を持つコデインリン酸が処方された。

解説：肺悪性腫瘍、自然気胸、胸部外傷に伴う難治性の乾性咳嗽に対して使用する。

使用にあたってのポイント！

- 弱オピオイドなので、作用が強く出る高齢者には注意しなければならない。ただ、担がん患者に対しては不快感の緩和が期待できる。

パッとわかる 各薬剤の基礎知識

一般名（商品名）	作用機序	副作用	投与方法・投与量	作用発現・持続時間	
デキストロメトルファン臭化水素酸塩水和物（メジコン®など）	非オピオイドによる中枢性鎮咳作用	眠気、めまい、頭痛、便秘、食欲不振など胃腸障害	1回1錠（15mg）1日1〜4回	鎮咳作用は5〜6時間効果が持続	→p52
コデインリン酸塩水和物（コデインリン酸塩）	オピオイドによる中枢性鎮咳作用	依存性、呼吸抑制、痰排出抑制、めまい、悪心、嘔吐	散剤1回20mg 1日60mg	作用発現は30〜45分、持続時間は4時間	→p53

引用・参考文献

1) 北野史浩. 私たちは咳をこう診てきた：ER医師の立場から. 治療. 96 (4), 2014, 362.

MEMO

総論

⑤ 抗めまい薬

愛仁会 千船病院 救急診療部 主任部長
林 敏雅

"抗めまい薬" ってなあに？

　めまいといってもさまざまな原因と症状（失神前症状、前庭・小脳失調症状、心因性、薬剤性）がある。抗めまい薬は対症療法であるため、原因を見きわめて治療する必要がある。

　原因を考慮した際に、失神前症状であれば循環器疾患への対応、薬剤性であれば原因となる薬剤の中止なども考慮する。本項で紹介する抗めまい薬は主に中枢神経に作用し、抗めまい効果を期待する薬剤であるため、投与前にどのようなめまいに適応となるか考慮すべきである。

こうして効きます！

ひとめでわかる **作用機序**

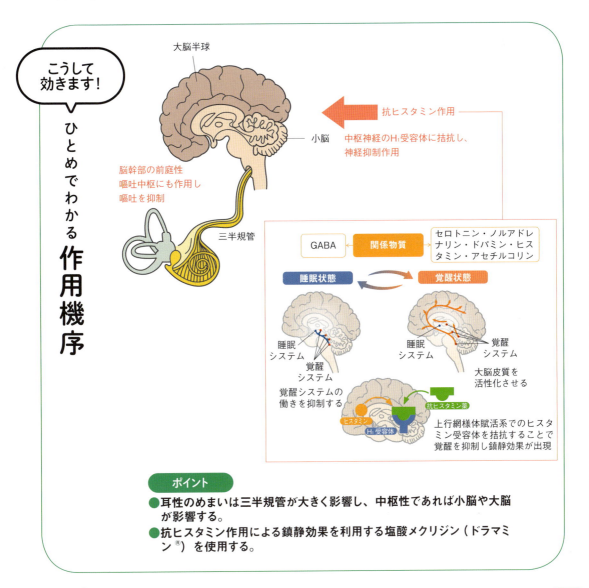

ポイント
- 耳性のめまいは三半規管が大きく影響し、中枢性であれば小脳や大脳が影響する。
- 抗ヒスタミン作用による鎮静効果を利用する塩酸メクリジン（ドラマミン®）を使用する。

ER・ICUドクターはこう使い分ける！

抗めまい薬は対症療法になる。失神前症状や血圧低下によるめまいに対して、対症療法の抗めまい薬の投与だけで終わることがないように注意が必要である。その薬物でないと治らないということは少ないため、副作用を考慮して薬剤投与を行う。めまいには嘔気・嘔吐を伴うことが多いため、内服が可能かどうかの考慮が必要である。

もっとわかる パワーアップポイント

ERでのめまいのアプローチ

症状の強さによりアプローチは変わってくる。軽微な症状ですぐに独歩で帰宅可能であれば、内服加療だけとなる可能性もある。しかし症状が強く独歩での帰宅が困難であれば、点滴加療が必要となってくる。

めまいの原因にはさまざまなものが考えられる。失神前の症状であったり、末梢性（耳性）や中枢性が原因となる場合、低血糖などの全身性の場合がある。多くの場合、これらが区別されることなく「めまい」といった表現で受診に至ることが多いため、問診や観察により鑑別が必要になる。一方で、めまいを訴える患者にとってその症状は恐怖となる場合が多く、精神的にも過度の緊張状態となっていることが考えられる。少しでも早く症状を改善させることを考え、できるだけ早期に抗めまい薬の投与を考慮すべきである。抗めまい薬は失神前の症状としてのめまいでなければ投与を考慮する。どのようなエピソードで発症したのか、性状、持続時間を聴取する。動悸、立ちくらみ（起立性調節障害）といった症状の場合は循環器系の問題がないかを確認することになる。また、HINTS（head impulse test, direction-changing nystagmus, test of skew deviation）を用いて脳血管障害などの中枢性めまいではないかも確認し、必要に応じてCTやMRI検査を行うことも考慮する。

抗めまい薬の投与方法は患者の状態に合わせて内服が可能であるのか、それとも点滴加療が必要であるかを判断する。投与時にはアレルギーの有無、抗コリン作用による既往歴の増悪も考慮し、緑内障や尿閉がなかったかを確認する。また抗ヒスタミン作用による眠気が出現することが予想されるため、帰る際に乗り物の運転はしないように説明する。投薬により症状の改善が見られ帰宅が可能そうであれば、つぎ足歩行が可能かなどの小脳失調症状がないことを確認し帰宅とする。

各論

一般名
ジメンヒドリナート

商品名
ドラマミン® 錠 50mg/ 錠 錠剤

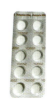
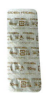

一般名
クロルフェニラミンマレイン酸塩

商品名
ビスミラー® 注 5mg

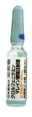

5 抗めまい薬

1分でわかる必須ポイント

- H_1 受容体に拮抗して効果発現、抗コリン作用もある。
- モノアミン酸化酵素阻害薬を使用中の場合には、抗コリン作用が持続／増強される恐れがあるため注意が必要。
- 眠気が強いため、投与後に車などの乗り物の運転は行わないようにする。
- 緑内障、前立腺肥大による排尿困難などには、投与にあたって注意が必要。状態を悪化させる可能性がある。

ナースの注意点

投与前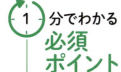

- **確認** アレルギー、既往歴（緑内障、前立腺肥大）、併用薬（モノアミン酸化酵素阻害薬、昇圧薬など）を確認する。
- **確認** 血圧の変動が考えられるため、バイタルサインを確認する。
- **注意** 内服直後にすぐに効果が出るのではなく、内服・吸収後に効果が発現するため、嘔気・嘔吐がある場合には十分に内服・吸収できない可能性があることに注意する。

投与中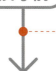

- **注意** アレルギー反応の出現に注意。
- **注意** 頻度不明ではあるが、痙攣や錯乱の副作用報告があるため、注意する。
- **注意** 昇圧薬使用時には、ヒスタミンによる毛細血管拡張作用を抑制し、過度の血圧上昇を招く可能性があるため、血圧に注意する。一方で、小動脈の血管拡張作用があり、血圧低下を引き起こす可能性もあるため血圧に注意する。

投与後

- **患者指導** 抗ヒスタミン作用による眠気を催すことがあり、乗り物の運転や機械操作はさせない。

ER・ICUでの典型的なケース

症例：40代女性、起床後の突然のめまいにて救急搬送。嘔吐も認める。頭位変換にて回転性めまいの増強、嘔吐を認めるが、安静にて短時間で軽快する。聴力低下や神経症状は認めなかった。重炭酸ナトリウム、メトクロプラミドを投与し、Epley法（良性発作性頭位めまい症の治療法）で症状の軽減を認めたが、症状は残存していた。緑内障の既往がないことを確認し、ビスミラー®5mgを投与し、1時間程度の安静、睡眠にて症状消失となった。歩行可能であり、帰宅となる。

解説：めまいに対して制吐薬投与やEpley法を行ったが、症状が残存したため、抗ヒスタミン作用のあるビスミラー®5mgの投与を行った。副作用の眠気もあり、睡眠安静を得た後に症状改善となった。

使用にあたってのポイント！

- 抗ヒスタミン作用、抗コリン作用による眠気の出現や、口渇などに注意が必要であり、緑内障や尿閉には禁忌である。
- ドラマミン®は1回1錠（50mg）内服、1日3～4回まで。上限200mgを超えないこと。内服薬であるため、嘔気・嘔吐による内服困難な場合には投与が難しい。
- ビスミラー®5mgは静注、筋注、皮下注などいずれにも使用可能であるが、筋注した場合には硬結を来すことがあるので、よく揉む必要がある。

必須知識

- ドラマミン®は予防投与も可能で、30～60分前に内服する。
- 小児、てんかん、甲状腺機能亢進、急性腎炎がある場合には、構成成分であるテオフィリン系薬剤の副作用が現れやすいため注意が必要である。
- アルコールで作用増強の可能性がある。
- 投与後の乗り物の運転や機械操作は、眠気による危険性があるため控える。
- 血圧の低下を引き起こす可能性があるため、投与後のバイタルに注意する。

パッとわかる 各薬剤の基礎知識

一般名（商品名）	作用機序	副作用	投与方法・投与量	作用発現・持続時間	
ジメンヒドリナート（ドラマミン®）	抗ヒスタミン作用	眠気、口渇、緑内障、尿閉、喘息の悪化	50mg（1錠）×3～4回/day	発現：1時間程度（血中最高濃度は1～2時間後）持続：数時間（半減期は8時間程度）	→ p57
クロルフェニラミンマレイン酸塩（ビスミラー®）	抗ヒスタミン作用	眠気、ショック、痙攣、錯乱、再生不良性貧血、無顆粒球症、鎮静	5～10mgを筋注もしくは静脈注射	発現：数分（5分で血中濃度最高）持続：1日程度（半減期は22時間）	→ p57

総論

⑥ 制吐薬

愛仁会 千船病院 救急診療部 主任部長
林 敏雅

"制吐薬"ってなあに？

　吐き気を軽減する薬剤で、経口、経静脈的によく使用される。胃腸炎の悪心嘔吐が強く水分摂取ができないとき、悪阻や化学療法の副作用やめまいに伴う場合、頭痛や頭蓋内圧亢進時などの場合に使用が考慮される。薬剤の作用機序を考慮して、それぞれの原因に合わせて使用する。嘔気・嘔吐が治まったとしても制吐薬は対症療法であり、根本的な治療ではないことに注意が必要である。

こうして効きます！
ひとめでわかる 作用機序

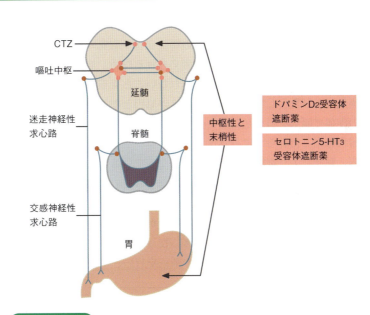

ポイント

- CTZ（chemoreceptor trigger zone：化学受容器引金帯）は延髄の嘔吐中枢の近くで、第4脳室底部（血液脳関門の外）に存在する。
- CTZが刺激されることで嘔吐中枢も刺激され、嘔吐につながる。
- CTZにはドパミン受容体とセロトニン受容体が存在する。この受容体を遮断することで制吐作用を示す。
- 胃のドパミン受容体を遮断することにより胃運動を亢進させることで胃内容物の減少につながり、制吐作用となる。

ER・ICUドクターはこう使い分ける！

剤形により使い分けを考慮する。メトクロプラミド（プリンペラン®、テルペラン®）には内服と注射薬、ドンペリドン（ナウゼリン®）には内服と坐剤がある。内服可能であるか、末梢ルートが確保されているかなどにより使い分ける。

もっとわかる パワーアップポイント

ERでの嘔吐のアプローチ

投与方法は、患者の状態に合わせて内服が可能であるのか、それとも点滴加療が必要であるかを判断する。また、原因や既往歴により投与可能な薬剤であるかどうかを考える。

嘔気・嘔吐の症状を呈する疾患は消化器系だけでなく、多くのものが原因となる可能性がある。中毒症状によるものの可能性も考えられるため、内服状況などを確認する。発症状況や継続時間、バイタルサインも確認して循環動態に関与した症状でないかも観察する。頭蓋内病変からの頭蓋内圧亢進でも嘔気・嘔吐の症状が出ることがあり、また心筋梗塞でも嘔気・嘔吐の症状が出現することがあるため、頭痛、麻痺などの神経症状や胸痛の有無を確認する。

めまいからの症状であることも考えられるため、他の随伴症状の有無と部位も確認する。また悪阻の可能性を忘れないことも重要である。腹部症状が原因の嘔気であったとしても、消化管だけが原因となるのではなく、それ以外の部位の疼痛で嘔気を引き起こすこともあるため、嘔気嘔吐があるからといって消化器疾患にこだわらずに身体所見とエピソードからこれらの疾患の有無を考慮する。嘔吐により電解質異常や脱水となっていることも考えられるため、輸液を考慮する。同時に原疾患の状態を確認するため採血も行う。

くも膜下出血など、嘔気・嘔吐があることで血圧が上昇し、原疾患が増悪する可能性もあるため、薬剤投与の有用性が高ければ早期に投与することを考慮する。投与時にはアレルギーの有無、投与禁忌条件がないかを確認して投与する。副作用の出現に注意して経過の観察を行い、原疾患の検索と治療を行う。

各論

一般名
メトクロプラミド

商品名
プリンペラン® 錠（テルペラン® 錠）5mg/ 錠 錠剤
プリンペラン® 注射液（テルペラン® 注射液）10mg/2mL 筋注 or 静注製剤

一般名
ドンペリドン

商品名
ナウゼリン® 錠（ドンペリドン錠）5mg/ 錠・10mg/ 錠 錠剤
ナウゼリン® 坐剤（ドンペリドン坐剤）10mg/ 剤・30mg/ 剤・60mg/ 剤 坐剤

1章 ⑥ 制吐薬

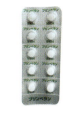

1分でわかる必須ポイント

- ドパミン D_2 受容体遮断作用、セロトニン 5-HT_3 受容体遮断作用があり、中枢作用だけでなく、末梢作用として胃運動を高めて、制吐作用を示す。
- 胎盤通過性もあり、乳汁への移行も認められている。
- ドンペリドンは坐剤もあるため、内服できなくとも自宅で投与可能な薬剤である。

ナースの注意点

投与前
- **確認** 本剤へのアレルギーだけでなく、投与禁忌症例があり、確認が必要（褐色細胞腫の疑い、消化管出血・穿孔・器質的閉塞、プロラクチン分泌性の下垂体腫瘍）。

投与中
- **観察** 可逆性ではあるが錐体外路症状（筋硬直、頸・顔部の攣縮、眼球回転発作など）を示すことがあるため、注意深く観察する。
- **観察** 長期投与で遅発性ジスキネジア（口周囲などの不随意運動）が現れることがあるため、長期投与の際には注意深く観察する。

投与後
- **患者指導** 眠気を誘発することがあるため、車の運転や機械操作などを行わないように注意を促す。
- **注意** 他の薬剤での中毒作用などにより嘔気・嘔吐も不顕化してしまうため、必要に応じて対象薬剤の血中濃度測定なども行う必要がある。

Emergency Care 2018 夏季増刊

各論

I章　ER・ICUでよく使う薬剤

ER・ICUでの典型的なケース

症例：30代男性が嘔吐・下痢で救急外来受診。ノロウイルス感染を認めた。嘔吐頻回であり、飲水は困難であった。末梢ルートを確保し、脱水補正の輸液を行いながら、プリンペラン®1Aを点滴投与したところ、しばらくの安静で飲水可能となったため、プリンペラン®、整腸剤処方にて帰宅となった。

解説：経口摂取不可のときには静注や筋注で対応。原因が分かっており、静注で効果が得られたため、内服での効果も期待されることから、内服処方（30mg〔5mg×6錠〕、分3毎食前）となった。

使用にあたってのポイント！

- メトクロプラミドは、内服できる場合は食前に1～2錠（5～10mg）を内服する。頻回の嘔吐など内服困難な場合は、1A（10mg）を1日に1～2回点滴投与もしくは筋注する。
- ドンペリドンは内服薬として1回10mgを1日3回食前に内服（レボドパ含有製剤投与時は1回5～10mgとする）。坐薬として使用する場合は1回60mg×1日2回を挿肛。

必須知識

メトクロプラミドは、悪性症候群を誘発する可能性もあるため、意識障害、強度の筋強剛、嚥下困難、頻脈、発汗、血圧の変動が出現し、それに引き続いて発熱が見られる場合には投与を中止して、冷却や水分補給などの適切な処置を行う必要がある。また、投与方法は静注より点滴投与の方がアカシジアの発生は起こしにくいため、可能であれば点滴投与を選択する。

ドンペリドンは、心室性不整脈、突然の心停止を来す可能性もある。オーストラリアやイギリスでは、ドンペリドン（ナウゼリン®）の使用により重篤な心室性不整脈や突然の心停止を引き起こすという報告があり、成人では最小有効量からの開始が望ましいこと、小児には使用しないことなどが勧告された。30mg/day以上の使用、60歳以上の患者において心イベントの可能性が上昇するとの報告もあり、高用量でのドンペリドン投与時には特に注意が必要である。

パッとわかる 各薬剤の基礎知識

一般名（商品名）	作用機序	副作用	投与方法・投与量	作用発現・持続時間	
メトクロプラミド（プリンペラン®、テルペラン®）	ドパミン受容体遮断薬（D_2受容体遮断）セロトニン受容体遮断薬（5-HT_3受容体遮断）	筋硬直、頸・顔部の攣縮、眼球回転発作などの錐体外路症状、眠気、悪性症候群、長期投与で遅発性ジスキネジア	・10～30mg（2～6錠）を2～3回に分割し、食前に経口投与 ・筋注・静注する場合は10mg（1A）を投与	・最高血中濃度は1時間後で半減期は5.4時間であることから、内服30分～数時間は効果が持続する ・筋注した場合は数分後から効果あり	p61
ドンペリドン（ナウゼリン®、ドンペリドン）	ドパミン受容体遮断薬（D_2受容体遮断）	筋硬直、頸・顔部の攣縮、眼球回転発作などの錐体外路症状、意識障害、痙攣、肝機能障害、黄疸、心室性不整脈、心停止	・1回10mgを食前に経口投与 ・坐剤は1回60mgを挿肛、1日2回まで	内服では最高血中濃度は30分後、坐剤は2時間後であることから内服30分後～数時間は効果が持続する	p61

総論

⑦ 抗ヒスタミン薬

前橋赤十字病院 高度救命救急センター 集中治療科・救急科部 センター長 兼 救急科部長
中村光伸

"抗ヒスタミン薬"ってなあに？

　抗ヒスタミン薬は、主にアレルギー疾患に用いられ、痒み・蕁麻疹などの原因となるヒスタミンの作用を抑える薬剤である。ヒスタミンは肥満細胞で生成される。通常は、肥満細胞内で不活性状態にあるが、物理的侵襲や化学的侵襲によって分泌される。ヒスタミンが過剰に分泌されると、ヒスタミン1型受容体（H_1受容体）と結合し、アレルギー疾患の原因となる。H_1ブロッカーとH_2ブロッカーとがあるが、一般にH_1ブロッカーを抗ヒスタミン薬と呼ぶことが多い。抗ヒスタミン薬には、第1世代と第2世代がある。

- 第1世代：ポララミン®、レスタミン
- 第2世代：アレグラ®、ジルテック®

こうして効きます！ ひとめでわかる 作用機序

H_1受容体の拮抗作用

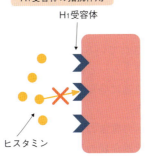

ヒスタミンの分泌抑制作用

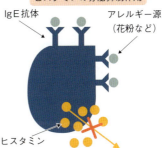

ポイント

- H_1受容体は、脳や血管に分布している。
- ヒスタミンが血管内皮細胞のH_1受容体に結合すると血管拡張や血管透過性亢進作用が起こる。また、知覚神経（求心性）を刺激し、痒み、痛みを中枢神経へと伝える。
- 第1世代の抗ヒスタミン薬は、H_1受容体との結合を阻害することでアレルギー反応を抑制する。
- 第2世代の抗ヒスタミン薬は抗アレルギー薬とも呼ばれ、H_1受容体の拮抗作用以外に、肥満細胞などのヒスタミンの分泌抑制作用もある。

ER・ICUドクターはこう使い分ける！

❶ 蕁麻疹の初期対応（ABC*に異常がない場合）

①ポララミン®注 5mg 静注 ◀ H_1 ブロッカー
②ソル・メドロール®125mg 静注
③ガスター®注 10mg or 20mg 静注 ◀ H_2 ブロッカー

※ H_2 ブロッカーは、H_1 ブロッカーの代謝分解を阻害し、H_1 ブロッカーの濃度が上昇するため、H_1 ブロッカーとの併用により効果を増強する。

症状が改善すれば、
- ポララミン®錠を処方し帰宅 ◀ 車を運転する可能性がない場合
- アレグラ®を処方し帰宅 ◀ 車を運転する可能性がある場合

＊ A：Airway（気道）、B：Breathing（呼吸）、C：Circulation（循環）

もっとわかる パワーアップポイント

❶ 蕁麻疹とアナフィラキシー、アナフィラキシーショックとは

蕁麻疹とは、さまざまな原因により生じる皮膚の膨疹を特徴とするものである。膨疹とは真皮上層の限局性で一過性の浮腫であり、掻痒感を伴い、数分から数時間で消退する。粘膜面にも生じることがある。原因としてはⅠ型アレルギーが関与していることが多い。つまりアレルギー症状の皮膚症状の一つである。

アナフィラキシーとはWAO（world allergy organization）のガイドラインによれば「アレルゲン等の侵入により複数臓器に全身性にアレルギー症状が惹起され生命に危機を与えうる反応」とされている。診断基準としては、下記3項目のいずれかに該当すればアナフィラキシーと診断するとされている。

①皮膚症状または粘膜症状が存在し、急速に発現する症状で、かつ呼吸器症状か循環器症状の少なくとも1つを伴う。
②一般的にアレルゲンとなりうるものへの曝露の後、急速に皮膚粘膜症状、呼吸器症状、循環器症状、持続する消化器症状のうち2つ以上を伴う。
③アレルゲンへの曝露後の急速な血圧低下

アナフィラキシーショックは「アナフィラキシーに血圧低下や意識障害を伴う場合」と定義されている。

各論

一般名

d-クロルフェニラミンマレイン酸塩

商品名

ポララミン® 5mg/1mL 注射剤、2mg 錠剤

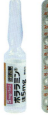

一章 ⑦ 抗ヒスタミン薬

1分でわかる必須ポイント

- ポララミン®は第1世代の抗ヒスタミン薬である。
- 第1世代の抗ヒスタミン薬は、H_1受容体との結合を阻害することでアレルギー反応を抑制する。

ナースの注意点

投与前
- 確認：第1世代の抗ヒスタミン薬には「抗コリン作用」があるため、緑内障や前立腺肥大など下部尿路に閉塞性疾患の既往があるかどうかを確認する必要がある。

投与後
- 患者指導：中枢神経抑制により、眠気を来すため、車の運転などには注意させる必要がある。
- 注意：口渇感、便秘、排尿障害などの症状にも注意が必要である。

ER・ICUでの典型的なケース

症例：41歳男性。主訴は発疹、搔痒感。既往歴なし。花粉症、カニアレルギーあり。新年会後に、全身の発疹と全身搔痒感を訴えERを受診。新年会の食事にカニクリームコロッケがあったとのこと。アルコールは摂取していない。歩行可能、呼吸数20/min、SpO_2 98%（room air）、脈拍84/min、血圧122/76mmHg、意識清明。頸部から大腿、上腕にかけて地図状に癒合した膨疹を認める。全身蕁麻疹の診断で、ソル・メドロール®125mg、ポララミン®注5mg、ガスター®注10mgを生食100mLに溶解し点滴静注。その後、バイタル安定、蕁麻疹の改善を認めたため、ポララミン®錠2mg 2T 分2で処方し、翌日、皮膚科もしくはアレルギー科を受診するように指導し帰宅とした。

解説：急性蕁麻疹の症例に対して、H_1ブロッカーであるポララミン®とH_2ブロッカーであるガスター®を併用した。また、今後、車を運転する可能性がないことから、ポララミン®を処方した。

使用にあたってのポイント！

- 症状が軽度である場合には、内服も可。
  - ▶処方例：ポララミン®2mg 1回1錠 1〜4回/day
- 症状が中等度〜重症である場合には、ステロイドやH_2ブロッカーを併用した点滴静注が望ましい。
  - ▶処方例：ソル・メドロール®125mg＋ポララミン®5mg＋ガスター®10mg

各論

I章　ER・ICUでよく使う薬剤

一般名
フェキソフェナジン塩酸塩

商品名
アレグラ® 30mg・60mg 錠剤、アレグラ OD 錠®60mg、アレグラドライシロップ 5%

1分でわかる必須ポイント

- アレグラ®は第2世代の抗ヒスタミン薬である。
- 第2世代の抗ヒスタミン薬はH_1受容体の拮抗作用以外に、肥満細胞などのヒスタミンの分泌抑制作用もある。

ナースの注意点

投与前

- **確認**：第2世代の抗ヒスタミン薬でも中枢神経抑制により眠気を来す可能性がある。また、第1世代と比較すれば軽減されているが、「抗コリン作用」があるため、緑内障や前立腺肥大症に禁忌ではないが、下部尿路に閉塞性疾患の既往があるか確認するのが望ましい。

投与後

- **患者指導**：添付文書には記載はないが、眠気を来す可能性があるため、車の運転や日中に眠気発言の有無を確認することが望ましい。
- **注意**：頭痛、吐き気などの症状にも注意が必要である。

ER・ICUでの典型的なケース

症例：25歳女性。主訴はくしゃみ、鼻汁、目の痒み。既往歴なし。アトピー性皮膚炎。2月初旬頃から目の痒みがあった。2月中旬になり、くしゃみや鼻汁も出現したため来院。歩行可能、呼吸数16/min、SpO_2 99%（room air）、脈拍64/min、血圧108/50mmHg、意識清明。体温36.2℃。咽頭発赤なし。アレルギー性鼻炎（花粉症）の疑いと診断。アレグラ®60mg 2T 分2を処方した。

解説：症状から花粉症を疑い、第2世代の抗ヒスタミン薬であるアレグラ®を処方した。アレグラ®はくしゃみや鼻汁には効果的であるが、鼻閉型には、抗ロイコトリエン薬や鼻噴霧用ステロイド薬が有効である。

使用にあたってのポイント！

- 急性蕁麻疹（軽症）には救急外来で処方。
  ▶処方例：アレグラ®（60）2T 分2
- 花粉症（鼻汁）には有効。
  ▶処方例：アレグラ®（60）2T 分2

必須知識

抗ヒスタミン薬の種類

第1世代抗ヒスタミン薬は、エタノールアミン系、プロピルアミン系、フェノチアジン系、ピペラジン系、ピペリジン系に分類される。**表1**に各系統の代表的な薬剤と用途を示す。

第2世代抗ヒスタミン薬は、薬効分類では、「抗ヒスタミン薬」と「その他のアレルギー用薬」に分類される。**表2**に「その他のアレルギー用薬」の一般名、商品名を示す。

表1 代表的な第1世代抗ヒスタミン薬と用途

	一般名	商品名	代表的な用途	処方例
エタノールアミン系	ジメンヒドリナート	ドラマミン®	抗めまい薬	1回50mg 3〜4回/day
プロピルアミン系	マレイン酸クロルフェニラミン	ポララミン®	蕁麻疹の治療	1回2mg 1〜4回/day
フェノチアジン系	塩酸プロメタジン	ピレチア®	抗ヒスタミン作用	1回5〜25mg 1〜3回/day
ピペラジン系	ヒドロキシジン	アタラックス®-P	鎮静薬、制吐薬	1回25mg 2〜3回/day
ピペリジン系	塩酸シプロヘプタジン	ペリアクチン®	抗ヒスタミン作用	1回4mg 1〜3回/day

表2 第2世代抗ヒスタミン薬(その他のアレルギー薬)

一般名	商品名	処方例
ケトチフェンフマル酸塩	ザジテン®	1回1mg 2回/day
アゼラスチン塩酸塩	アゼプチン®	1回1mg 2回/day
オキサトミド	セルテクト®	1回30mg 2回/day
エメダスチンフマル酸塩	ダレン®	1回1〜2mg 2回/day
エピナスチン塩酸塩	アレジオン®	1回10〜20mg 1回/day
エバスチン	エバステル®	1回5〜10mg 1回/day
セチリジン塩酸塩	ジルテック®	1回10mg 1回/day
ベポタスチンベシル酸塩	タリオン®	1回10mg 2回/day
フェキソフェナジン塩酸塩	アレグラ®	1回60mg 2回/day
オロパタジン塩酸塩	アレロック®	1回5mg 2回/day
ロタラジン	クラリチン®	1回10mg 1回/day
レボセチリジン	ザイザル®	1回5mg 1回/day
フェキソフェナジン塩酸塩/塩酸プソイドエフェドリン	ディレグラ®	1回2T 2回/day
ビラスチン	ビラノア®	1回20mg 1回/day(空腹時)
デスロラタジン	デザレックス®	1回5mg 1回/day

パッとわかる 各薬剤の基礎知識

一般名（商品名）	作用機序	副作用	投与方法・投与量	作用発現・持続時間	
第1世代抗ヒスタミン薬					
d-クロルフェニラミンマレイン酸塩（ポララミン®）	H₁受容体の拮抗作用	中枢神経抑制（眠気）、口渇感、便秘、排尿障害	5mg 静注	発現：5分程度	→ p65
第2世代抗ヒスタミン薬					
フェキソフェナジン塩酸塩（アレグラ®）	ヒスタミンH₁受容体拮抗作用、各種ケミカルメディエーター遊離抑制作用、炎症性サイトカイン遊離抑制作用、好酸球遊走抑制作用などを示す	中枢神経抑制（第1世代よりは少ない）	120mg/day 内服	発現：0.5～2時間	→ p66

MEMO

総論

⑧ ステロイド

慶應義塾大学大学院 経営管理研究科
大楠崇浩

"ステロイド" ってなあに？

医薬品でいうステロイドとは、ヒトの副腎で生成される"副腎皮質ホルモン"と同様の作用や構造を持つ薬剤である。

糖質コルチコイドは抗炎症作用、免疫抑制作用を有し、鉱質コルチコイドは腎臓に作用することでナトリウムの再吸収を促し、体液維持に大きな役割を果たしている。

ステロイドには、錠剤、注射薬、外用剤と3つの剤形があり、錠剤と注射薬に関しては、その作用時間によって、①短時間作用型、②中間型、③長時間作用型の3つに分類することができる（表1）。

表1　ステロイドの錠剤および注射薬の分類

	錠　剤	注射薬
短時間作用型	ヒドロコルチゾン（コートリル®）	・ヒドロコルチゾンリン酸エステルナトリウム（水溶性ハイドロコートン®） ・ヒドロコルチゾンコハク酸エステルナトリウム（ソル・コーテフ®／サクシゾン®）
中間型	プレドニゾロン（プレドニン®／プレドニゾロン）	・プレドニゾロンコハク酸エステルナトリウム（水溶性プレドニン®） ・メチルプレドニゾロンコハク酸エステルナトリウム（ソル・メドロール®）
長時間作用型	・デキサメタゾン（デカドロン®） ・ベタメタゾン（リンデロン®）	・デキサメタゾンリン酸エステルナトリウム（デカドロン®注） ・ベタメタゾンリン酸エステルナトリウム（リンデロン®注）

もっとわかる パワーアップポイント

ER・ICUで実際にステロイドが必要な場面の紹介

実際にER・ICUでステロイドが使用される状況としては、以下の4つの場面が想定される（表2）。

①一般的な抗炎症作用・免疫抑制作用を目的として使用する場合
②ステロイドカバー ➡ P.72参照
③補充療法（リプレイスメント）
④ステロイドパルス療法 ➡ P.71参照

I章 ER・ICUでよく使う薬剤

表2 ER・ICUで実際にステロイドが必要な場面

	使いかた	目的	よく用いられる薬剤（商品名）
①	いわゆる一般のステロイド療法	喘息や蕁麻疹などのアレルギー性疾患、膠原病をはじめとする免疫系の異常、さまざまな種類の炎症性疾患の治療	水溶性ハイドロコートン® ソル・コーテフ®/サクシゾン® プレドニン®/プレドニゾロン 水溶性プレドニン® ソル・メドロール® デカドロン® リンデロン®
②	ステロイドカバー	長期にステロイドを服用している患者の急なストレス時の補充療法（疾病、手術など）	コートリル® 水溶性ハイドロコートン® ソル・コーテフ®/サクシゾン® プレドニン®/プレドニゾロン 水溶性プレドニン® ソル・メドロール®
③	補充療法（リプレイスメント）	下垂体疾患や副腎疾患の影響で、生命維持に必要な量のステロイドが不足している場合に、生理的に必要な量を補うための補充療法	コートリル®
④	ステロイドパルス療法	速やかな抗炎症作用や免疫抑制作用を期待する場合の短期大量療法	ソル・メドロール®

ER・ICUドクターはこう使い分ける！

● アレルギー疾患、自己免疫性疾患、炎症性疾患
- すべての糖質コルチコイドを使用することができる
- プレドニン®換算で、1〜2mg/kg/dayまでで使用することが多い（50kgの場合、プレドニン®錠50〜100mg/dayまでで投与開始）

● ステロイドカバー
- ヒドロコルチゾン（コートリル®錠）
- リン酸ヒドロコルチゾン（水溶性ハイドロコートン®）
- ストレスの程度に応じて10〜300mg/dayまで投与
  例）敗血症性ショック：ヒドロコルチゾン50〜100mgを6〜8時間ごとに点滴投与または200mg/dayで持続静注

● 補充療法
- ヒドロコルチゾン（コートリル®錠）
- リン酸ヒドロコルチゾン（水溶性ハイドロコートン®）
- 必要量に応じて10〜300mg/dayまで投与

● ステロイドパルス療法
- コハク酸メチルプレドニゾロン（ソル・メドロール®）
- 1,000mg/day 3日間点滴静注

各論

一般名

メチルプレドニゾロンコハク酸エステルナトリウム

商品名

ソル・メドロール® 40mg・125mg・500mg・1000mg 静注製剤
（中間作用型）

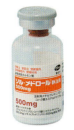
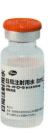

一章 ⑧ ステロイド

1分でわかる必須ポイント

副作用は、①投与直後に起こる過敏症、②投与数時間以降で生じる高血糖、不眠・高揚感などの精神症状、③長期投与による感染症の誘発や増悪、脂質代謝異常、骨粗鬆症、消化性潰瘍、血栓症、高血圧、浮腫、低カリウム（K）血症、異常脂肪沈着（中心性肥満、満月様顔貌、野牛肩）、多毛、痤瘡、筋力低下、副腎皮質機能低下症、大腿骨頭壊死、緑内障、後嚢白内障、などが挙げられる。

ナースの注意点

投与前

- **確認** 禁忌事項：過敏症、急性の感染症や結核の既往、NSAIDs過敏喘息（アスピリン喘息）や妊娠の有無などを事前に確認する。
- **確認** 使用するステロイドの種類や量、投与経路（筋注、ワンショット静注、点滴投与、持続静注など）、投与スケジュールを確認する。

投与後

- **注意** 投与開始から数時間以降で、血糖値の上昇や高揚感、不眠などの精神症状が出現する場合がある。定期的な血糖値の測定や患者の精神面への配慮を行う。

ER・ICUでの典型的なケース

症例：特発性肺線維症の診断を受けており、3日前からの感冒症状と呼吸苦を主訴にERへ搬送された65歳男性。胸部X線で両下肺野の透過性の低下、CTで両肺に蜂巣肺を背景として多発するスリガラス影あり。ERで酸素療法と抗菌薬が開始され、全身管理目的でICU入院となり、ICUでソル・メドロール® 1,000mg/dayが3日間投与された。

解説：間質性肺炎の気道感染を契機とした急性増悪の症例である。酸素投与と細菌感染に対して抗菌薬が開始され、抗炎症作用を期待してステロイドパルス療法が行われた。

使用にあたってのポイント！

● アレルギー疾患、膠原病などの免疫系の異常、炎症性疾患などに対して使用する場合は、通常、1日量で体重1kgあたり1～2mgまでで投与を開始することが多い（50kgであればソル・メドロール® 50～100mg/day）。その後は、1～2週おきに漸減投与を行う。

Emergency Care 2018 夏季増刊

各論

I章 ER・ICUでよく使う薬剤

必須知識 ステロイドパルス療法とは

ステロイドパルス療法は、ニューモシスチス肺炎、IgA腎症、全身性エリテマトーデス、多発性硬化症など、呼吸器疾患、腎疾患、膠原病、血管炎、神経疾患などのさまざまな領域の中でも有効性が示されている、一部の限られた疾患に対して行われる治療法である。一般に使用される10倍以上のステロイドを短期間、大量に投与することで、通常治療と比較して、より速やかに抗炎症作用や免疫抑制を発揮する。

一般名

ヒドロコルチゾンリン酸エステルナトリウム

商品名

水溶性ハイドロコートン® 100mg/2mL・500mg/10mL
注射剤（短時間作用型）

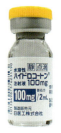

1分でわかる必須ポイント

- 作用機序・副作用に関しては、メチルプレドニゾロンコハク酸エステルナトリウム（ソル・メドロール®）の項を参照（p.64）。

ナースの注意点

メチルプレドニゾロンコハク酸エステルナトリウム（ソル・メドロール®）の項を参照（p.70）。

ER・ICUでの典型的なケース

症例：発熱と倦怠感を主訴にERへ搬送となった75歳女性。関節リウマチで10年以上プレドニン®錠5mg/dayを服用。血圧と意識レベルの低下、白血球数の上昇と膿尿を認め、尿路感染症による敗血症性ショックの診断でICUへ入院となった。大量輸液、カテコラミン、抗菌薬と同時に、6時間ごとに水溶性ハイドロコートン®50mgの点滴投与が行われた。循環動態が安定化したため、漸減した後、7日目には常用量のプレドニン®錠5mg/dayへ減量が可能となった。

解説：この症例では、10年以上にわたり生理量（プレドニン®換算2.5mg/day）以上のステロイドが投与されており、ショック時に必要となる量のステロイドが合成できないことが予想されたため、水溶性ハイドロコートン®によるステロイドカバーが行われた。

使用にあたってのポイント！

- 副腎クリーゼ（急性副腎不全）や長期ステロイド服用中の患者のショックや循環不全では第一選択である。
- 水溶性ハイドロコートン®50〜200mgを生理食塩液100mLに混注して1時間で点滴投与。その後、必要に応じて25〜100mgを1〜4回点滴投与あるいは持続静注（200mg/dayまで）。
- 鉱質コルチコイド作用のため、長期間の使用により、高血圧や浮腫、低K血症などを来しやすい。1週間以上ステロイドを投与する場合には、これらの作用の少ないプレドニゾロンやデキサメタゾン、ベタメタゾンなどへ変更が必要である。

必須知識　ステロイドカバーとは

長期にステロイドを服用している患者が、急な疾病に罹患した場合や手術を受ける場合に、予防的に短期間だけステロイドを増量して投与する治療を「ステロイドカバー」と呼ぶ（**表1**）。

表1　ステロイドカバー[1]

軽症	発熱、胃腸炎、大腸内視鏡　鼠径ヘルニア手術	ヒドロコルチゾン25mgまたはメチルプレドニゾロン5mgを発症時あるいは手術当日に点滴投与
中等症	肺炎、重症胃腸炎　開腹胆嚢摘出術、大腸切除術	ヒドロコルチゾン50〜75mgまたはメチルプレドニゾロン10〜15mgを発症時あるいは手術当日に点滴投与。1〜2日で常用量へ減量。
重症	急性膵炎、開胸手術や肝切除などの大手術	ヒドロコルチゾン100〜150mgまたはメチルプレドニゾロン20〜30mgを発症時あるいは手術当日に点滴投与。1〜2日で常用量へ減量。
最重症	ショック	ヒドロコルチゾン50〜100mgを6〜8時間ごとに点滴投与または0.18mg/kg/dayで持続静注

各論

I章　ER・ICUでよく使う薬剤

一般名
プレドニゾロン

商品名
プレドニン® 錠 5mg（中時間作用型）

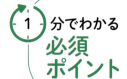

1分でわかる 必須ポイント

- 作用機序・副作用に関してはメチルプレドニゾロンコハク酸エステルナトリウム（ソル・メドロール®）の項を参照（p.70）。

ナースの注意点

メチルプレドニゾロンコハク酸エステルナトリウム（ソル・メドロール®）の項を参照（p.70）。

ER・ICUでの典型的なケース

症例：咳嗽を主訴にERを受診した喘息の既往を持つ30代男性。体重60kg。軽度の喘鳴を聴取したが、ERで気管支拡張薬（短時間作用型吸入 β_2 刺激薬）を吸入し、1時間経過観察したところ、喘鳴は改善した。プレドニン®錠30mg（0.5mg/kg）3日間と吸入ステロイドと β_2 刺激薬の合剤が処方され、後日再診の方針となった。

解説：軽症の気管支喘息発作の症例である。治療によりいったん喘息発作は改善したが、再度増悪することを予防するために、経口ステロイド薬（プレドニン®錠）が処方された。

使用にあたってのポイント！

- アレルギー性疾患、膠原病などの免疫系の異常、炎症性疾患などに対して使用する場合は、1日の最大投与量は体重1kgあたり1mgまでとする（50kgであればプレドニン®錠 50mg/day まで）。
- 投与の継続が必要な場合には、病状に応じて1〜2週おきに漸減投与を行う。

必須知識

NSAIDs過敏喘息（アスピリン喘息）で使用する静注用ステロイドは？

アスピリン喘息の患者は、コハク酸エステル型のステロイド（ソル・コーテフ®、ソル・メドロール®、水溶性プレドニン®）にも過敏反応を示す。NSAIDsの服用で病状が悪化したことがないか確認することが重要である。

点滴であれば、リン酸エステル型のステロイド（水溶性ハイドロコートン®、デカドロン®注射液、リンデロン®注）を選択すればこの危険を回避できる。なお、内服ではプレドニゾロン（プレドニン®錠、プレドニゾロン錠）を選択する。

パッとわかる 各薬剤の基礎知識

一般名（商品名）	作用機序	副作用	剤型	糖質コルチコイド作用	鉱質コルチコイド作用	等価投与量	投与方法・投与量
ヒドロコルチゾン（コートリル®錠）	白血球の炎症部位への遊走を阻害し、炎症性メディエーターの生成を抑制 →抗炎症作用　マクロファージの遊走やT細胞の活性化を阻害し、B細胞の増殖や抗体産生を抑制 →免疫抑制作用	感染症、脂質代謝異常、骨粗鬆症、消化性潰瘍、血栓症、高血圧、浮腫、低カリウム血症、異常脂肪沈着（中心性肥満、満月様顔貌、野牛肩）、多毛、痤瘡、筋力低下、高血糖、不眠、過敏症など　注：NSAIDs過敏喘息（アスピリン喘息）に関してはp.67参照	錠	1（力価）	1（力価）	20mg	10～120mgを1～4回に分割投与（内服）
ヒドロコルチゾンリン酸エステルナトリウム（水溶性ハイドロコートン®）			注				25～200mgを単回投与（点滴/筋注）。その後、必要に応じて25～100mgを1～4回点滴または持続静注（200mg/dayまで）
ヒドロコルチゾンコハク酸エステルナトリウム（ソル・コーテフ®、サクシゾン®）							
プレドニゾロン（プレドニン®錠、プレドニゾロン錠）			錠	4（力価）	0.8（力価）	5mg	1～50mgを1～2回に分割投与（内服）
プレドニゾロンコハク酸エステルナトリウム（水溶性プレドニン®）			注				5～50mgを1～2回に分割投与（点滴/筋注）
メチルプレドニゾロンコハク酸エステルナトリウム（ソル・メドロール®）			注	5	0.5（力価）	4mg	20～100mgを1～2回に分割投与。パルス時は各論参照
デキサメタゾン（デカドロン®）			錠注外	25（力価）	0（力価）	0.8mg	1.65～6.6mgを1～2回（内服/点滴/筋注）
ベタメタゾン（リンデロン®）							2～10mgを1～2回（内服/点滴/筋注）

→ p72
→ p74
→ p71

引用・参考文献

1) Coursin, DB. et al. Corticosteroid supplementation for adrenal insufficiency. JAMA. 287(2), 2002, 236-40.

I章 ER・ICUでよく使う薬剤

総論

⑨ 吸入気管支拡張薬

浜松医科大学医学部附属病院 集中治療部 講師
御室総一郎

"吸入気管支拡張薬"ってなあに？

　狭くなった気道を広げる吸入薬のことである。気道が狭くなる病気には喘息、COPD（chronic obstructive pulmonary disease：慢性閉塞性肺疾患）がある。通常、定期的に気道を広げるための薬を投与されていることが多いが、感染やハウスダストの吸入など、さまざまな原因で気道が過敏な状態になると気道が狭くなり、その結果、呼吸が苦しくなり救急外来を受診することが多い（急性増悪）。その際に投与されるのが吸入気管支拡張薬であり、作用機序によって以下の2つに分けられる。
①選択的β_2刺激薬
②抗コリン薬
　喘息には主に選択的β_2刺激薬、COPDには主に抗コリン薬が使用される。

こうして効きます！ ひとめでわかる作用機序

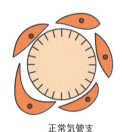
正常気管支

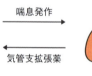
喘息発作 →
← 気管支拡張薬

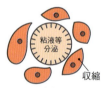
粘液等分泌
収縮
喘息時

〜気管支拡張薬と喘息発作〜

ポイント

- **選択的β_2刺激薬**：カテコラミンの受容体にはαとβがあり、気管支にはβ_2受容体、心臓にはβ_1受容体が分布している。選択的β_2刺激薬を吸入すると主に気管支拡張と軽度の心刺激作用が起きる。
- **抗コリン薬**：副交感神経刺激によって、アセチルコリンは迷走神経終末から放出され、気管支平滑筋を収縮させることによって気管支を狭くする。抗コリン薬はアセチルコリンを拮抗し、その結果、気管支が拡張する。

ER・ICUドクターはこう使い分ける！

急性の喘息発作およびCOPDの急性増悪に対しては、症状をみて短時間作用性$β_2$刺激薬の吸入をまず行う。重症で必要があれば、アドレナリン皮下注、吸入抗コリン薬、ステロイド点滴静注、テオフィリン静注を追加し、必要であればNIV（noninvasive ventilation：非侵襲的換気法）または挿管管理を行う。

もっとわかる パワーアップポイント

🕐 喘息重積・COPD急性増悪のER初期対応アプローチ[1]

急性の呼吸不全をきたす疾患で解剖学的に気道が障害される疾患として喘息重積、COPD急性増悪がある（**表1**）[2]。喘息とCOPDがオーバーラップする場合もある。注意する点として高齢者の場合、心臓喘息（心不全）との鑑別が挙げられる。

● 治療のポイント

・喘息重積のER初期対応アプローチ

喘息は致命的になる場合があり、救命のための挿管の必要性の判断が大切になる（**表2**）[3]。まずは呼吸困難の程度を評価し、SpO_2が93%以下であれば酸素投与を開始する。次に短時間作用型の$β_2$刺激薬を反復吸入する。効果が出るまで20分ごとに3回行う。1時間後に評価する。

$β_2$刺激薬を吸入しても効果がない場合、ステロイド内服中の患者が増悪した場合、以前の増悪でステロイド内服を必要とした場合はステロイドを使用する。ステロイドは内服と静注での効果に差を認めないとされている。

アドレナリン皮下注は、$β_2$刺激薬の吸入でも十分効果が得られず緊急の場合は、不整脈などに注意しながら慎重に使用してもよい。

表1 喘息とCOPDの比較（文献2より作成）

	喘 息	COPD
気流制限	可逆的	不可逆的
気道の炎症	$CD4^+T$リンパ球と好酸球による	$CD8^+T$リンパ球、マクロファージ、好中球による
初発時期	幼少期、若年	中年以降
症 状	日々変化し、夜間や早朝に悪化	緩徐に増悪
リスク因子	喘息の家族歴	喫 煙

表2　喘息発作における気管挿管による人工呼吸管理(文献3より作成)

- 呼吸停止
- 意識障害
- 明らかな呼吸筋疲労
- 急激な P_aCO_2 上昇（$P_aCO_2 > 60$ mmHg、あるいは1時間に5 mmHg以上上昇）
- 最大限の酸素投与下で $P_aO_2 < 50$ mmHg

・COPD急性増悪のER初期対応アプローチ

急性増悪時に投与を検討する3薬剤

①気管支拡張薬：短時間作用型の β_2 刺激薬の吸入、短時間作用型抗コリン薬の吸入も可能である。

②ステロイド全身投与：プレドニゾロン30～40 mg/dayを7～14日間。人工呼吸管理が必要な場合はメチルプレドニゾロン0.5mg/kgを6時間おきに静注することを72時間、さらに同量を12時間おきに72時間、そして同量を24時間おきに96時間投与するプロトコールがよく使用されている[4]。喘息と同様にステロイドは内服と静注での効果に差はない。

③抗菌薬：COPD増悪の原因となるウイルス感染、細菌感染を区別することは難しい。咳嗽、膿性痰の増加を認め呼吸困難が増悪する中等度以上のCOPD急性増悪の患者または人工呼吸管理が必要な場合に使用する（GOLDガイドライン[5]）。原因菌としてはインフルエンザ菌、肺炎球菌、モラクセラ・カタラーリスの3種が多いとされる。

各論

9 吸入気管支拡張薬

一般名
サルブタモール硫酸塩

商品名
ベネトリン® 錠 2mg、吸入液 0.5%
サルタノール® インヘラー 1回噴霧 100μg

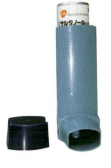

1分でわかる 必須ポイント

❶ 急性の気管支喘息発作時には、速やかに気管支を拡張させることが最も大切な治療である。

❷ 気管支拡張薬の中でも、気管支喘息に対しては効果、副作用の点から即効性 $β_2$ 刺激薬がまず選択される。

❸ 投与方法は定量噴霧式吸入器（metered dose inhaler；MDI）が通常使用され、静脈内投与と効果は同等かそれ以上であり、副作用は静脈内投与に比べ少ない。

ナースの注意点

投与前
- **確認** 過敏症の有無。
- **既往歴の確認** 高血圧、虚血性心疾患、不整脈、頻脈、甲状腺機能亢進症、糖尿病。
- **併用薬剤の確認** カテコラミン（弱いながらも $β_1$ 作用があるため）、テオフィリン、ステロイド、利尿薬（血清カリウムが低下する可能性）。

投与後
- **注意** 吸入器を処方するとき、2〜3回吸入しても改善しない場合は、追加の治療が必要なので再度来院するように念を押す。
- **副作用** 心悸亢進、頭痛、悪心、口渇の確認。

必須知識

気管支喘息の管理
　短時間作用型の吸入β刺激薬を必要とする患者は、気管支喘息の非発作時の治療（コントローラー）が必要なため、専門外来にてコントロールが必要である。

ER・ICUでの典型的なケース

症例：深夜、コントロール不良の気管支喘息発作を起こした35歳男性。$β_2$ 刺激薬をネブライザーで投与するが、効果不良でICU入室の上、ボスミン®皮下注、NIV、ステロイド、テオフィリンを投与したところで安定した。

解説：最近、コントロール不良の喘息患者は減ったと感じるが、厳重に対応しなければ喘息死も起こしうるので注意が必要である。

各論　I章　ER・ICUでよく使う薬剤

使用にあたってのポイント！

- 携帯用MDI（定量噴霧式吸入器）は、吸入のテクニックによって効果が変わってくるので患者教育が必要で、小発作の治療に使用される。
- それに対してネブライザーは中発作以上の治療に使用され、患者の協力がなくても影響が少なく、ER/ICUでは通常、ネブライザーが使用される。

一般名
イプラトロピウム臭化物水和物

商品名
アトロベント® エロゾル 20μg

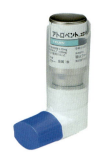

1分でわかる必須ポイント

- 副交感神経が刺激されると、迷走神経からアセチルコリンが放出され、気管支を収縮させる作用がある。そこで抗コリン薬を使用することで気管支を拡張させ、粘液の分泌を減少させる。
- 慢性期の慢性閉塞性肺疾患（COPD）に対しては、抗コリン薬がβ_2刺激薬に比べて好まれる。またCOPDは吸入ステロイド薬に対する反応もあまりよくないため、抗コリン薬が気管支拡張薬としてよく使用される。
- 抗コリン薬の作用発現は緩慢であるが、持続時間が長く、心拍数への影響も少ない。

ナースの注意点

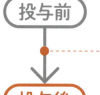

投与前
- 注意：すでに起きている発作に対しては、速やかには改善しないため他の薬剤を使用する。規則正しく1日3〜4回使用することにより発作の回数を減らし、症状が軽減する。
- 確認：アトロピン過敏症、緑内障、前立腺肥大症に対しては禁忌。

投与後
- 注意：頭痛、振戦、心悸亢進、口内乾燥。

使用にあたってのポイント！

- 効果発現が約15〜30分と選択的β_2刺激薬よりも遅いことから、実際の臨床では抗コリン薬の吸入を喘息重積、COPD急性増悪に対して単独で使用することはない。

必須知識

日本呼吸器学会のガイドライン[6]上では、選択的β₂刺激薬の吸入は、喘息重積、COPD急性増悪に対してまず使用することを推奨している（第一選択）。抗コリン薬吸入は喘息重積ではβ₂刺激薬で治療効果不十分な場合は追加を検討し、COPD急性増悪に対しては併用の効果はまだ明らかではないとしている[6]が併用も可能である。

パッとわかる 各薬剤の基礎知識

一般名（商品名）	作用機序	副作用	投与方法・投与量	作用発現・持続時間	
サルブタモール硫酸塩（ベネトリン®など）	選択的β₂受容体刺激作用	低カリウム血症、心悸亢進、頭痛、悪心、口渇	エアゾール（1回噴霧100μg）	1回で3時間以上効果持続	→ p79
イプラトロピウム臭化物水和物（アトロベント®）	抗コリン作用（副交感神経遮断）	頭痛、嘔気、心悸亢進、口内乾燥	エアゾール（1回噴霧20μg）	作用発現まで約15〜30分、効果持続は6〜8時間	→ p80

引用・参考文献

1) 山上浩ほか編. ER・救急999の謎. 志賀隆監修. 東京, メディカル・サイエンス・インターナショナル, 2017, 656p.
2) 日本アレルギー学会. 喘息予防・管理ガイドライン2015. 東京, 協和企画, 2015, 49p.
3) 日本呼吸器学会NPPVガイドライン作成委員会. NPPV（非侵襲的陽圧換気療法）ガイドライン. 改定第2版. 東京, 南江堂, 2015, 170p.
4) JD, Leuppi et al. Short-term vs conventional glucocorticoid therapy in acute exacerbations of chronic obstructive pulmonary disease: the REDUCE randomized clinical trial. JAMA. 309 (21), 2013, 2223-31.
5) National Institute of Health, national Heart, Lung, and Blood Institute: Global Strategy for the Diagnosis, Management and Prevention of Chronic Obstructive Pulmonary Disease. NHLBI/WHO Workshop Report 2011. http://www.goldcopd.org/uploads/users/files/GOLDWkshp2011.pdf
6) 日本呼吸器学会COPDガイドライン第5版作成委員会. COPD（慢性閉塞性肺疾患）診断と治療のためのガイドライン. 第5版, 大阪, メディカルレビュー社, 2018, 136.

I章 ER・ICUでよく使う薬剤

⑩ 抗菌薬

佐野記念病院 総合診療科
吉本 昭

"抗菌薬" ってなあに？

感染症の予防や治療に用いられる薬物を「抗微生物薬」と呼び、その標的となる病原微生物の種類によって、抗菌薬や抗真菌薬、抗ウイルス薬などに分類される。"発熱＝感染症"とは限らず、腫瘍熱や薬剤熱など、抗菌薬が不要のこともあるので覚えておこう。

こうして効きます！ひとめでわかる作用機序

蛋白合成阻害薬：テトラサイクリン系、アミノ配糖体、マクロライド系 → ③リボソーム

DNA合成阻害薬：メトロニダゾール、キノロン系、ST合剤 → ④核酸

①細胞壁
細胞壁合成阻害薬：βラクタム系薬剤（ペニシリン系、セフェム系、カルバペネム系）、グリコペプチド系（バンコマイシンなど）など。ただし、バンコマイシンはタンパク合成阻害作用も持っている。

②細胞膜
細胞膜阻害薬：ポリペプチド系（コリスチン）、環状ポリペプチド系（ダプトマイシン）

ポイント

細胞の構造を簡単に図示する。

- 抗菌薬を作用機序で分類すると、①細胞壁合成阻害薬、②細胞膜阻害薬、③蛋白合成阻害薬、④DNA合成阻害薬の4つに分類される。
- 臨床的には、2つに分けることができる。①、②は菌体の壁を壊す作用であり、③、④は菌体内に入ってから作用する薬剤である。
- 細胞壁を持たない微生物や細胞内寄生をする微生物（レジオネラ、マイコプラズマ、ニューモシスチスなど）には、①、②は無効である。

もっとわかる パワーアップポイント

感染源アプローチ

感染症診断において大切なのは、①感染臓器はどこか、②原因微生物は何か、③患者は重症かどうかの3点である。この中で「感染臓器はどこか」について記載する。

発熱患者を見ると即座に、血液検査（特にCRP）、CT検査オーダーという光景をよく見るが、感染症に非特異的なCRPの上昇を見るだけでは感染臓器の想定には役に立たず、CTでいたずらに放射線被ばくを増やすことが良い診療とはいえない。検査も大切だが、それ以前に患者から病歴聴取を行い、丁寧な診察を行うことが大切である。例えば、咳嗽や喀痰などの呼吸器症状があれば呼吸器感染症を疑い、嘔吐や下痢などがあれば消化管の感染症を疑う。もちろん、検査も必要であり、血液検査、尿検査に加え、必要な部位の画像検査も必要になる。これらの検査に加えて培養検査、グラム染色も必須である。培養検査は感染症検査のゴールドスタンダードで、グラム染色は迅速診断や治療の効果判定に重要な検査といえる。

まとめると、まずは詳細な病歴聴取と診察を行い、感染源を想定する。そこで必要な検査をオーダーするという流れになる（図1）。最後に、抗菌薬投与後に培養を採取しても菌が検出されなくなることがあるので、細菌培養はできるだけ抗菌薬を開始する前に採取しよう。

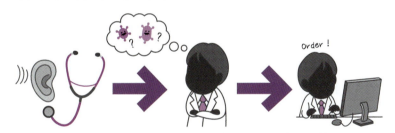

詳細な病歴聴取と診察　感染源を想定　必要な検査をオーダー

図1　感染源アプローチの流れ

代表的な感染症の原因微生物と実際の抗菌薬処方

最初に、肺炎だから○○、尿路感染だから△△という決まりはない。抗菌薬選択の際には、"患者背景"、"感染臓器"、"微生物"を考える必要がある（図2）。また病院によって細菌に対する抗菌薬の感受性は異なるので、アンチバイオグラム（院内あるいは地域で検出された細菌ごとの抗菌薬の感受性率を集積し、データ化したもの）を参考にする必要がある。代表的な感染症として、肺炎、尿路感染症、感染性胃腸炎ついて説明する。

肺炎は市中、医療・介護関連、院内に分けることができる。市中肺炎の3大起炎菌は肺炎球菌、インフルエンザ桿菌、モラクセラ・カタラーリスである。これらをカバーするのであればセフトリアキソンがよく用いられるが、問診や

症状から非定型肺炎が疑われるのであれば、アジスロマイシンなどのマクロライド系抗菌薬の併用が必要になる。また、高齢者で誤嚥性肺炎が疑われる場合は、口腔内の嫌気性菌のカバー目的でスルバクタム／アンピシリンを用いる。院内肺炎は耐性菌の関与が考えられるため、後述するMRSAや耐性グラム陰性桿菌のカバーを考慮する。

尿路感染の起炎菌は大腸菌やクレブシエラ、プロテウスなどの腸内細菌が起炎菌として多く、院内（地域）で検出された細菌の抗菌薬の感受性率を参考に抗菌薬を選択する。内服であればアモキシシリン／クラブラン酸やセフェム系抗菌薬、クラビット®などのキノロン系抗菌薬となるが、バクタ®も使用可能である。

感染性胃腸炎は、基本的に抗菌薬は不要で十分な補液と安静が治療の中心になる。しかしながら、重症化が予想される場合（菌血症が疑われる場合やショック状態、免疫不全状態など）には抗菌薬の投与を考慮する。喫食歴や渡航歴などを参考に、起炎菌を想定し抗菌薬を選択する。具体的には、レボフロキサシンやクラリスロマイシン、ホスホマイシンを使用する。

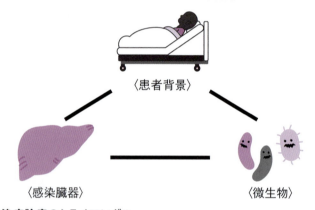

図2　感染症診療のトライアングル

抗MRSA抗菌薬分類と使い分け

2017年に『MRSA感染症の治療ガイドライン』が改訂され、静注薬として5剤が取り上げられている。ここではバンコマイシン、リネゾリド、ダプトマイシンの3剤を取り上げ**表1**に示す。なお、市中感染型MRSAに抗菌活性のあるリファンピシンやミノサイクリンなどは紙面の関係で割愛する。

さまざまな抗MRSA薬の使用が可能であるが、MRSA感染症治療の第一選択はバンコマイシンであることを銘記していただきたい。しかしながら、バンコマイシンでの治療失敗例や血中濃度が上昇しづらく十分に治療ができない場合は他剤を選択する。

抗緑膿菌・耐性GNR抗菌薬分類

抗菌薬を選択する際に常に認識すべきことは、"抗緑膿菌作用"と"抗嫌気性菌作用"があるかどうかということである。例えば、誤嚥性肺炎や腹腔内感

表1　代表的な抗MRSA薬

	投与量	特徴	注意点
バンコマイシン	腎機能が正常な成人には通常1回15〜20mg/kg（実測体重）を12時間ごとに投与し、2日間投与後3日目（4〜5回投与直前）にTDMを行う。目標トラフ値は10〜15μg/mLだが、必要に応じトラフ値15〜20μg/mLを目標に投与量の調整を行う。	言わずと知れた代表的なMRSA治療薬であり、十分なエビデンスが蓄積されている。	急速に投与するとヒスタミン遊離によるレッドマン症候群を発症することがあるので、60分以上かけて点滴静注する。
リネゾリド	静注、経口とも1回600mgの1日2回投与である。	経口薬の生物学的利用率はほぼ100%、すなわち、経口摂取でも静注薬と同等の血中濃度を得ることができる。これは、静注薬から経口薬のスイッチがしやすいという利点がある。VRE*にも使用可能であり、できるだけ温存したい薬剤である。	静菌的作用、すなわち免疫不全患者や血流感染には使いにくいという弱点がある。副作用として、血小板減少、末梢神経障害などがある。
ダプトマイシン	4mg/kg（重症では6mg/kg）を1日1回30分間かけて投与する。	比較的新しい抗菌薬である。	肺サーファクタントと結合する性質があるため、肺炎に対して使用できない。骨格筋への影響が知られているため、週1回以上のCPKのモニタリングが必要。

＊：VRE；vancomycin-resistant Enterococci：バンコマイシン耐性腸球菌

染症など、嫌気性菌の関与が考えられる場合は、嫌気性菌に活性のある抗菌薬を選択する。逆にカバーする必要のない菌に対する抗菌活性を持つ抗菌薬の選択は可能であれば避けるべきである。

　抗緑膿菌作用のある代表的な抗菌薬として、ピペラシリン（βラクタマーゼ配合薬としてタゾバクタム／ピペラシリン）、セフタジジム、セフェピム、メロペネム、ゲンタマイシン、レボフロキサシンなどがある。この中で唯一の経口摂取可能な抗菌薬はレボフロキサシンであるが、乱用による耐性化が問題になっている。

　耐性GNRとしては、多剤耐性緑膿菌、多剤耐性アシネトバクター、ESBLs（extended spectrum beta-lactamase）産生菌などがある。この中で、現在最も問題になっているESBLs産生グラム陰性桿菌（大腸菌やクレブシエラなど）だが、抗菌薬の第一選択はメロペネムなどのカルバペネム系抗菌薬である。セフメタゾールやβラクタマーゼ阻害薬配合剤が感受性を持っていることがあり、尿路感染などは治療可能という報告もあるが、原則はカルバペネム系抗菌薬である。特に血流感染が疑われる場合はカルバペネム系抗菌薬で治療を開始する。

　最後に、治療の前に予防が重要である。厚生労働省のホームページ[2)]でも薬剤耐性（AMR）対策アクションプランについて言及しているが、「適切な薬剤」を「必要な場合に限り」、「適切な量と期間」使用することを徹底することが重要である。

各論

一般名
アモキシシリン水和物

種類 経口薬

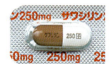

商品名
サワシリン® 錠 250、カプセル 250
パセトシン® 錠 250、カプセル 250

1 分でわかる必須ポイント

- バイオアベイラビリティ（投与された薬物が、どれだけ全身の血液に到達し作用するかの指標）に優れる、すなわち経口による吸収が良好である。
- ヘリコバクター・ピロリ感染を除く感染症の 1 回投与量は、添付文書では 250mg と記載されているが、臨床経験から判断して 500mg（承認外の使用）が好ましいと考える。
- 連鎖球菌（肺炎球菌含む）、腸球菌、感受性の良いインフルエンザ桿菌に効果がある。

ナースの注意点

投与前
- 問診：十分な問診が必須（特に薬剤アレルギーの既往）。

投与中
- 観察：経口投与でもアナフィラキシーショックに至る可能性は十分にあるので、詳細な患者観察を怠らない。皮疹や呼吸苦、気分不良があれば速やかに医師に診察依頼を行う。

投与後
- 確認：アレルギー反応の出現がないか、下痢がないかを確認する。

ER・ICU での典型的なケース

症例：発熱にて ER を受診した 20 歳男性。体温 37.8℃、咳嗽なし。診察上、扁桃腫大、白苔の付着を認めた。溶連菌迅速抗原検査で陽性となり溶連菌感染症と診断。アモキシシリン 500mg × 3 回を処方し帰宅許可とした。

解説：A 群溶連菌による咽頭炎の典型的なケース。ペニシリン系抗菌薬での治療は 10 日間行う。

使用にあたってのポイント！

- ヘリコバクター・ピロリ感染を除く感染症の投与量は、添付文書では 1 回 250mg を 1 日 3〜4 回と記載されているが、臨床経験から判断して 1 回 500mg を 1 日 3〜4 回（承認外の使用）が適切な投与量であると考える。
- アロプリノールとの併用で皮疹を認めることがある。

一般名

クラブラン酸カリウム・アモキシシリン水和物

種類

経口薬

商品名

オーグメンチン® 配合錠 250RS
クラバモックス® 小児配合用ドライシロップ

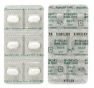

1分でわかる必須ポイント

- アモキシシリンにβラクタマーゼ阻害剤であるクラブラン酸を配合し、βラクタマーゼ産生菌にまでスペクトラムを改善した。
- バイオアベイラビリティに優れる、すなわち経口による吸収が良好である。
- 1錠375mg中、アモキシシリンは250mgであり、添付文書では1回375mgであるがアモキシシリン量が少ないので、アモキシシリンの併用を考慮する（後述）。
- 黄色ブドウ球菌、大腸菌、インフルエンザ桿菌に使用可能であり、連鎖球菌もカバーするので、市中感染の誤嚥性肺炎や動物咬傷による創部感染の良い適応にもなる。

ナースの注意点

アモキシシリンを参照（p.86）。

ER・ICUでの典型的なケース

症例：犬の咬傷にてERを受診した32歳女性。傷が深いため切開を追加し、十分な洗浄を行い、一次縫合のみ施行した。抗菌薬はアモキシシリン・クラブラン酸250mg×3回とアモキシシリン250mg×3回を処方し、帰宅許可とした。傷の経過観察のため、後日外科外来受診を指示。

解説：咬傷は複数菌が関与するので、良い適応となる。添付文書にはアモキシシリン・クラブラン酸250mg×3回と記載されているが、この用量ではアモキシシリン量が少なく、筆者はアモキシシリンの追加投与を推奨する。

使用にあたってのポイント！

- アモキシシリン・クラブラン酸3錠/dayのみではアモキシシリン量が少ないことを知っておく。
- βラクタマーゼの問題でなく、BLNAR（β-lactamase negative ampicillin resistance：βラクタマーゼを産生せず、ペニシリン結合蛋白そのものが変異した耐性株）タイプのインフルエンザ桿菌には効果がない。

各論　I章　ER・ICUでよく使う薬剤

一般名
セファレキシン

種類
経口薬

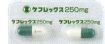

商品名
ケフレックス® 250 カプセル

1分でわかる必須ポイント

- 半減期：0.9 時間と短いため、1 日 4 回の投与が必要。
- メチシリン感受性黄色ブドウ球菌（methicillin-susceptible *Staphylococcus aureus*；MSSA）に対して第一選択である。
- 膿痂疹や蜂窩織炎、軽症の皮膚軟部組織感染症に用いられる。

ナースの注意点

アモキシシリンを参照（p.86）。

ER・ICUでの典型的なケース

症例：85 歳男性、化膿性関節炎の診断で入院加療している。関節の穿刺液培養でメチシリン感受性黄色ブドウ球菌（MSSA）が検出され、セファゾリンで治療が行われていたが、経口摂取に変更可能となったため、セファレキシン 500mg を 1 日 4 回へと変更した。

解説：MSSA 感染治療は、静注ではセファゾリン、内服ではセファレキシンが第一選択となる。

使用にあたってのポイント！

- 基本は MRSA（methicillin-resistant *Staphylococcus aureus*：メチシリン耐性黄色ブドウ球菌）でない黄色ブドウ球菌、連鎖球菌の治療薬、特に黄色ブドウ球菌の治療薬である。

一般名

レボフロキサシン水和物

種　類
経口薬

商品名

クラビット® 500 錠

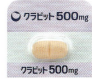

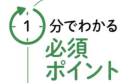

一章 ⑩ 抗菌薬

1分でわかる 必須ポイント

① 経口吸収良好であり、1日1回投与であるため、服薬コンプライアンスは良好。
② 食事摂取、アルミニウムやマグネシウムを含む制酸剤により吸収が低下するので、併用を避ける（食事やこれらの金属イオン製剤投与から2〜4時間程度あけて投与する）。
③ 第一選択となる感染症は、サルモネラ感染症、レジオネラ感染症である。
④ グラム陽性・陰性菌、レジオネラなど広域にカバーできるため乱用されやすい。

ナースの注意点

アモキシシリンを参照（p.86）。

ER・ICUでの典型的なケース

症例：72歳女性、デイケアに通院している。数日前から排尿時痛、頻尿がありER受診。発熱を認めないが、尿検査で白血球3＋であり、尿路感染症が疑われた。尿のグラム染色にてグラム陰性桿菌を認め、やや細長であったため、緑膿菌による単純性膀胱炎を疑い、レボフロキサシン1回500mgを3日分処方した。

解説：単純性膀胱炎であり、全身状態は悪くないため、内服による外来加療を選択した。尿グラム染色より緑膿菌が疑われたため、レボフロキサシンを選択した。

使用にあたってのポイント！

● 妊婦、授乳中は原則禁忌である。
● ニューキノロンはQTc延長作用があり、torsades de pointesのリスクがある。
● 副作用として腱断裂があるため、腱疼痛を訴えた場合は、投薬の中止が必要。
● キノロン系抗菌薬は結核に効果があり、結核疑いのケースでは使用しない。

各論

I章　ER・ICUでよく使う薬剤

一般名
アジスロマイシン水和物

種類
経口薬

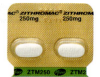

商品名
ジスロマック® 250錠

1分でわかる必須ポイント

- 1回500mg（2錠）を1日1回、3日間内服（日本での推奨）。
- ジスロマック®SRは2gを1回のみ内服。
- 血中半減期が60時間、組織内半減期が50〜90時間と非常に長い。
- 他のマクロライド系抗菌薬（エリスロマイシン、クラリスロマイシン）と比べて、1日1回の投与にてコンプライアンスが良好であること、他の薬剤との相互作用が少ないことが大きな特徴である。
- アルミニウムやマグネシウムを含む制酸剤により吸収が低下するので、併用を避ける。

ナースの注意点

アモキシシリンを参照（p.86）。

ER・ICUでの典型的なケース

症例：45歳男性、1週間持続する咳嗽と微熱でER受診。呼吸音正常であり、血液検査でも軽度の炎症反応上昇を認めるのみであったが、胸部X線を撮影したところ肺野に浸潤影を認め、マイコプラズマ抗原検査陽性にてマイコプラズマ肺炎と診断した。全身状態良好であったため、アジスロマイシン処方にて外来で経過をみることにした。

解説：アジスロマイシンはマイコプラズマなどの非定型肺炎の第一選択である。

使用にあたってのポイント！

- 肝代謝であり、約80%が胆汁から排泄される。腎機能、肝機能による投与量の調整不要。
- 市中感染症として、外来における市中肺炎の初期治療薬として使用可能である。その他、特殊な感染症として非結核性抗酸菌症であるMAC（*Mycobacterium avium complex*）の予防（1,200mg内服を1週間に1回）やクラミジア感染症（1g 1回のみ）などにも使用される。
- 嫌気性菌、大腸菌などの腸内細菌、緑膿菌などの非発酵菌には無効。

一般名
アンピシリンナトリウム・スルバクタムナトリウム配合

種類　静注薬

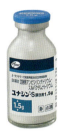

商品名　ユナシン®-S 0.75g・1.5g・3g、ユナスピン® 0.75g・1.5g

1分でわかる必須ポイント

- アモキシシリン・クラブラン酸とほぼ同じスペクトラム。
- 嫌気性菌が関与する感染症（誤嚥性肺炎、腹膜炎、骨盤内炎症）に用いる。
- 市中発症の誤嚥性肺炎の第一選択薬。

ナースの注意点

投与前 — 問診：過去に薬剤（特に抗菌薬）でアレルギー反応がなかったかを問診する。

投与中 — 観察：投与中にアレルギー反応が起こらないか、バイタルサインを含め、十分に観察する必要がある。

投与後 — 注意：皮疹などのアレルギー反応の出現に注意する。

ER・ICUでの典型的なケース

症例：92歳男性、2日前より微熱、咳嗽あり、ERを受診。胸部X線撮影にて右下葉に浸潤影を認め、誤嚥性肺炎を疑って入院加療とした。腎機能は正常であった。抗菌薬はアンピシリン・スルバクタム 1.5gを1日4回投与とした。

解説：高齢者によくみられる誤嚥性肺炎の症例。市中肺炎の起炎菌として肺炎球菌、インフルエンザ桿菌、モラクセラ・カタラーリスのカバーが必要であり、それに加えて口腔内の嫌気性菌カバーも必要になる。このようなケースではアンピシリン・スルバクタムが第一選択となりうるであろう。

使用にあたってのポイント！

- 半減期が1時間と短いため、1日4回投与が必要。

I章 ER・ICUでよく使う薬剤

一般名
セファゾリンナトリウム

種類
静注薬

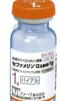

商品名
セファメジン® α 1g・2g、セファゾリンナトリウム

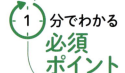
1分でわかる必須ポイント

- セファゾリンが、中枢神経を除く部位の黄色ブドウ球菌（MRSAを除く）に対する静注の第一選択薬。
- ブドウ球菌、連鎖球菌に効果があるため、清潔手術、準清潔手術において、感染予防の第一選択となることが多い。

ナースの注意点

アンピシリン・スルバクタムを参照（p.90）。

ER・ICUでの典型的なケース

症例：19歳男性、交通外傷にてERに救急搬送された。右大腿骨の開放骨折に対し、緊急手術が施行された。開放創が1cm以内で創が汚染されていないため、セファゾリンを選択した。

解説：開放骨折に対する予防的抗菌薬としてブドウ球菌、連鎖球菌に効果のあるセファゾリンを投与。

使用にあたってのポイント！

- バンコマイシンやリネゾリドといった抗MRSA薬もメチシリン感受性黄色ブドウ球菌（MSSA）には効果があるが、セファゾリンの方が"圧倒的に"効果が高いことを知っておく。
- すなわち経験的に抗MRSA薬で治療開始し、培養よりMSSAが検出されれば、セファゾリンへの変更を必ず行う。

一般名
セフトリアキソンナトリウム水和物

種類
静注薬

商品名

ロセフィン® 0.5g・1g

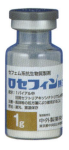

1分でわかる必須ポイント

- 半減期が非常に長く、1日1〜2回の投与が可能。
- 髄液移行が良いため、髄膜炎などの中枢神経感染症に使用できる。
- 髄膜炎時は 2g × 2回/day の大量投与が必要。
- 緑膿菌以外のグラム陰性桿菌に対する治療薬として用いられる。
- 腸内細菌を広くカバーし、ペニシリン耐性肺炎球菌にも用いることができる。

ナースの注意点

アンピシリン・スルバクタムを参照（p.91）。

ER・ICUでの典型的なケース

症例：60歳男性、意識障害、痙攣にて救急搬送された。項部硬直を認めたため、細菌性髄膜炎を疑い髄液検査を施行したところ、多核球優位の細胞数上昇を認め、髄膜炎と診断した。夜間で検査技師不在であったためグラム染色は行えず、経験的治療としてアンピシリン＋セフトリアキソン＋バンコマイシンの投与を行った。

解説：髄膜炎は"最重症"感染症の一つであり、抗菌薬は絶対に外せない。培養結果が出るまでは、リステリアのカバーとしてアンピシリン、耐性肺炎球菌のカバーとしてバンコマイシン（カルバペネムでも可）、耐性インフルエンザ桿菌や髄膜炎菌、大腸菌のカバーとしてセフトリアキソンを選択した。髄膜炎で使用される抗菌薬（CSFへの移行性がある抗菌薬）と投与量を表2に示す。

表2　髄膜炎で使用される抗菌薬とその投与量

ペニシリン	G 400万単位 × 6回/day
アンピシリン	2〜3g × 6回/day
セフトリアキソン	2g × 2回/day
セフォタキシム	2g × 4〜6回/day
セフェピム	2g × 3回/day
メロペネム	2g × 3回/day
バンコマイシン	25〜30mg/kg ローディング、15mg/kg × 3回/day（TDM*必要）
メトロニダゾール	500mg/kg × 4回/day

第1、2世代セフェムは髄液移行不良であり使用してはいけない。
＊：TDM；therapeutic drug monitoring：治療薬物モニタリング

使用にあたってのポイント！

- 副作用として胆泥形成がある。
- セフトリアキソンナトリウムは Ca を含有する輸液と配合すると、Na-Ca 置換反応が起こり白濁するため、カルシウム製剤との同時投与は控える。
- 胆汁に排泄されるため、腎不全時でも用量調節は不要。

一般名
セフェピム塩酸塩水和物

種 類
静注薬

商品名
マキシピーム® 0.5g・1g

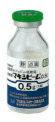

1分でわかる必須ポイント

- 緑膿菌を含むグラム陰性桿菌に加え、陽性球菌に対するカバーも優れる。
- 発熱性好中球減少症患者の第一選択として用いられることが多い。
- 嫌気性菌のカバーはできない。

ナースの注意点

アンピシリン・スルバクタムを参照 (p.91)。

ER・ICUでの典型的なケース

症例：肺がんにて入院中の75歳男性。化学療法中に高熱を来した。好中球は200/μLと減少しており、発熱性好中球減少症と診断。血液培養2セット採取後にセフェピムを開始した。

解説：発熱性好中球減少症は内科エマージェンシーであり、迅速な治療開始が求められる。培養結果を待たずに抗菌薬投与を開始するが、緑膿菌を含めたグラム陰性桿菌とグラム陽性球菌のカバー目的でセフェピムが推奨される[1]。

使用にあたってのポイント！

- カルバペネムとの大きな違いは、ESBLs (extended-spectrum β-lactamases：基質拡張型βラクタマーゼ) を含むβラクタマーゼ産生菌に対する効果が不安定という点と、嫌気性菌に対する活性がない点である。
- 好中球減少時の発熱患者に対する第一選択であるが、嫌気性菌の関与が疑われるときや、各施設のアンチバイオグラムを検討して、菌の耐性率が高いと思われるときはカルバペネム系抗菌薬の使用を考慮する。

一般名

タゾバクタムナトリウム・ピペラシリンナトリウム配合

種類

静注薬

商品名

ゾシン® 2.25g・4.5g

1分でわかる必須ポイント

1. ピペラシリン（ペントシリン®）にβラクタマーゼ阻害剤であるタゾバクタムを加えることによって、メチシリン感受性黄色ブドウ球菌（MSSA）やβラクタマーゼ産生菌のカバーを改善する。
2. 緑膿菌に活性を持つペニシリン系抗菌薬である。
3. 緑膿菌感染症や感受性のあるグラム陰性桿菌感染症が適応であり、一部の嫌気性菌にも感受性を持つので腹腔内感染症にも使用可能である。

ナースの注意点

アンピシリン・スルバクタムを参照（p.91）。

ER・ICUでの典型的なケース

症例：高齢者施設に入所中の80歳女性が、腹痛を訴えてERを受診した。診察上、筋性防御を認め、腹部CTにて遊離ガス像を認めたため、下部消化管穿孔と診断し、緊急手術となった。抗菌薬はピペラシリン・タゾバクタムを選択した。

解説：下部消化管穿孔の症例であり、腹腔内嫌気性菌のカバーが必要。

使用にあたってのポイント！

- カルバペネムとの大きな違いは、ESBLs（基質拡張型βラクタマーゼ）を含むβラクタマーゼ産生菌に対する効果が不安定という点である。
- 重症患者における、カルバペネム系抗菌薬の代替薬といえる。

一般名

メロペネム水和物

種類

静注薬

商品名

メロペン® 0.5g・1g

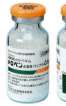
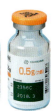

各論

I章　ER・ICUでよく使う薬剤

1分でわかる必須ポイント

❶ 緑膿菌、ESBLs産生菌を含めたグラム陰性菌、MRSA/VRE（vancomycin-resistant Enterococci：バンコマイシン耐性腸球菌）以外のグラム陽性菌、嫌気性菌まで広域にカバーする抗菌薬。

❶ 敗血症や複数菌の関与する感染症（重症腹腔内感染症、壊死性筋膜炎など）の初期治療薬として用いる。またESBLsに対しても安定した作用を示すため、耐性菌が原因となることが多い院内感染で用いられることが多い。

ナースの注意点

アンピシリン・スルバクタムを参照（p.91）。

ER・ICUでの典型的なケース

症例：78歳女性、発熱、意識障害と血圧低下にてERを紹介受診。来院時血圧は75/40mmHgと低下しており、呼びかけに反応がなかった。初期輸液を開始し、血液培養2セット採取後にメロペネムを開始した。尿道カテーテル留置にて膿尿を認めた。後日、培養結果が判明し、血液培養と尿培養からESBLs産生大腸菌が検出された。抗菌薬の狭域化は行わず、メロペネムで2週間の治療を行った。

解説：ESBLs産生大腸菌による尿路を侵入門戸とした敗血症の症例。

使用にあたってのポイント！

● バルプロ酸の血中濃度を低下することが知られており、バルプロ酸内服中の患者に対する使用は注意が必要。
● カルバペネムも万能ではない。効果のない主な微生物として、MRSA、ステノトロフォナス・マルトフィリア、マイコプラズマ、レジオネラなどがある。
● 培養結果で他の抗菌薬に変更可能な場合には速やかに変更する。

一般名
アミカシン硫酸塩

種類
静注薬

商品名
アミカシン硫酸塩　100mg・200mg
アミカマイシン®

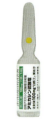

1分でわかる必須ポイント

❶ 緑膿菌を含む多くの好気性グラム陰性桿菌がターゲットであり、嫌気性菌や陽性球菌には無効である。

❶ 副作用として、腎毒性、耳毒性が重要。

❶ 1日1回投与が標準的となっている。1日2〜3回投与と比べて腎毒性や耳毒性が少ない。

ナースの注意点

アンピシリン・スルバクタムを参照 (p.91)。

ER・ICUでの典型的なケース

症例：重症頭部外傷にて人工呼吸管理がなされている60歳の男性が、人工呼吸管理開始後5日目に発熱、痰の増加、酸素化の悪化を認めた。胸部X線写真で新たな肺炎が出現しており、人工呼吸器関連肺炎と診断。吸引痰のグラム染色で細身のグラム陰性桿菌を確認し、培養結果で緑膿菌が検出された。感受性結果でトブラマイシンやゲンタマイシンに耐性があったが、アミカシンには感受性があったため、ピペラシリン・タゾバクタムにアミカシンを併用した。

解説：緑膿菌による人工呼吸器関連肺炎の症例。緑膿菌感染に対する抗緑膿菌作用を有する抗菌薬2剤での治療に関しては議論の余地があるが、免疫不全患者や重症患者では考慮してもよい。

使用にあたってのポイント！

- 腎機能異常は、アミノグリコシドの中止によりたいていは回復する。
- 耳毒性は長期にわたる治療により起こり、大部分の症例では9日以上の治療後に発症する。難聴は不可逆性である。
- 可能な限り血中濃度測定（トラフ値：投与直前の血中濃度）を行う。

必須知識　PK/PD*理論に基づく抗菌薬の投与量、投与方法の選択

ペニシリン系、セフェム系やカルバペネム系などのβ-ラクタム系抗菌薬では、投与回数を増やす方がより効果的（時間依存性）であり、キノロン系やアミノグリコシド系薬では最高血中濃度に効果が相関する（濃度依存性）ため、1日1回投与が効果的とされている。

* PK…pharmacokinetics：薬物動態
　PD…pharmacodynamics：薬力学

パッとわかる 各薬剤の基礎知識

経口薬

一般名（商品名）	作用機序	副作用	投与方法・投与量	
アモキシシリン水和物（サワシリン®など）	細胞壁合成阻害	アレルギー反応、消化器症状など	経口、1回500mg（2カプセル）を1日3〜4回	p86
クラブラン酸カリウム・アモキシシリン水和物（オーグメンチン®など）	細胞壁合成阻害（βラクタマーゼ阻害剤配合）	アレルギー反応、消化器症状など	経口、1回250mg（1錠）を1日3〜4回※1	p87
セファレキシン（ケフレックス®）	細胞壁合成阻害	アレルギー反応、消化器症状など	経口、1回500mg（2カプセル）を1日4回	p88
レボフロキサシン水和物（クラビット®）	核酸合成阻害	アレルギー反応、消化器症状、不整脈、痙攣（NSAIDsとの併用で）	経口、1回500mg（1錠）を1日1回	p88

I章 ER・ICUでよく使う薬剤

アジスロマイシン水和物（ジスロマック®）	蛋白合成阻害	アレルギー反応、消化器症状など	経口、500mg（2錠）1回、その後250mg（2錠）を1日1回4日間[※2]	→ p89

用法・用量に関しては添付文書と異なる薬剤があることに注意
※1 実際はアモキシシリン量が少ないため、アモキシシリンを併用することがある（後述）
※2 日本では500mg（2錠）3日間投与を推奨、SR成人用ドライシロップ（2g）もあり（後述）

静注薬

一般名（商品名）	作用機序	副作用	投与方法・投与量	
アンピシリンナトリウム・スルバクタムナトリウム配合（ユナシン®-S など）	細胞壁合成阻害（βラクタマーゼ阻害剤配合）	アレルギー反応、消化器症状など	静注、1.5〜3g を 1 日 4 回	→ p90
セファゾリンナトリウム（セファメジン® など）	細胞壁合成阻害	アレルギー反応、消化器症状など	静注、1〜2g を 1 日 3 回	→ p91
セフトリアキソンナトリウム水和物（ロセフィン®）	細胞壁合成阻害	アレルギー反応、胆石発作	静注、1〜2g を 1 日 1〜2 回	→ p92
セフェピム塩酸塩水和物（マキシピーム®）	細胞壁合成阻害	アレルギー反応、消化器症状など	静注、1g を 1 日 3 回、あるいは 2g を 1 日 2 回	→ p94
タゾバクタムナトリウム・ピペラシリンナトリウム配合（ゾシン®）	細胞壁合成阻害（βラクタマーゼ阻害剤配合）	アレルギー反応、消化器症状など	静注、4.5g を 1 日 3〜4 回	→ p95
メロペネム水和物（メロペン®）	細胞壁合成阻害	アレルギー反応、消化器症状、痙攣など	静注、0.5〜2g を 1 日 3 回	→ p95
アミカシン硫酸塩（アミカシン硫酸塩など）	蛋白合成阻害	腎毒性（可逆的）、耳毒性（不可逆的）	静注、15mg/kg を 1 日 1 回、あるいは 7mg/kg を 1 日 2 回	→ p96

用法・用量に関しては添付文書と異なる薬剤があることに注意

引用・参考文献
1) 日本臨床腫瘍学会編．発熱性好中球減少症（FN）診療ガイドライン．東京，南江堂，2012，88p.
2) 薬剤耐性（AMR）対策アクションプラン National Action Plan on Antimicrobial Resistance 2016-2020. http://www.mhlw.go.jp/file/06-Seisakujouhou-10900000-Kenkoukyoku/0000120769.pdf（accessed 2018-04-06）

MEMO

I章 ER・ICUでよく使う薬剤

⑪ 抗ウイルス薬

ハンディクリニック 副院長
宮道亮輔

"抗ウイルス薬"ってなあに？

　ERにおいてウイルス性疾患は「時間が経てば治る疾患」と認識されて、対症療法のみ行われることが多い。本稿ではインフルエンザ感染に処方される抗ウイルス薬について取り上げる。

こうして効きます！ ひとめでわかる作用機序

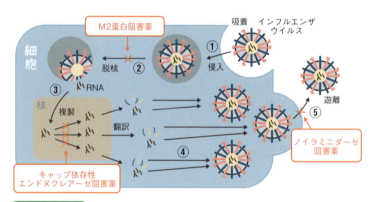

ポイント
- インフルエンザウイルスが細胞内に侵入（感染）する。（①）
- 細胞内でウイルスは脱核（細胞膜を除去し、細胞内にRNA〔ribonucleic acid：リボ核酸〕を放出）する。（②）
- ウイルスのRNAは核内に取り込まれ、遺伝子が複製される。（③）
- 複製された遺伝子から蛋白質が合成され、新たなインフルエンザウイルスとなる。（④）
- 新たなウイルスが細胞内から遊離する。（⑤）

- M2蛋白阻害薬であるアマンタジン（シンメトレル®）は、A型インフルエンザの②の脱核を阻害する。（B型インフルエンザの蛋白には結合できないため阻害しない）
- キャップ依存性エンドヌクレアーゼ阻害薬のバロキサビルマルボキシル（ゾフルーザ）は、③の複製を阻害する。
- ノイラミニダーゼ阻害薬の各種薬剤（タミフル®、ラピアクタ®、イナビル®、リレンザ®）は、⑤の遊離を阻害する。

ER・ICUドクターはこう使い分ける！

- 基礎疾患を持たない成人・小児
  抗インフルエンザウイルス薬は処方せず、解熱薬などの対症療法薬のみ（患者やその家族が強く希望する場合は、抗インフルエンザウイルス薬を処方する）。
- 高齢者、慢性呼吸器疾患などの基礎疾患を持つ人
  内服可能：タミフル®やイナビル®
  —服薬アドヒアランスが悪そうな人：イナビル®（1回の吸入で済む）
  —吸入がうまくできなさそうな人：タミフル®
  内服ができない：ラピアクタ®
- タミフル耐性のインフルエンザが流行している：シンメトレル®
- 10代の子供：イナビル®（タミフルで異常行動が指摘されているため）
- 抗インフルエンザウイルス薬の2剤併用：効果を弱める可能性があるため行わない。

MEMO

各論

I章 ER・ICUでよく使う薬剤

一般名
オセルタミビルリン酸塩

商品名
タミフル® カプセル75、ドライシロップ3%

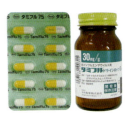

1分でわかる必須ポイント

- ノイラミニダーゼを阻害することにより、インフルエンザウイルスの増殖を防ぐ。
- 発症48時間以内の服用で症状を0.5日短縮する。また、予防投与にも使用できる。

ナースの注意点

投与前
- 確認：禁忌事項：アレルギーの有無の確認。使用患者の年齢（10代の場合、医師に投与が本当に必要かどうかを確認）、腎機能障害の有無（投与量の調整が必要）の確認。

投与後
- 確認：異常行動や嘔気・嘔吐などの症状が出現していないかを確認する。

ER・ICUでの典型的なケース

症例：発熱でERを受診した70歳男性。慢性閉塞性肺疾患の既往あり。1日前から38℃台の発熱、咽頭痛、少量の咳・痰あり。発熱と軽度の頻脈を認めたが、その他のバイタルサインに特記すべき異常なし。インフルエンザ迅速キットにてA（＋）。A型インフルエンザと診断し、タミフル®（75mg）2Cap/min 2、アセトアミノフェン1,200mg/min 3を5日分処方した。

解説：インフルエンザの典型的なケースである。抗ウイルス薬だけでなく、対症療法の薬剤も併用した方がよい。

使用にあたってのポイント！

- 通常投与：成人は1回75mg（1カプセル）を1日2回5日間内服。小児は1回2mg/kgを1日2回5日間内服。
- 予防投与：成人は1回75mg（1カプセル）を1日1回10日間内服。小児は1回2mg/kgを1日1回10日間内服。

必須知識：タミフル®と異常行動

タミフル®を服用したとみられる中学生が自宅で療養中、自宅マンションから転落死するという痛ましい事例があった。このことなどを受け、「本剤による治療が開始された後は、（1）異常行動の発現のおそれがあること、（2）自宅において療養を行う場合、少なくとも2日間、保護者等は小児・未成年者が一人にならないよう配慮することについて患者・家族に対し説明を行うこと」という文章が添付文書に追加された。

一般名

ペラミビル水和物

商品名

ラピアクタ® 300mg 点滴静注液バッグ、150mg 点滴静注液バイアル

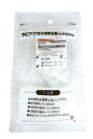

1分でわかる必須ポイント

- タミフル®と同系統の薬剤であり、作用経路や効果もタミフル®と同等とされる。
- 下痢、好中球減少、蛋白尿などの副作用がある（頻度はタミフル®より多い）。
- 1回投与の点滴静注する薬なので、経口摂取できなくても使用できる。

ナースの注意点

投与前

確認　禁忌事項：アレルギーの有無の確認。使用患者の年齢（10代の場合、医師に投与が本当に必要かどうかを確認）、腎機能障害の有無（投与量の調整が必要）の確認。

投与後

確認　肝機能障害、黄疸、好中球減少などの症状が出現していないかを確認する。

ER・ICUでの典型的なケース

症例：発熱でERを受診した86歳女性。心不全の既往あり。1日前から39℃台の発熱、咽頭痛、少量の咳・痰あり。ぐったりしていて経口摂取困難。インフルエンザ迅速キットにてA（＋）。A型インフルエンザと診断した。歩行困難だったため入院。経口摂取も困難なため、初日にラピアクタ®300mgを単回点滴静注したところ、3日目には解熱し、5日目には症状はほぼ消失した。

解説：経口摂取不良のためペラミビルを使用した例である。抗ウイルス薬だけでなく、対症療法の薬剤も併用した方がよい。

使用にあたってのポイント！

- 成人：300mgを15分以上かけて単回点滴静注。
- 合併症などにより重症化する恐れのある患者：600mgを15分以上かけて1日1回点滴静注。症状に応じて連日反復投与できる。3日間程度が目安。
- 10mg/kgを15分以上かけて単回点滴静注する。症状に応じて連日反復投与できる。投与量の上限は、1回量600mgまで。

各論 / I章 ER・ICUでよく使う薬剤

一般名
ラニナミビルオクタン酸エステル水和物、ザナミビル水和物

商品名
ラニナミビルオクタン酸エステル水和物：**イナビル**® 吸入粉末剤 20mg
ザナミビル水和物：**リレンザ**®

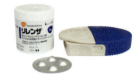

1分でわかる必須ポイント

- タミフル®と同系統の薬剤であり、作用経路や効果もタミフル®と同等とされる（その程度の効果しかない）。
- 嘔気・嘔吐、下痢の副作用がある。
- イナビル®は単回の使用でよい（リレンザ®は5日間吸入が必要）。
- 吸入に多少のコツが必要だが、予防投与にも使用できる。

ナースの注意点

 投与前
 → **確認** 禁忌事項：アレルギーの有無。

 投与後
 → **確認** 嘔気・嘔吐などの副作用が出現していないか。

ER・ICUでの典型的なケース

症例：冬季に咽頭痛と発熱でERを受診した80歳女性。認知症あり。インフルエンザ迅速キットでA型陽性。家族が常に一緒にいられるわけではない様子。吸入は可能だったため、イナビル®を処方し、家族と一緒にいる時に吸入してもらうこととした。

解説：イナビル®は1回吸入でよいため、服薬アドヒアランスが悪い可能性がある人にも使用しやすい。

使用にあたってのポイント！

- 通常投与（成人）：イナビル®40mgを単回吸入。リレンザ®1回10mgを1日2回5日間吸入。
- 通常投与（小児）：イナビル®は10歳未満なら20mgを、10歳以上なら40mgを単回吸入。リレンザ®は1回10mgを1日2回5日間吸入（成人と同量）。
- 予防投与（成人）：イナビル®20mgを1日1回2日間吸入。リレンザ®1回10mgを1日1回10日間吸入。
- 予防投与（小児）：リレンザ®1回10mgを1日1回10日間吸入（成人と同量）。

一般名

アマンタジン塩酸塩

商品名

シンメトレル® 錠50mg・錠100mg、細粒10%

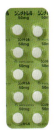

1分でわかる必須ポイント

- A型インフルエンザのみ有効（B型には無効）。
- 発病後48時間以内に投与すると軽症化する。
- 日本では小児への投与は認められていない。
- 予防投与にも使用できる。

ナースの注意点

 投与前
- 確認 禁忌事項：アレルギーの有無。

 投与後
- 確認 嘔気・嘔吐、自殺などの症状が出現していないか。

使用にあたってのポイント！

- 通常投与、予防投与（成人）：1回50mgを1日2回（または1回100mgを1日1回）5日間経口投与。

各論　I章　ER・ICUでよく使う薬剤

必須知識：抗インフルエンザウイルス薬の予防投与

タミフル®、イナビル®、リレンザ®などの抗インフルエンザウイルス薬では、予防投与が認められている。予防投与の適応は、①高齢者（65歳以上）、②慢性呼吸器疾患または慢性心疾患患者、③代謝性疾患患者（糖尿病など）、④腎機能障害患者かつインフルエンザを発症している患者の同居家族または共同生活者である。しかし、インフルエンザウイルス感染症の予防の基本はワクチンによる予防であり、薬剤の予防使用はワクチンによる予防に置き換わるものではない。

一般名
バロキサビル マルボキシル

商品名
ゾフルーザ 錠 10mg、20mg

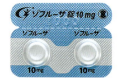

1分でわかる必須ポイント

- キャップ依存性エンドヌクレアーゼ活性を阻害することにより、インフルエンザウイルスの増殖を防ぐ。
- 発症後48時間以内の服用で症状を約1日短縮する。予防投与の有効性や安全性は確立していない。

ナースの注意点

投与前
- **禁忌事項**：アレルギーの有無の確認。重度の肝障害のある患者には慎重投与。異常行動が出る可能性があるため、小児・未成年者は転落事故の予防的対応を行う。

投与後
- **確認**：異常行動や嘔気・嘔吐などの症状が出現していないか確認する。

使用にあたってのポイント！

- 成人、12歳以上の小児：20mg錠2錠（計40mg）を単回経口投与。
- 成人、体重80kg以上の患者：20mg錠4錠（計80mg）を単回経口投与。
- 12歳未満の小児：
  - 体重40kg以上：20mg錠2錠（計40mg）を単回経口投与。
  - 体重20kg以上40kg未満：20mg錠1錠を単回経口投与。
  - 体重10kg以上20kg未満：10mg錠1錠を単回経口投与。

必須知識

2018年2月に製造販売承認されたばかりの新しい薬である。作用機序もこれまでの抗インフルエンザ薬とは異なる。第Ⅲ相試験の結果を見ると、タミフル®よりも効果がありそうだが、実際の使用例が増えてこないと副作用はわからない。単回経口投与で済むのでお手軽だが、そもそも抗インフルエンザ薬の使用が必要かというところから考えた方がよい。

Ⅰ章 ⑪ 抗ウイルス薬

パッとわかる 各薬剤の基礎知識

一般名（商品名）	作用機序	副作用	投与方法・投与量	作用発現・持続時間	
ノイラミニダーゼ阻害薬					
オセルタミビルリン酸塩（タミフル®）	ノイラミニダーゼ阻害（ウイルスの遊離を阻害）	腹痛、下痢、嘔気、異常行動	成人・体重37.5kg以上の小児：1回75mgを1日2回経口投与、5日間 体重37.5kg未満の小児：1回2mg/kgを1日2回経口投与、5日間	4.1±1.2時間で最高血中濃度に達する	→p102
ペラミビル水和物（ラピアクタ®）	ノイラミニダーゼ阻害（ウイルスの遊離を阻害）	下痢、好中球減少、蛋白尿、肝機能障害	成人：300mgを15分以上かけて単回点滴静注。重症化する恐れのある患者には、1日1回600mgを15分以上かけて単回点滴静注するが、症状に応じて連日反復投与できる 小児：1日1回10mg/kgを15分以上かけて単回点滴静注。症状に応じて連日反復投与できる。投与量の上限は、1回量として600mgまで	1時間以内に最高血中濃度に達する	→p103
ラニナミビルオクタン酸エステル水和物（イナビル®）	ノイラミニダーゼ阻害（ウイルスの遊離を阻害）	下痢、悪心、肝機能障害	成人・小児（10歳以上）：40mg単回吸入投与 小児（10歳未満）：20mg単回吸入投与	4時間（3.0～6.0時間）で最高血中濃度に達する	→p104
ザナミビル水和物（リレンザ®）	ノイラミニダーゼ阻害（ウイルスの遊離を阻害）	下痢、発疹、悪心・嘔吐、嗅覚障害	1回10mgを1日2回専用の吸入器を用いて吸入、5日間	1.67±0.83時間で最高血中濃度に達する	→p104
M2蛋白阻害薬					
アマンタジン塩酸塩（シンメトレル®）	M2蛋白阻害（ウイルスの脱核を阻害）	消化器症状、中枢・末梢神経障害、精神障害、肝臓・胆管系障害	1日100mgを1～2回に分割して経口投与、5日間	約3時間で最高血中濃度に達する	→p105
キャップ依存性エンドヌクレアーゼ阻害薬					
バロキサビルマルボキシル（ゾフルーザ）	キャップ依存性エンドヌクレアーゼ活性阻害（ウイルスmRNAの合成を阻害）	下痢、頭痛、ALT増加、異常行動	成人：12歳以上の小児……20mg錠2錠（計40mg）を単回経口投与。体重80kg以上の患者……20mg錠4錠（計80mg）を単回経口投与。 12歳未満の小児：体重40kg以上……20mg錠2錠（計40mg）を単回経口投与。体重20kg以上40kg未満……20mg錠1錠を単回経口投与。体重10kg以上20kg未満……10mg錠1錠を単回経口投与。	4時間（3～5時間）で最高血中濃度に達する	→p106

総論

I章　ER・ICUでよく使う薬剤

⑫破傷風予防薬

株式会社指導医.com 代表取締役・救急医
鶴和幹浩

"破傷風予防薬" ってなあに？

ERでの創処置での破傷風予防の考え方

　全ての創は破傷風になる可能性があると考える。これは創を見たり、汚染の程度からでは破傷風になりやすいかどうかの判断ができないことに由来する。ましてや明らかな創がないにもかかわらず破傷風になることがある**（表1）**。

　感染予防の基本は創の洗浄、壊死組織や異物の除去が重要なのは言うまでもないが、ワクチンで予防しておくことも重要である。現在の日本の予防接種事業では一期として四種混合（ジフテリア・百日咳・破傷風・ポリオ）ワクチンを幼少期に3回プラス追加1回を接種し、二期として小学校高学年に二種混合（ジフテリア・破傷風）ワクチンを追加接種するというスケジュールになっている。しかし、定期接種が開始されたのは1968年（昭和43年）からであり、それ以前に生まれた中高年（2018年現在おおむね50歳以上）の多くは予防接種を未接種か3回未満しか接種していない可能性がある。まずは一期の3回接種が完了していることが重要であり、完了していれば「基礎免疫が備わっている」といえるが、スケジュール通りに接種されていたとしても、終生獲得できる免疫ではない。破傷風に対する抗体は接種してから約10年で急速に低下する。現行スケジュールでは小学校高学年でのワクチン接種が最終であり、10年後の成人以降はワクチンの効果は期待できない。欧米では成人以降の定期接種が行われているが、わが国では特殊な職業（自衛隊や消防など）を除いて行われていない。つまりほとんどの日本人（成人）は破傷風に対して無防備だといえる。現在わが国で報告されている破傷風患者数はそう多くはないが、その高い死亡率を考えると看過できない。ゆえにERでは常に破傷風予防を念頭に置く**（表2、3）**。

　また、近年海外では破傷風免疫抗体迅速検査キットを導入し、その結果を用いて予防のプロトコールに組み入れている国も存在する。わが国のERでもこういった迅速検査キットの活用が望まれる。

表1　ACSによる創分類

創の特徴	破傷風を起こす可能性の高い創	破傷風を起こす可能性の低い創
受傷してからの時間	6時間以上	6時間未満
創の性状	複雑（剥離、創面が不整など）	線状
創の深達度	1cm以上	1cm未満
受傷機転	事故などによる挫創、刺創、熱傷、重症凍傷、銃創	切創（ナイフ、ガラスなど）
感染徴候	あり（局所の発赤、腫脹、疼痛）	なし
壊死組織	あり	なし
異物	あり（土壌、糞便、唾液など）	なし
創部の虚血	あり	なし
創部の神経障害	あり	なし

表2　創傷とワクチン接取歴による破傷風予防の考えかた

ワクチン接種歴*	清潔で小さな傷 TT	清潔で小さな傷 TIG	それ以外の傷 TT	それ以外の傷 TIG
未確認3回未満	○	×	○	○
3回以上	×**	×	×***	×

TT：破傷風トキソイド
TIG：抗破傷風免疫グロブリン
＊：破傷風トキソイドまたは破傷風トキソイドを含む混合ワクチンの接種歴
＊＊：最終の接種から10年以上経過している場合は接種
＊＊＊：最終の接種から5年以上経過している場合は接種

表3　破傷風予防の考え方

- 動物咬傷・ヒト咬傷はすべて破傷風予防の適応

- きれいな創部
  ① 1968年以降の生まれ、最終接種から10年経過
  →破傷風トキソイド1回筋注
  ② 1968年以前の生まれ
  →破傷風トキソイド3回筋注（0日、3～8週、6～18カ月）

- 汚染された創部
  ① 1968年以降の生まれ、最終接種から5年経過
  →破傷風トキソイド1回筋注
  ② 1968年以前の生まれ
  →破傷風トキソイド3回筋注＋抗ヒト破傷風免疫グロブリン250単位1回筋注

I章　ER・ICUでよく使う薬剤

各論

一般名
沈降破傷風トキソイド

商品名
沈降破傷風トキソイドキット「タケダ」

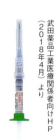
武田薬品工業医療関係者向けHP（2018年4月）より

1分でわかる必須ポイント

- ❶ 破傷風トキソイドは、培養した破傷風菌から毒素を抽出し無毒化したものである。
- ❷ 投与することで生体内での免疫反応を促し、破傷風に対する血中抗体が産生される。
- ❸ 全ての外傷患者に破傷風トキソイドの投与を考慮すべきである。

ナースの注意点

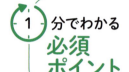
投与前

患者アセスメント　この外傷患者に破傷風トキソイドは必要か？ 不要か？ 過去の接種歴を詳しく聴取する。

理由　三種（または四種）混合ワクチンの3回接種が完了していること（基礎免疫の完了）が重要である。基礎免疫が完了していれば1回の追加接種による抗体価の上昇（ブースター効果）が認められる。しかし、スケジュール通りに接種したとしても終生獲得できる免疫ではなく、血中抗体価は最終接種から5〜10年で感染防御レベルを維持できない。

ER・ICUでの典型的なケース

症例：36歳女性。夕飯の準備中に誤って左示指先端を包丁で切ってしまった。来院時にはすでに止血されていた。ERにて再度水道水で創内をよく洗浄し、縫合した。破傷風トキソイド0.5mLを接種し、帰宅後、自身の母子手帳を確認していただくようにお願いした。

解説：自分のワクチン接種歴を患者本人が覚えていないことが多い。破傷風になりやすい創か？ 汚染が少ない創か？ 創の状態によって接種するか否かの基準が存在するが、創の評価は経験に基づく主観が入らざるを得ないので明確な判断は困難である。

使用にあたってのポイント！

- ● 本薬品の添付文書には投与経路として「皮下又は筋肉内に注射する」と記載されているが、世界標準では筋注である。3歳未満の幼児には皮膚の局所反応が少ないとの理由から大腿外側が推奨されている。

必須知識

明らかな外傷がなくても破傷風を発症する患者もいる

破傷風菌は芽胞の形で広く土壌中に存在するため、屋外での外傷に伴い体内に侵入することは容易に想像できるが、ハチ刺傷、動物咬創、ピアスの穴、刺青、自ら咬んだ舌の創などからも侵入する。また、完全に清潔操作を行っているはずの予定手術創も侵入門戸となる。明らかな外傷が認められなくても、つまり全くけががないのに破傷風を発症する患者が存在するということも重要である。

一般名
抗破傷風人免疫グロブリン

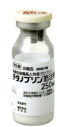

商品名
テタノブリン® 筋注用 250単位
テタノブリン® IH 静注 250単位、1500単位

1分でわかる必須ポイント

- ヒト血液を原料としていることによる感染症伝播のリスクを完全に排除できないため、適応を十分に検討の上、必要最小限の使用にとどめる。
- 破傷風発症患者の治療と、外傷後の発症予防に用いられる。
- 破傷風毒素に対する抗体が血中に遊離している毒素と結合して中和させる。

ナースの注意点

投与前

患者アセスメント この外傷患者に抗破傷風人免疫グロブリンは必要か？

理由 破傷風の基礎免疫が完了（破傷風トキソイド3回接種）していない、もしくは免疫歴（破傷風トキソイド接種歴）不明の外傷患者で、破傷風になりやすい創（汚染創）に対して抗破傷風人免疫グロブリンを投与することが推奨されているが、汚染創を明確に定義することは困難である。抗破傷風人免疫グロブリンはヒト血液からつくられる特定生物由来製剤であるため、血液を介して感染する病気の伝播を完全に否定できない。

対応 過去の破傷風免疫歴を詳しく聴取し、今回の外傷は破傷風になりやすい創かどうかを評価した上で適応を十分に検討する。

I章　ER・ICUでよく使う薬剤

ER・ICUでの典型的なケース

症例：81歳男性。山間部での農作業中に誤って左下腿を耕耘機に挟まれた。救出には時間を要し、受傷後6時間を経てヘリコプターで救命救急センターへ搬送された。組織の広範な挫滅を伴う左下腿の開放骨折であり、緊急手術が行われた。創は著しく汚染されており、破傷風トキソイド、抗破傷風人免疫グロブリンが投与された。

解説：救出までに時間を要した土壌による汚染のひどい外傷である。また高齢（1968年以前の生まれ）ゆえ破傷風の基礎免疫は完了していない可能性が高い。

使用にあたってのポイント！

- 予防の場合は、250単位を筋注する（わが国には静注製剤も存在する）。部位は三角筋を選択し、臀部は神経血管損傷の恐れがあるため避ける。破傷風トキソイドと同時に投与する場合はそれぞれを別々の部位から投与する（例：右腕と左腕など）。
- 治療の場合は、500～6,000単位を筋注する。このとき一部を創周囲に局所注射で浸潤させることが推奨[1]されている。少量投与（500単位）でも高用量投与と比較して効果は同等であり、注射の回数も減らせるので患者の負担が少ない。

引用・参考文献
1) American Academy of Pediatrics. "Tetanus (lockjaw)". Red Book: 2012 Report of the Committee on Infectious Diseases, 29th, American Academy of Pediatrics, Elk Grove Village, IL, 2012, 707.

総論

⑬ 血栓溶解薬

広島大学大学院 救急集中治療医学 准教授
大下慎一郎

"血栓溶解薬"
ってなあに？

　脳梗塞・心筋梗塞・肺梗塞は、脳・心筋・肺への動脈が閉塞することによって血液が流れなくなり、脳・心筋・肺の細胞が酸素不足で死んでしまう病気である。これに対して、動脈に閉塞しているものを溶かし、血液が再び流れるようにする治療が血栓溶解療法である。

　この溶かす薬が血栓溶解薬（tissue plasminogen activator；t-PA：組織プラスミノーゲン活性化因子）である。特に、脳は血液が流れず酸素不足になると、すぐに細胞が死んでしまうため、可能な限り早く治療を開始することが重要である。

こうして効きます！

ひとめでわかる 作用機序

（図：t-PA が血栓上でプラスミノーゲンをプラスミンに変換し、プラスミンがフィブリンをフィブリン分解産物に分解する様子）

ポイント
- t-PA は、血栓上のプラスミノーゲンをプラスミンに変換させる。
- 生成したプラスミンは、フィブリンをフィブリン分解産物に分解し、血栓を溶解する。
- t-PA が過剰に作用すると、出血合併症が起こる。

作用メカニズム
- t-PA がプラスミノーゲンを分解してプラスミンを生成する反応は、反応速度の効率が良くない。
- このため実際には、フィブリンに t-PA とプラスミノーゲンが結合することにより濃縮し、反応効率を上げてプラスミン生成を行っている。

総論

I章　ER・ICUでよく使う薬剤

ER・ICUドクターはこう使い分ける！

- 脳梗塞治療：アルテプラーゼ
- 急性肺塞栓症治療：モンテプラーゼ

もっとわかる パワーアップポイント

脳梗塞・急性肺血栓塞栓症での実際のアプローチ

●脳梗塞での実際のアプローチ

　脳梗塞は血流低下が軽度で短時間であるほど、脳機能が回復しやすい。このため、脳梗塞における血栓溶解療法は迅速に行うことが重要である。もし治療が遅れ、脳梗塞に陥った脳組織に血流再灌流が起こると、脳出血の危険性が高まるため、患者が来院した後は迅速に以下の点を確認する。

①発症時刻はいつか？（検査時間を考慮しても発症から 4.5 時間以内に t-PA を投与できるか？　発症時刻不明の場合は最終未発症時刻を発症時刻とする）
② CT/MRI 検査で、脳梗塞所見は軽微か？
③脳梗塞の症状が軽症～中等症か？（NIHSS 26 以上は要注意）
④ t-PA の禁忌がないか？（最近の出血性疾患・外傷・手術の既往、くも膜下出血、大動脈解離、著明な高血圧・糖尿病・血小板低下・肝機能障害など）

　検査は必要最低限にとどめ、来院から 1 時間以内に t-PA 治療を開始することを目指す。治療はアルテプラーゼ 0.6mg/kg の 10% を 1～2 分間で急速投与し、残りを 1 時間で静注する。治療開始 24 時間以上は、血圧・神経学的所見の入念な観察を行う。

●急性肺血栓塞栓症での実際のアプローチ

　急性肺血栓塞栓症の診断では、安静解除後の起立、歩行・排便・排尿時に発症したというエピソードが重要である。重症度評価には、D ダイマー検査、CT 血管造影、心エコー、換気 / 血流シンチグラフィー、トロポニン検査を使用する。ショック・右心機能障害の有無に応じて以下の治療を行う。

①正常血圧かつ右心機能障害なし→抗凝固療法（ヘパリンを使用し APTT 1.5～2.5 を目標。維持療法はワルファリン・第 Xa 因子阻害薬などを 3 カ月以上継続）
②正常血圧だが右心機能障害あり→血栓溶解療法を考慮
③ショック・低血圧あり　→血栓溶解療法

　広範型肺血栓塞栓症などの重症例では、カテーテル的治療（血栓吸引術・血栓破砕術）や外科的血栓摘除術を考慮する。また、溶解・破砕血栓が多量に発生することが予測される場合は下大静脈フィルターを留置する。

各論

一般名
t-PA（組織プラスミノーゲン活性化因子）：アルテプラーゼ、モンテプラーゼ

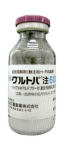

商品名
アルテプラーゼ：**グルトパ®**、**アクチバシン®** 600万IU・1200万IU・2400万IU 静注製剤
モンテプラーゼ：**クリアクター®** 40万IU・80万IU・160万IU 静注製剤

1分でわかる必須ポイント

- 発症後4.5時間以内の虚血性脳血管障害における機能障害改善に用いる。
- 発症後6時間以内の急性心筋梗塞における冠動脈血栓溶解に用いる。
- 発症時刻が不明な場合は、最終未発症時刻を発症時刻とする。

ナースの注意点（とくに脳梗塞へのアルテプラーゼの場合）

投与前
- **禁忌事項**：明らかな出血性疾患がないことと発症時刻を厳密に確認。必要時には迅速にCT・MRIを行える体制を整備する。
- **理由**：本剤投与による出血の合併リスクは高く、出血した場合は致死的となることがあるため。
- **対応**：合併症、既往歴、発症時刻の確認。

投与中
- **モニタリング**：意識レベル・バイタルサインをモニタリング。
- **理由**：出血合併症の発症が疑われる際に、迅速な対応を開始するため。
- **対応**：意識レベルの評価、バイタルサインのモニタリング。

投与後
- **要観察**：意識レベル、バイタルサインの経過観察。
- **理由**：治療終了後も、出血合併症のリスクは持続するため、引き続き厳重な管理を行う。高血圧は脳機能予後を悪化させるため、特に血圧管理には留意する。症候性頭蓋内出血が起こった場合には、厳重な血圧管理（収縮期血圧140mmHg以下）、呼吸管理、脳浮腫・頭蓋内圧管理、消化性潰瘍の予防を行う。
- **対応**：意識レベルの評価、バイタルサインのモニタリング。

1章 13 血栓溶解薬

各論

I章　ER・ICUでよく使う薬剤

ER・ICUでの典型的なケース

症例：73歳男性。体重60kg。18：00、家族と食事をしていたところ、突然意識消失し倒れたため救急要請され、19：00に病院に到着した。意識レベルJCS 3、構音障害、眼球の右共同偏視、左片麻痺を認めた。頭部CTで明らかな出血なく、頭部MRIで右中大脳動脈領域に梗塞巣を認めた。集中治療室へ入院した上、アルテプラーゼ2,400万IUを蒸留水40mLに溶解し、3.5mL（210万IU）を2分で静注した後、31.5mL（1,890万IU）を生食100mLに溶解して1時間で投与した（計2,100万IU）。

解説：血栓溶解療法は、治療開始が早いほど良好な転帰が期待されるため、円滑なチーム連携のもと、少しでも早く治療を開始することが望ましい。

使用にあたってのポイント！

- アルテプラーゼは、総量34.8万IU/kg（0.6mg/kg）を静注する。総量の10%は1～2分間で急速静注し、その後、残りを1時間で点滴静注する。
- CTまたはMRI検査、および集中治療・脳外科的処置が24時間可能な環境を整備する。
- アルテプラーゼは水に難溶であるため、添付溶解液を用いて十分に溶解する。一瞬白く泡立つが、すぐに無色澄明になる。激しく振ってはいけない。注射器で溶解液を勢いよく注入すると著明に泡立つ。
- 投与中は、意識レベルの評価、バイタルサインのモニタリングを行う。
- 血圧180/105mmHg以下を保つよう、降圧薬を用いてコントロールする。
- 投与量の上限は、3,480万IU（60mg）。モンテプラーゼは、総量27,500IU/kg（0.6mg/kg）を、8万IU/mLとなるように生食で溶解し、10mL/minの速度で投与する。いずれも投与量は腎機能の影響を受けず、血液透析患者であっても同量を使用する。

必須知識

ガイドライン改訂の重要ポイント

2012年に日本脳卒中学会が発表した『rt-PA静注療法ガイドライン』[1]では、t-PAの適応についていくつかの改訂がなされた。その主なものは以下の通りであり留意が必要である。

- 適応が発症後3時間から4.5時間に延長
- 禁忌の脳梗塞既往は、3カ月以内から1カ月以内に短縮
- 胸部大動脈解離が禁忌項目に追加
- 痙攣・脳動脈瘤・頭蓋内腫瘍・脳動静脈奇形・もやもや病は、禁忌から慎重投与に変更
- MRI単独での適応判断を承認

パッとわかる 各薬剤の基礎知識

一般名（商品名）	作用機序	副作用	投与方法・投与量	作用発現・持続時間
遺伝子組換え t-PA				
アルテプラーゼ（グルトパ®、アクチバシン®）	フィブリンに結合し、プラスミノーゲンをプラスミンに変換する	出血傾向、ショック、心破裂、心室細動・心室粗動	脳梗塞急性期：34.8万IU/kg（0.6mg/kg）静注 急性心筋梗塞：29万〜43.5万IU/kg（0.5〜0.75mg/kg）静注	投与開始55分後にピーク濃度に達し、その後半減期（β）1.4時間で消失
t-PA 誘導体				
モンテプラーゼ（クリアクター®）	同上	同上	急性心筋梗塞：27,500IU/kg静注 急性肺塞栓症：13,750〜27,500IU/kg静注 生理食塩液で8万IU/ccの濃度になるよう溶解し、10mL（80万IU）/minの速度で投与	投与開始5分後にピーク濃度に達し、その後、半減期（β）7.8時間で消失

→ p115
→ p115

引用・参考文献

1) 日本脳卒中学会 脳卒中医療向上・社会保険委員会 rt-PA（アルテプラーゼ）静注療法指針改訂部会. rt-PA（アルテプラーゼ）静注療法適正治療指針第二版. 2012, 40p. http://www.jsts.gr.jp/img/rt-PA02.pdf（accessed 2015-04-10）

I章 ER・ICUでよく使う薬剤

⑭ 抗血小板薬

札幌東徳洲会病院 救急科 部長
松田知倫

"抗血小板薬" ってなあに？

　血液をサラサラにする薬剤は、大きく分けて「抗血小板薬」「抗凝固薬（p.126〜142）」の2つである。抗血小板薬の適応は以下の通りである[1]。

①虚血性脳血管障害：TIA（transient ischemic attack：一過性脳虚血）既往、脳梗塞
②心疾患：虚血性心疾患、CABG（coronary artery bypass grafting：冠動脈バイパス術）術後、PCI（percutaneous coronary intervention：経皮的冠〔状〕動脈インターベンション）後
③末梢動脈閉塞症：PAD（peripheral arterial disease：末梢動脈疾患）、閉塞性血栓性血管炎、血行再建術後

こうして効きます！

ひとめでわかる **作用機序**

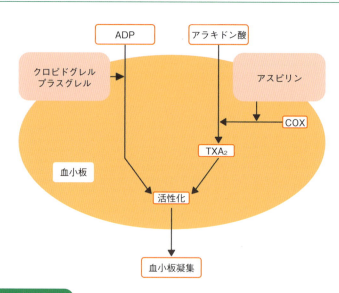

ポイント
- 血小板同士がついて塊をつくることにより血小板凝集が起きるが、この血小板同士がつくのを妨げるのが抗血小板薬。
- COX（シクロオキシゲナーゼ）、TXA_2（トロンボキサンA_2）などの経路にはアスピリンが、ADP（アデノシンニリン酸）などの経路にはクロピドグレル、プラスグレルが作用して、血小板凝集を阻害する。経路が違うので併用することがあり、DAPT（dual antiplatelet therapy：抗血小板薬2剤併用療法）と表記される（後述）。

ER・ICUドクターはこう使い分ける！

　ERでACS（acute coronary syndrome：急性冠症候群）に対して、バイアスピリン®200mg、エフィエント®20mgを初回投与。ACS以外の適応疾患にはプラビックス®だが、ASOにはプレタール®。あとは主治医の考えで使い分けるが、各施設、各科でとり決めがある場合は、あらかじめ確認しておくとスムーズだろう。

MEMO

I章 ER・ICUでよく使う薬剤

各論

一般名
アスピリン

商品名
バイアスピリン® 100mg 錠剤

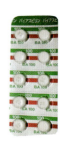

1分でわかる必須ポイント

- ACSの患者で、カテーテル治療の前に内服する。
- 副作用は出血傾向、消化性潰瘍、肝障害。
- 脳血管、心、末梢血管の既往があり内服している場合、中止してよいのかを慎重に判断する。

ナースの注意点

投与前

- **確認**：喘息が既往にないことを確認（アスピリン喘息の原因となることがある）。
- **観察**：口腔、鼻腔、皮下などに出血傾向がないかを観察。問題があれば、投与してよいのかをドクターコールして確認する。
- **患者指導**：ACSの場合、口腔内でかむように指導する（効果を早く出現させるため）。

投与後

- **観察**：出血傾向の観察を継続。サクションなどはいつも以上に愛護的に、採血部位の止血も確実に行う。血圧低下時に、消化管出血やカテーテル刺入部位の出血の可能性も念頭に置く。

ER・ICUでの典型的なケース

症例：胸痛を主訴にした50歳男性。心電図でⅡ、Ⅲ、aV_Fで ST上昇があり、ACSの診断で循環器科医が緊急カテーテル検査をすることとなった。バイアスピリン®200mg（かんでもらう）、エフィエント®20mgをERで内服してから、カテ室に移動した。CAGで#2：100％の有意狭窄があり、そのままPCIとなった。治療後はICUに入室し、翌日からバイアスピリン®100mg、エフィエント®3.75mgの定期内服となった。

解説：ERでACSを疑ったときには、カテ室に行く前に内服する必要がある。自施設での決めごとが何錠ずつなのか、薬はどこにあるのかを確認しておくといいだろう。

使用にあたってのポイント！

- バイアスピリン®は副作用を減らすために腸溶錠となっている。しかしACSの場合は、一刻も早く体内へ吸収させる必要があるため、バイアスピリン®100mg 2～3錠を口腔内でかんで内服するように指示する。

一般名

クロピドグレル硫酸塩

商品名

プラビックス® 75mg 錠剤

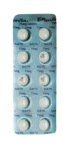

1章 ⑭ 抗血小板薬

1分でわかる必須ポイント

- アスピリンとは別経路で血栓をできづらくする。
- ACSの患者で、カテーテル治療の前に内服する。
- 副作用は出血傾向、消化性潰瘍、肝障害。

ナースの注意点

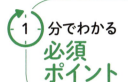

投与前 — **観察・確認**：口腔、鼻腔、皮下などに出血傾向がないかを観察。あれば投与してよいのかをドクターコールして確認する。

投与後 — **観察**：出血傾向の観察を継続。サクションはいつも以上に愛護的に、採血部位の止血も確実に行う。血圧低下時に、消化管出血や刺入部位の出血の可能性も念頭に置く。

必須知識

PCI後の中止は慎重な判断で

虚血性心疾患に対する治療で薬剤溶出性ステント（drug-eluting stent；DES）が使われた場合、抗血小板薬2剤併用療法（DAPT）が推奨[2]されており、バイアスピリン®とプラビックス®の2剤が処方されることとなる。

ER・ICUでの典型的なケース

症例：脳梗塞の既往のある70歳女性。大腿骨頸部骨折。元々脳梗塞がありプラビックス®を内服していた。右大腿骨頸部骨折の診断でICU入院となった。大腿骨頸部骨折の手術前のため、プラビックス®は中止され、10日後の手術が予定された。受傷の24時間後からヘパリン持続静注で置換された。臀部に皮下血腫を認めたが、経過中、範囲の拡大はなかった。貧血が進行したためRBC（赤血球液）輸血が必要となった。手術は予定通りに終了し、術後の出血がないことを確認。2日後からプラビックス®の内服が再開された。

解説：すでに内服している場合は手術前後の内服中止期間を確認し、特に再開するのを忘れない。出血傾向の確認の他、中止期間の脳梗塞発症を見逃さないのもナースにしかできないことである。

使用にあたってのポイント！

- ACSに対しては、アスピリンと併用し、PCI前に内服する。脳梗塞の二次予防で内服が開始される。
- すでに内服されている場合には、出血リスクとの兼ね合いを考慮しながら、中止、再開の判断をしていく。

プラスグレル塩酸塩

一般名 プラスグレル塩酸塩

商品名 エフィエント® 3.75mg・5mg 錠剤

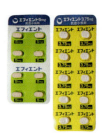

1分でわかる必須ポイント

- ACSの患者で、カテーテル治療の前に内服する。
- 副作用は出血傾向、消化性潰瘍、肝障害。
- クロピドグレルより早く、確実に効く新薬である。

ナースの注意点

投与前

観察・確認：口腔、鼻腔、皮下などに出血傾向がないかを観察。あれば投与してよいのかをドクターコールして確認する。

投与後

観察：出血傾向の観察を継続。サクションはいつも以上に愛護的に、採血部位の止血も確実に行う。血圧低下時に、消化管出血や刺入部位の出血の可能性も念頭に置く。

使用にあたってのポイント！

- ACSに対しては、アスピリンと併用し、PCI前に内服する。投与量は初回が20mg、維持量が3.75mg 1日1回。

必須知識

プラビックス®？
エフィエント®？

プラスグレルは、クロピドグレルと同じ系統で、基本的に同じ効果である。クロピドグレルがプラスグレルよりも劣るのは、日本人の15%でクロピドグレルが体質的に効きづらい点、効果発現まで遅い点である。一方でプラスグレルは、本稿執筆時（2015年2月）にはACSにしか適応がなく、高価で、一長一短ともいえる。使い分けの方針を各施設のドクターに確認するといいだろう。

もっとわかる パワーアップポイント

その他の抗血小板薬

　プラスグレルの後にチカグレロルが発売となったが、1日2回の内服であることを上回るメリット、エビデンスがはっきりしないことから、本稿執筆時点（2018年4月時点）、当施設では一般的な使用には至っていない。自施設の循環器科内科医と、ERでの初期薬剤選択について確認しておくのがいいだろう。

　取り上げていない薬剤として、シロスタゾール、サルポグレラートなどが慢性動脈閉塞症で処方されることがあり、クロピドグレルやプラスグレルを開始する際に、抗血小板薬が重複していないかを確認する必要がある。

　イコサペント酸が抗血小板薬として分類されるが、脂質異常症に適応があり、治療というよりは予防のニュアンスが強いため、サプリメントなどでEPA成分が含まれているパターンを含めて、チェックから漏れやすいことに注意が必要である。手術や観血的処置の前には中止を検討すべき薬剤の一つである。

観血的処置や手術の前に中止する考え方

　一昔前は、あらゆる観血的処置・手術の前は、抗血小板薬を含む抗血栓薬は中止していたが、近年では中止しない方がいいとされるケースが増えている。例えば抜歯では、抗血栓薬を中止せずに出血合併症が問題となった報告はほとんどないが、抗血栓薬を中止して脳梗塞などが起きたとする症例報告、リスク増加の報告は明確に存在するため、処置の前には抗血栓薬を中止しないのが標準的な考え方である。

　しかしながら、一口に観血的処置・手術と言っても、侵襲度とリスクはさまざまである。継続時の出血リスク、中止時の血栓症発症リスクに加えて、中止期間や処置や手術の延期という「時間軸」を含めた兼ね合いを考えなければならないため、個々の症例に応じた主治医の判断はどうしても必要になってしまう。ガイドラインなどに書かれた原則を十分理解した上で、個々の患者での中止もしくは継続について判断する必要があるだろう。

各論 — I章 ER・ICUでよく使う薬剤

パッとわかる 各薬剤の基礎知識

一般名(商品名)	作用機序	副作用	投与方法・投与量	作用発現・持続時間	
アスピリン (バイアスピリン®)	TXA_2の産生抑制	出血傾向、消化管潰瘍、肝障害、喘息	・急性冠症候群で初回200mg、100mg ・1日1回で維持	発現：4時間 持続：10日	→p120
クロピドグレル 硫酸塩 (プラビックス®)	ADP受容体阻害	出血傾向、消化管潰瘍、肝障害	・急性冠症候群で初回300mg、75mg ・1日1回で維持	発現：2日 持続：10日	→p121
プラスグレル 塩酸塩 (エフィエント®)	ADP受容体阻害	出血傾向、消化管潰瘍、肝障害	・急性冠症候群で初回20mg、3.75mg ・1日1回で維持	発現：1時間 持続：10日	→p122
シロスタゾール (プレタール®)	PDE Ⅲ阻害	出血傾向、消化管潰瘍、頻脈、心不全	1回100mgを1日2回	発現：3時間 持続：2日	

引用・参考文献

1) 日本血栓止血学会編集委員会編. "抗血小板療法の実際". わかりやすい血栓と止血の臨床. 東京, 南江堂, 2011, 207.
2) 日本循環器学会ほか. 心筋梗塞二次予防に関するガイドライン (2011年改訂版). http://www.j-circ.or.jp/guideline/pdf/JCS2011_ogawah_h.pdf (accessed 2015-05-18)

MEMO

I章 ER・ICUでよく使う薬剤

総論

⑮ 静注抗凝固薬

洛和会音羽病院 ICU/CCU
大野博司

"静注抗凝固薬" ってなあに？

抗凝固薬は名前の通り、血液の凝固能を落とし"血液をサラサラにする"薬剤である。

臨床現場で静注抗凝固薬が使用される場合は大きく3つに分かれる。

① 血栓塞栓症（静脈血栓、心筋梗塞、肺塞栓、脳梗塞、四肢動脈の血栓塞栓、術中・術後の血栓塞栓など）の治療および予防

② 血液透析・人工心肺その他の体外循環装置使用時、血管カテーテル挿入時、輸血および血液検査などでの血液凝固防止

③ 播種性血管内凝固症候群（disseminated intravascular coagulation；DIC）の治療（使用されることはまれ）

実際に抗凝固薬を使用する場合、そしてすでに抗凝固薬を投与されている患者に接する際には、どの目的で抗凝固薬が使用されているかを理解することはとても大切である。

こうして効きます！ ひとめでわかる作用機序

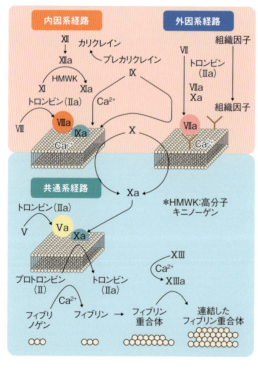

ポイント

- 出血した場合、①一次止血、②二次止血の2つの機序が働き止血。
- 一次止血は血小板が中心（I章14「抗血小板薬」参照）。
- 二次止血は凝固因子が中心。

たくさんある凝固因子の中でも、特に①活性化Xa因子と、②活性化Ⅱa因子（トロンビン）が大切。現在使用可能な抗凝固薬はこの2つのどちらか両方をブロックすることで"血液をサラサラにする"作用を発揮する。

① 未分画ヘパリン→第Ⅱa因子のトロンビンを拮抗するアンチトロンビンⅢと結合して、第Xa因子、第Ⅱa因子に作用し血液をサラサラにする。

② 低分子ヘパリン→第Ⅱa因子のトロンビンを拮抗するアンチトロンビンⅢと結合して、第Xa因子に作用し血液をサラサラにする。

③ 合成Xa阻害薬→第Xa因子に直接作用して血液をサラサラにする。

④ 直接トロンビン阻害薬→第Ⅱa因子のトロンビンに直接作用して血液をサラサラにする。

⑤ 蛋白分解酵素阻害薬→第Xa因子、第Ⅱa因子、第Ⅻa因子に作用して血液をサラサラにする。

ER・ICUドクターはこう使い分ける！

🧴 深部静脈血栓症（DVT）／肺塞栓症（PE）治療
- 腎機能正常 ▶ 未分画ヘパリン持続静注、低分子ヘパリン皮下注、Xa 阻害薬皮下注
- 腎機能低下 ▶ 未分画ヘパリン持続静注

🧴 脳梗塞：脳血栓症治療
直接的トロンビン阻害薬

🧴 ヘパリン起因性血小板減少症（HIT）の既往がありDVT/PE 治療
直接的トロンビン阻害薬、Xa 阻害薬皮下注

🧴 心筋梗塞：緊急冠動脈造影（CAG）／経皮的冠動脈インターベンション（PCI）まで
未分画ヘパリン持続静注、（低分子ヘパリン皮下注、Xa 阻害薬皮下注）

🧴 DVT 予防
- 未分画ヘパリン皮下注、低分子ヘパリン皮下注、Xa 阻害薬皮下注
- 経口新規抗凝固薬（Ⅰ章 16「経口抗凝固薬」参照）

🧴 血液透析・人工心肺など体外循環装置使用時
- 出血傾向なし ▶ 未分画ヘパリン持続静注、低分子ヘパリン持続静注
- 出血傾向あり ▶ 蛋白分解酵素阻害薬持続静注

I章 ER・ICUでよく使う薬剤

各論

一般名
ヘパリンナトリウム、ヘパリンカルシウム

分類 未分画ヘパリン

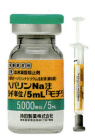

商品名
- ヘパリンナトリウム 10000単位/10mL・5000単位/5mL 皮下注製剤
- ヘパリンカルシウム 5000単位/0.2mL 皮下注製剤

一般名
ダルテパリンナトリウム、エノキサパリンナトリウム

分類 低分子ヘパリン

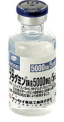

商品名
- フラグミン® 5000単位/5mL 静注製剤
- クレキサン® 2000IU/0.2mL 皮下注製剤

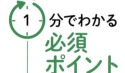
1分でわかる必須ポイント

- アンチトロンビンⅢ（AT-Ⅲ）と結合し凝固阻止因子AT-Ⅲの活性が約1,000倍となり、トロンビン、Xa因子作用を阻害する（間接的Xa、Ⅱa阻害）。
- 低分子ヘパリンはAT-Ⅲと結合し、特にXa因子阻害によって抗凝固能を発揮する。
- 未分画ヘパリンは活性化凝固時間（activated clotting time；ACT）、部分トロンボプラスチン時間（activated partial thromboplastin time；aPTT）測定でモニタリングする。
- 副作用は未分画・低分子ヘパリンともに出血傾向、ヘパリン起因性血小板減少症（heparin-induced thrombocytopenia；HIT）、高K血症、長期投与で骨粗鬆症がある。

ナースの注意点

 投与前
- **確認** 禁忌事項：出血患者の確認、HITの既往。
- **確認** DVT/PE治療時は体重に応じてヘパリン投与量を決定するため体重を確認する。

 投与中
- **確認** ヘパリン投与経路（静注、持続静注、皮下注）部位。
- **モニタリング** 投与前および投与6時間後のACT/aPTT値。

 投与後
- **確認** 投与経路、各種ルート刺入部の出血・血腫形成。創部・消化管出血が疑われる場合には医師に確認する。

ER・ICUでの典型的なケース

症例①：呼吸苦でERに搬送された寝たきり長期臥床の80歳女性。体重40kg。胸部造影CTにて肺動脈本幹からの分枝に造影欠損像あり。ERで酸素投与、ヘパリン3,000単位静注の上、600単位/hで持続静注。ACT 200前後、aPTT 2.0倍程度でのコントロールを目標とした。また緊急で下大静脈フィルター留置の上、全身管理目的でICU入室となった。入院当日よりワルファリン2mg内服開始し、徐々に酸素化改善したため、酸素off。5日目にPT-INR 2.1を確認しヘパリン中止となった。

解説：肺塞栓の典型的なケースで、長期臥床であるため下大静脈フィルター（IVCフィルター）留置と、ヘパリンによる抗凝固療法を行っている。ヘパリンの効果を確認しワルファリンを初日より使用している。

ER・ICUでの典型的なケース

症例②：大腿骨頸部骨折術後の75歳男性。心機能が悪く、術後管理を目的にICU入室。Day 1より深部静脈血栓症予防目的で、弾性ストッキングとフットポンプ（間欠的空気圧迫法の一つ）を装着した。Day 2に創部ドレーンからの出血少量を確認し、ヘパリンカルシウム5,000単位皮下注12時間ごとを開始した。

解説：整形外科で大腿骨頸部骨折術後の深部静脈血栓症予防に弾性ストッキング、フットポンプ、ヘパリン皮下注を行ったケースである。

使用にあたってのポイント！

●未分画ヘパリン
① DVT予防では5,000単位皮下注12時間ごと。
② DVT/PE治療では600〜800単位/hの投与でaPTT 1.5〜2.5になるようにモニタリングする。具体的には持続静注を参照。

●低分子ヘパリン
DVT予防では半減期が長いため1回/dayで十分効果がある。

●ヘパリン持続静注メニューと体重に基づくヘパリン投与スケール
作り方：40単位/1mL（20,000単位/500mL）

ヘパリン（10,000単位/10mL）	2A	20,000単位
5％ブドウ糖（500mL）	1bag	500mL

使い方：ヘパリン原液4mL静注し、精密持続点滴22mL/hでスタート（50kgのとき）
※初期量は80単位/kg静注し、18単位/kg/hで持続静注
※最初24時間は6時間ごとにaPTTを測定し1.5〜2.5倍でコントロール。その後24時間ごと。

I章 ER・ICUでよく使う薬剤

aPTT（秒）	投与変更量（単位 /kg/h）	追加処置	次の aPTT 測定
＜ 35（＜ 1.2 ×正常）	＋ 4	80 単位 /kg 追加静注	6
35〜45（1.2〜1.5 ×正常）	＋ 2	40 単位 /kg 追加静注	6
46〜70（1.5〜2.3 ×正常）	0	0	6
71〜90（2.3〜3.0 ×正常）	－ 2	0	6
＞ 90（＞ 3 ×正常）	－ 3	1 時間点滴中止	6

必須知識

ヘパリン起因性血小板減少症（HIT）とは

ヘパリンと血小板の複合体への免疫反応が原因と考えられており、血小板減少が起こるとともに、出血ではなく全身性の血栓形成が起こる。

ヘパリン投与中の患者（ヘパリンロックも含む）で、①原因不明の血小板減少症（50%以上）＋②ヘパリンで抗凝固療法を行っているにもかかわらず原因不明の血栓症（深部静脈血栓・肺塞栓、急性心筋梗塞、脳梗塞、急性動脈閉塞など）の発症や増悪をみたら必ず疑う。

特に生命に危険のある HIT は、ヘパリン投与開始から 5〜10 日後に発症（ヘパリン曝露があればさらに早い）する。

治療は、①即座にヘパリンを中止することと、②ヘパリン以外の抗凝固療法を行う。国内で使用可能な抗凝固療法としてはワルファリン、アルガトロバン、フォンダパリヌクスがある。アルガトロバン持続静注を行いながら、ワルファリンを開始し、ワルファリンの効果が出るのを確認してアルガトロバン中止、で対応することが多い。

HIT の予防には、ヘパリンを使用しないこと（ルートロックも含む）が挙げられる。このときのルートロックは生理食塩液で行う。当然ながら低分子ヘパリンも HIT を起こすため、HIT の既往があれば低分子ヘパリンも禁忌である。

一般名

フォンダパリヌクスナトリウム

分類 合成 Xa 阻害薬

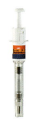

商品名

アリクストラ® 1.5mg/0.3mL・2.5mg/0.5mL・5mg/0.4mL・7.5mg/0.6mL 皮下注製剤

一般名

アルガトロバン水和物

分類 直接トロンビン阻害薬

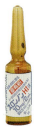

商品名

スロンノン®HI 10mg/2mL

一般名

ナファモスタットメシル酸塩

商品名

フサン® 10mg/1V・50mg/1V

分類

蛋白分解酵素阻害薬

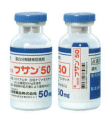

1分でわかる必須ポイント

❶ 合成Xa阻害薬フォンダパリヌクスはXa因子阻害により抗凝固能を発揮する。モニタリングはできない。副作用は出血傾向である。

❷ 直接トロンビン阻害薬アルガトロバンはトロンビン（Ⅱa因子）阻害により抗凝固能を発揮する。モニタリングとしてaPTTを用いる。副作用は出血傾向である。

❸ 蛋白分解酵素阻害薬ナファモスタットはセリンプロテアーゼ阻害薬であり、Xa、XIIa、Ⅱa因子を阻害し抗凝固能を発揮する。モニタリングとしてaPTTおよびACT（活性化凝固時間）を用いる。副作用は、ショック、アナフィラキシー、高カリウム血症、血小板減少、白血球減少がある。

ナースの注意点

投与前

注意：血液をサラサラにする薬剤のため出血する危険性があり、いったん投与すると抗凝固作用が長引いてしまう可能性がある。

確認：初期投与量・持続静注投与量の確認、皮下注の投与量について必ず確認する。

投与中

注意：過量投与や急速投与によって出血のリスクがある。またアレルギー反応が起こることがあり（特に蛋白分解酵素阻害薬：ナファモスタット）、投与中のバイタルサイン、投与部位（ルート刺入部、皮下注部位）の出血の有無には十分注意する。

投与後

注意：アルガトロバン、ナファモスタットはaPTTでモニタリングが可能で、作用時間も静注を中止すれば短期間であるが、フォンダパリヌクスは皮下注で作用持続時間が長いため効果が遷延する。止血困難、出血持続となる可能性があり、動脈・静脈ルート刺入部、胃管・尿道カテーテル、ドレーンなどルート類からの出血に十分に注意する。

ER・ICUでの典型的なケース

症例①：1週間前から徐々に増悪する呼吸苦でERを受診した60歳男性。90kg。採血でD-ダイマー高値のため、胸部造影CTを施行し右肺動脈に造影欠損像あり。肺塞栓の診断でアリクストラ®7.5mg皮下注での治療を開始しICU入室。入院当日よりワルファリン5mg内服開始し、徐々に酸素化改善し、5日目にPT-INR 2.3を確認しアリクストラ®中止となった。

解説：肺塞栓の典型的なケースで、フォンダパリヌクス皮下注による抗凝固療法を行っている。ワーファリンを初日より使用し、抗凝固能が十分であることを確認し5日目にフォンダパリヌクスを終了している。

各論　I章　ER・ICUでよく使う薬剤

ER・ICUでの典型的なケース

症例②：HITの既往がある45歳女性。卵巣癌術後。周術期に弾性ストッキング、間欠的空気圧迫法でのDVT予防を行った。術後4日目より右下肢の腫脹あり、下肢静脈エコーでDVTあり。スロンノン®持続静注で治療を開始しaPTT延長を確認し、翌日からワルファリン内服併用を開始した。

解説：HITの既往があり未分画ヘパリン、低分子ヘパリンが使用できず、直接トロンビン阻害薬アルガトロバンで抗凝固療法を行ったケースである。HITの既往がある場合、直接トロンビン阻害薬のアルガトロバン以外に、合成Xa阻害薬のフォンダパリヌクスも抗凝固療法として用いることができる。

ER・ICUでの典型的なケース

症例③：血液維持透析中の55歳女性。大腿骨頸部骨折術後の全身管理目的でICU入室。創部出血・血行動態に問題なく、術翌日にICUにて定期に血液維持透析を施行。抗凝固薬としてフサン®を使用し20mg/hで4時間透析を行った。

解説：周術期の血液透析患者で半減期が短いフサン®を使用して血液透析を施行したケースである。

使用にあたってのポイント！

合成Xa阻害薬
- フォンダパリヌクスをDVT/PE治療で用いる場合、体重によって投与量が変わる。
- アリクストラ®治療投与量：体重50kg未満：5mg、体重50〜100kg：7.5mg、体重100kg超：10mg 皮下注

直接トロンビン阻害薬
- DVT/PE治療でアルガトロバンを用いる場合、経口抗凝固薬・ビタミンK拮抗薬のワルファリンへ変更する場合、必ず5日間は両薬剤を併用しワルファリンが十分に効果が出るのを確認してから終了する。

蛋白分解阻害薬
- 蛋白分解酵素阻害薬のナファモスタットはアナフィラキシーの報告があり、直接血管内投与する薬剤であることから症状が急激に生じるため、投与開始時は急変時に迅速に対応できるようにしておく必要がある。

必須知識

- 合成Xa阻害薬フォンダパリヌクスは、国内では唯一皮下注によりDVT/PEの治療を可能にした薬剤である（世界的には低分子ヘパリンも皮下注でDVT/PEの治療に用いられる）。
- 直接トロンビン阻害薬アルガトロバンは、HITの既往がある患者での急性期の抗凝固療法に用いられる。
- 蛋白合成阻害薬ナファモスタットは、国内では急性血液浄化療法での抗凝固に用いられることが多い。また、膵炎、DICでも用いられることがある。

もっとわかる パワーアップポイント

抗凝固薬内服中の出血への対応

抗凝固療法中の患者が出血した場合、まず局所処置（圧迫、ガーゼパッキング、縫合など）で止血可能かどうかを検討する。これら局所処置で止血可能な場合、必ずしも抗凝固療法を中断する必要はない。

しかし大出血した場合（消化管、後腹膜、頭蓋内など）、いったん抗凝固療法を中断し、循環管理および必要に応じて血液製剤（赤血球液〔red blood cells；RBC〕、新鮮凍結血漿〔fresh frozen plasma；FFP〕、濃厚血小板〔platelet concentrate；PC〕）を準備する。また抗凝固薬の拮抗薬投与を検討する（表1）。拮抗薬についてはⅠ章25「止血薬」の静注用人プロトロンビン複合体製剤（p.235）も参照のこと。

表1　抗凝固薬の拮抗薬

薬剤	拮抗薬
抗凝固薬（静注、皮下注）	
未分画ヘパリン（unfractionated heparin；UFH）	投与中止、硫酸プロタミン 25mg 投与
低分子ヘパリン（low molecular weight heparin；LMWH）	・投与中止、硫酸プロタミン 25mg 投与 ・遺伝子組み換え活性型第Ⅶ因子製剤 rVIIa 50〜90μg/kg
フォンダパリヌクス	・投与中止 ・遺伝子組み換え活性型第Ⅶ因子製剤 rVIIa 90μg/kg
アルガトロバン	・投与中止 ・デスモプレシン（DDAVP：0.3μg/kg） ・トラネキサム酸 10mg/kg、6〜8時間ごと ・新鮮凍結血漿（FFP）（効果不明）
ナファモスタット	投与中止
経口抗凝固薬	
ワルファリン	・ビタミンK 2.5〜5mg 経口または 5〜10mg 静注 ・新鮮凍結血漿（FFP）8〜15mL/kg ・プロトロンビン複合体濃縮製剤（PCC）25〜100単位/kg ・遺伝子組み換え活性型第Ⅶ因子製剤 rVIIa 10〜90μg/kg
NOACs/DOACs　※NOACs/DOACsはダビガトラン以外特異的な拮抗薬はない	
第Xa因子阻害薬（リバーロキサバン、アピキサバン、エドキサバン）	・プロトロンビン複合体濃縮製剤（aPCC）50単位/kg ・遺伝子組み換え活性型第Ⅶ因子製剤 rVIIa 90μg/kg
直接トロンビン阻害薬（ダビガトラン）	・イダルシズマブ 5g ・活性炭投与（最終内服2時間以内ならば） ・遺伝子組み換え活性型第Ⅶ因子製剤 rVIIa 60〜90μg/kg ・プロトロンビン複合体濃縮製剤（PCC）25〜100単位/kg ・腎機能低下の場合、血液透析を考慮

各論 I章 ER・ICUでよく使う薬剤

パッとわかる 各薬剤の基礎知識

一般名（商品名）	作用機序	副作用	投与方法・投与量	作用発現・持続時間	
未分画ヘパリン、低分子ヘパリン					
未分画ヘパリン ヘパリンナトリウム、 ヘパリンカルシウム 低分子ヘパリン エノキサパリンナトリウム （クレキサン®） ダルテパリンナトリウム （フラグミン®）	ヘパリン：Xa因子、トロンビン（IIa因子）阻害 低分子ヘパリン：Xa因子阻害	出血傾向、高カリウム血症、ヘパリン誘発性血小板減少症	・PE治療：各論参照 ・DVT予防：ヘパリンカルシウム 5,000単位 12時間ごとに皮下注 ・DVT予防：クレキサン® 4,000IU を 24時間ごとに皮下注	未分画ヘパリン 静注 発現：数分 持続：数時間 皮下注 発現：数十分 時間：約8～12時間 低分子ヘパリン 静注 発現：数十分 持続：数時間 皮下注 発現：数十分 持続：約12時間	→ p128
合成Xa阻害薬					
フォンダパリヌクスナトリウム （アリクストラ®）	Xa因子阻害	出血傾向 ※腎代謝	・DVT予防：2.5mg 1日1回皮下注 ・PE治療：5mg 1日1回皮下注	皮下注 発現：数十分 持続：約24時間以上	→ p130
直接トロンビン阻害薬					
アルガトロバン水和物 （スロンノン®）	トロンビン（IIa因子）阻害	出血傾向 ※肝代謝	・脳血栓症：1日 60mg 24時間持続静注を2日、その後5日間は10mg 3時間かけて1日2回 ・HITでの使用：各論参照	静注 発現：数分 持続：数十分	→ p130
蛋白分解酵素阻害薬					
ナファモスタットメシル酸塩 （フサン®）	Xa、IIa、XIIa阻害	出血傾向、顆粒球減少、高カリウム血症 ※肝代謝	・プライミング時：20mg で洗浄、充てん ・透析時：20～50 mg/h 持続注入ラインから注入 ※膵炎、DICで用いられることがある	発現：数分 持続：数分	→ p131

⑯ 経口抗凝固薬

洛和会音羽病院 ICU/CCU
大野博司

"経口抗凝固薬"ってなあに？

臨床現場で経口抗凝固薬が使用される場合は大きく3つに分かれる。
① 心房細動による脳梗塞一次・二次予防
② 深部静脈血栓症（deep venous thrombosis；DVT）／肺塞栓（pulmonary embolism；PE）の二次予防
③ 人工弁置換後など人工物による血栓形成予防

ERおよびICUですでに経口抗凝固薬を投与されている患者に接する際には、どの目的で抗凝固薬が使用されているかを確認しなければいけない。

最近使用可能になった経口抗凝固薬は「新規経口抗凝固薬（novel oral anticoagulants；NOAC）」または「直接経口抗凝固薬（direct oral anticoagulants；DOACs）」といい、以前からのビタミンK拮抗薬であるワルファリンとは異なる作用機序・特徴を持つ。

こうして効きます！ひとめでわかる作用機序

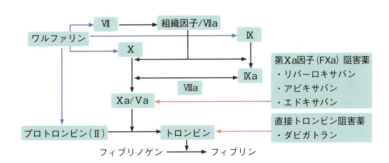

ポイント
- 出血した場合、①一次止血、②二次止血の2つの機序が働き止血。
- 一次止血は血小板が中心（I章14「抗血小板薬」参照）。
- 二次止血は凝固因子が中心。

作用メカニズム
- 二次止血の血液凝固カスケードとワルファリン、新規経口抗凝固薬（NOAC）の作用部位は上記の通り。
- たくさんある凝固因子の中でも、特に①活性化Xa因子と、②活性化Ⅱa因子（トロンビン）が大切。
- 現在使用可能な経口抗凝固薬はこの2つのどちらかないし両方をブロックすることで"血液をサラサラにする"作用を発揮する（ワルファリンは例外的にⅡ、Ⅶ、Ⅸ、Xの4つであるが、やはりXaとⅡaを含む）。

総論

I章 ER・ICUでよく使う薬剤

ER・ICUドクターはこう使い分ける！

ERおよびICUで新規に経口抗凝固薬を開始する場面は少ないが、各薬剤の使用適応は**表1**の通りである。

表1 臨床適応

一般名（商品名）	心房細動（AF）／脳梗塞予防	深部静脈血栓（DVT）予防	深部静脈血栓（DVT）／肺塞栓（PE）治療	人工弁置換後の抗凝固
ワーファリン®	○	○	○	○
プラザキサ®	○	×	×	×
イグザレルト®	○	○	○	×
エリキュース®	○	○	○	×
リクシアナ®	○	○	○	×

MEMO

各論

一般名
ワルファリンカリウム

商品名
ワーファリン® 1mg/1錠・5mg/1錠

1章 16 経口抗凝固薬

1分でわかる必須ポイント

- ビタミンKの拮抗薬で肝臓でつくられるⅡ（プロトロンビン）、Ⅶ、Ⅸ、Ⅹ因子を阻害する。
- 抗凝固モニタリングとしてプロトロンビン時間（prothrombin time；PT）を国際標準化比であるPT-INRを用い、2〜2.5前後でコントロールする。
- 副作用は出血傾向と、まれではあるが皮膚壊死（プロテインCの急速な消失によって起こる）がある。

ER・ICUでの典型的なケース

症例：呼吸困難でERに搬送された寝たきり長期臥床の75歳男性。胸部造影CTにて肺動脈本幹からの分枝に造影欠損像あり。ERで酸素投与、ヘパリン3,000単位を静注して持続静注を開始した。入院当日よりワルファリン3mg内服を開始し、5日目にPT-INR 2.1を確認しヘパリンを中止し、ワルファリン継続となった。

解説：肺塞栓に対してヘパリンで抗凝固療法を開始し、初日からワルファリンを開始。ヘパリンとワルファリンを5日間かぶせ、PT-INRを確認し5日目よりワルファリン単独内服としている。

使用にあたってのポイント！

● ワルファリンの効果は個人差があること、そして薬物相互作用（表2）が多数あることが特徴である。

抗凝固薬 一般名（商品名）	投与方法・投与量	作用発現・持続時間
ビタミンK拮抗薬		
ワルファリンカリウム （ワーファリン®）	3〜5mg 1回/day ※PT-INRで調整	発現：12〜24時間、安定まで3〜4日 持続：48〜72時間

表2 ワルファリンの薬物相互作用

抗凝固作用を増強	抗凝固作用を減弱
アスピリン NSAIDs アセトアミノフェン アミオダロン ベラパミル H_2ブロッカー プロトンポンプ阻害薬 抗菌薬（アンピシリン、シプロフロキサシン、セファゾリン、エリスロマイシン、メトロニダゾールなど）	ジソピラミド 抗痙攣薬（カルバマゼピン、フェニトイン） リファンピシン ビタミンK

各論

I章　ER・ICUでよく使う薬剤

必須知識　ヘパリン持続静注とワルファリン内服を併用する理由

　ヘパリン持続静注とワルファリン内服については、いったんPT-INRが2.0以上となっても5日間は両薬剤を重ねて使う。PT-INRが3日程度で目標値に到達しても、安定するまで5～7日かかるからである。

ワルファリン内服中の出血への対応（I章15「静注抗凝固薬」表1：抗凝固薬の拮抗薬〔p.133〕参照）

　ワルファリン内服中に出血した場合は、出血の程度により、内服中止の上、適宜ビタミンK、新鮮凍結血漿（fresh frozen plasma；FFP）、プロトロンビン複合体濃縮製剤PCC（ケイセントラ®→I章25「止血薬」〔p.235〕参照）を用いる。

〈新規経口抗凝固薬（NOACs/DOACs）〉

一般名
ダビガトランエテキシラートメタンスルホン酸塩

商品名
プラザキサ®　75mg/1カプセル・110mg/1カプセル

一般名
リバーロキサバン

商品名
イグザレルト®　10mg/1錠・15mg/1錠

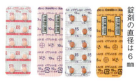

錠剤の直径は6mm

一般名
アピキサバン

商品名
エリキュース®　2.5mg/1錠・5mg/1錠

16 経口抗凝固薬

一般名
エドキサバントシル酸塩水和物

商品名
リクシアナ® 15mg/1錠・30mg/1錠・60mg/1錠

1分でわかる必須ポイント

- 凝固カスケードのトロンビン（Ⅱa因子）、Xa因子を阻害して抗凝固能を発揮する。
- 腎機能により投与量が変わるため、クレアチニン・クリアランス CCr（mL/min）を投与前に求める。
- 副作用は出血傾向である。
- ワルファリンと異なり個人差が少なく、投与量の微調整の必要がない。
- ワルファリンと異なり速やかに効果発現し、持続時間も24時間以内に消失する。

ER・ICUでの典型的なケース

症例：動悸でERを受診した70歳男性。高血圧、糖尿病の既往あり、体重75kg。バイタルサインは心拍数120/min台で、12誘導心電図で心房細動（AF）。X線、血液検査、心エコーは特に問題なし。腎機能正常。動悸の持続が昨日からであり、ベラパミル点滴静注し80/min台となるもAFが持続したため、イグザレルト®15mgを内服してもらい、翌日に日中の循環器内科外来を受診してもらうことになった。

解説：特に出血の既往のない、ADLが自立した男性の発作性AFのケース。ERでCa拮抗薬のベラパミルでレートコントロールのみ行い、塞栓症のリスク（CHADS₂：2点）があるためNOACを内服してもらい外来受診となった。

＊CHADS₂スコア：心不全1点、高血圧1点、年齢≧75歳、糖尿病1点、脳梗塞やTIAの既往2点

使用にあたってのポイント！

新規経口抗凝固薬 一般名（商品名）	投与方法・投与量	作用発現・持続時間
ダビガトランエキテシラートメタンスルホン酸塩 （プラザキサ®）	150mg 2回/day、 ① CCr 30〜50mL/min、② P糖蛋白阻害薬内服中＊、③出血の危険性が高い患者＊＊ → 110mg 回/day ※クレアチニン・クリアランス（CCr）30mg/min未満では使用できない	発現：1〜3時間 持続：12時間
リバーロキサバン （イグザレルト®）	15mg 1回/day、 CCr 15〜49mL/min → 10mg 1回/day ※クレアチニン・クリアランス（CCr）15mg/min未満では使用できない	発現：2〜4時間 持続：12時間

新規経口抗凝固薬 一般名（商品名）	投与方法・投与量	作用発現・持続時間
アピキサバン （エリキュース®）	5mg 2回/day、 ①80歳以上、②体重60kg以下、③血清クレアチニン1.5mg/dL以上の2つ以上あり→2.5mg 2回/day ※クレアチニン・クリアランス（CCr）15mg/min未満では使用できない	発現：1〜4時間 持続：12時間
エドキサバントシル酸塩水和物 （リクシアナ®）	60mg 1回/day、 ①体重60kg以下、②P糖蛋白阻害薬内服中＊、③CCr 15〜50mL/min→30mg/day ※クレアチニン・クリアランス（CCr）15mg/min未満では使用できない	発現：1〜2時間 持続：12時間

＊P糖蛋白阻害薬：ベラパミル、アミオダロン、キニジン、マクロライド系抗菌薬（エリスロマイシン、クラリスロマイシン、アジスロマイシン）、免疫抑制薬（タクロリムス、シクロスポリン）、HIVプロテアーゼ阻害薬（リトナビル、ネルフィナビル、サキナビル）

＊＊出血の危険性が高い患者：70歳以上、消化管出血の既往

必須知識

新規経口抗凝固薬（NOACs/DOACs）内服中の出血への対応
（I章15「静注抗凝固薬」表1：抗凝固薬の拮抗薬〔p.133〕参照）

NOACs/DOACs内服中に出血した場合は、ダビガトランでは特異的拮抗薬イダルシズマブを使用する。他のリバーロキサバン、アピキサバン、エドキサバンでは特異的な拮抗薬がない。ワルファリンと異なり半減期が短く腎排泄であるため、①最終内服時間、②腎機能を把握した上で内服中止し、適宜新鮮凍結血漿（FFP）、プロトロンビン複合体濃縮製剤（PCC）、ヒト遺伝子組換え型第Ⅶ因子使用を考慮する。

パワーアップポイント

🔴 手術時、処置時の抗凝固薬内服の考えかた

外科的手術・侵襲的検査時の抗凝固薬の取り扱いについては、

> ① 抗凝固療法中止による血栓リスク
> ② 手術・検査による出血リスク
> ③ 抗凝固薬の半減期、患者の状態（特に腎機能）

を考慮して抗凝固薬中止の有無、未分画ヘパリン持続静注切り換えの有無、再開のタイミングを決定する。

ワルファリンは半減期が長いため手術・処置4〜5日前に中止し、血栓リスクが高い場合、ヘパリン持続静注のブリッジングセラピーを行う。

1. 血栓低〜中等度リスク群でブリッジングセラピーなし、DVT 予防で LMWH を使用する場合

術前−5	術前−4	術前−3	術前−2	術前−1	術当日
ワルファリン術前最終投与				・PT-INR チェック：≧1.5 でビタミン K 1mg 内服 ・手術 12 時間前に LMWH[※1] 予防量皮下注（または LDUH[※2] 皮下注）	術前−1 で PT-INR≧1.5 なら再チェック

2. 血栓高リスク群、ヘパリンによるブリッジングセラピー考慮の場合

術前−5	術前−4、3	術前−2	術前−1	術当日
ワルファリン術前最終投与		PT-INR チェック ①≧2.0 でビタミン K 1mg 内服し術前−1 に再チェック ②1.5〜2.0 でビタミン K 1mg 内服し術前−1 に再チェック。未分画ヘパリン静注治療量、治療量 LMWH 皮下注開始 ③≦1.5 で未分画ヘパリン静注治療量、治療量 LMWH 皮下注開始	・術前−2 で PT-INR≧1.5 で PT-INR 再チェック ・PT-INR≧1.5 でビタミン K 1mg 内服 ・治療量 LMWH 皮下注は手術 24 時間前に中止 ・未分画ヘパリン静注治療量では 6 時間ごとに aPTT での投与量調整を行う	・術前−1 で PT-INR≧1.5 なら再チェック ・未分画ヘパリン静注治療量は手術 6 時間前に中止

※1 LMWH：低分子量ヘパリン、※2 LDUH：低用量未分画ヘパリン
※未分画ヘパリン静注治療量、治療量 LMWH は I 章 15「静注抗凝固薬」(p.126) を参照

　一方、NOACs/DOACs では腎機能と出血リスクに合わせて手術・処置前の中止時期を決める（**表 3**）。一般的に NOACs/DOACs では周術期のヘパリン持続静注でのブリッジングセラピーは不要である。

表 3　周術期の NOACs の取り扱い

NOACs	商品名	腎機能 Ccr (mL/min)	手術・処置前の中止時期	
			出血低リスク	出血高リスク
ダビガトラン	プラザキサ®	>50	1 日	2 日
		30〜50	2 日	4 日
リバーロキサバン	イグザレルト®	>50	1 日	2 日
		30〜50	1 日	2 日
		15〜30	2 日	3 日
アピキサバン	エリキュース®	>50	1 日	2 日
		30〜50	2 日	3 日
		15〜30	2 日	3 日
エドキサバン	リクシアナ®	>50	1 日	2 日
		30〜50	1 日	2 日
		15〜30	2 日	3 日

※出血高リスクの手術・処置：前立腺・腎手術、大腸ポリープ切除術、肝臓・脾臓手術、人工関節置換術、悪性腫瘍手術、開心術、脳外科手術

パッとわかる 各薬剤の基礎知識

一般名（商品名）	作用機序	副作用	
ビタミンK拮抗薬			
ワルファリンカリウム（ワーファリン®）	Xa因子、トロンビン（Ⅱa因子）、Ⅶa因子、Ⅸa因子阻害	出血傾向、皮膚壊死	→ p137
NOAC			
直接トロンビン阻害薬 ダビガトランエテキシラートメタンスルホン酸塩（プラザキサ®）	トロンビン（Ⅱa）因子阻害	出血傾向	→ p138
Xa阻害薬 リバーロキサバン（イグザレルト®） アピキサバン（エリキュース®） エドキサバントシル酸塩水和物（リクシアナ®）	Xa因子阻害	出血傾向	→ p138

※投与方法・投与量・作用発現・持続時間は各論を参照

表4 腎機能の指標：クレアチニン・クリアランス（CCr〔mL/min〕）の計算式

男 $CCr (mL/min) = \dfrac{(140 - 年齢) \times 体重 (kg)}{72 \times 血清クレアチニン (mg/dL)}$

女 $CCr (mL/min) = 0.85 \times CCr (男)$

総論

⑰ 循環作動薬

大同病院 救急科長 救急センター長 ICU 室長
田村有人

"循環作動薬" ってなあに？

　ERやICUではショックの患者に対応する局面が多い。血圧が低下してくる非代償性ショックとなっている場合は緊急事態であり、時間的猶予はないため、速やかに血管収縮作用や強心作用を持った薬剤を投与する必要がある。循環作動薬は「強心薬」「昇圧薬」とも呼ばれる。

　作用機序別に、心筋の収縮力を上げる薬剤、末梢血管を収縮させる薬剤がある。ショックは「循環血液量減少性ショック」「心原性ショック」「血液分布異常性ショック」「閉塞性ショック」に分類され、ERやICUの現場では身体所見や各種検査を行い、その結果から考えうるショックの原因を速やかに鑑別し、おのおのに適した循環作動薬を選択する必要がある。

こうして効きます！ ひとめでわかる作用機序

心筋細胞への作用
- 交感神経 → β1受容体 → 心筋細胞
- β1受容体刺激：ドパミン（中等量）、ドブタミン
- アデニル酸シクラーゼ
- ATP → cAMP → 5'AMP
- PDEⅢ（ホスホジエステラーゼⅢ）
- PDEⅢ阻害：ミルリノン
- 心筋収縮力↑ 心拍数↑

血管平滑筋への作用
- α1受容体刺激：ドパミン（高用量）、ノルアドレナリン
- α1受容体 → G蛋白 + ホスホリパーゼC
- V1a受容体刺激：バソプレシン
- PiP2 → ↑IP3
- 細胞質へのCa²⁺取り込み↑
- カルモジュリン依存性プロテインキナーゼ
- 血管収縮↑

ポイント
- 心筋細胞内のcAMP（環状アデノシンーリン酸）が増加すると心筋収縮力が上昇する。
- ドパミンは、投与量が中等量のときと高用量のときとで作用が異なる。

作用メカニズム
- ドパミンやドブタミンはアドレナリンβ₁受容体を刺激することで、ミルリノンはホスホジエステラーゼⅢの作用を阻害することで心筋細胞内のcAMPの量が増加し、心筋収縮力が上昇する。
- ノルアドレナリンはアドレナリンα受容体を刺激することで、バソプレシンはV1a受容体を刺激することで血管平滑筋が収縮する。

ER・ICUドクターはこう使い分ける！

　ER、ICUでは身体所見、バイタルサイン、血液検査、エコー所見などを考慮し、ショックの原因鑑別を行う。その結果で必要に応じて循環作動薬を使用する。

- 循環血液量減少性ショック（脱水、出血など）▶輸液、輸血
- 心原性ショック（虚血性心疾患、心筋症など）▶ドパミン（中等量）、ドブタミン、ミルリノン
- 閉塞性ショック（心タンポナーデ、緊張性気胸など）▶心嚢ドレナージ、脱気
- 血液分布異常性ショック（敗血症、頸髄損傷など）▶輸液、ノルアドレナリン、バソプレシン、ドパミン（高用量）

　ただし最近は、虚血性心疾患では心筋酸素消費量を増やしたくないためドパミン、ドブタミンの使用は控えられ、また敗血症においても、催不整脈作用のためドパミンの使用が控えられるようになってきている。

　循環作動薬の主な昇圧機序として、心筋収縮力増加作用を有する薬剤にドパミン（中等量）、ドブタミン、ミルリノンがあり、末梢血管収縮作用を有する薬剤にドパミン（高用量）、ノルアドレナリン、バソプレシンがある。ER・ICUではショックの原因検索を速やかに行い、心筋収縮力低下が原因である心原性ショックに対しては前者が、末梢血管拡張が原因である血液分布異常性ショックに対しては後者が使用される。

もっとわかる パワーアップポイント

① ショックアプローチ

ショックとは、循環が破綻することで全身が組織灌流障害に陥り、組織（細胞）の酸素代謝障害を来している状態をいう。組織（細胞）の酸素代謝障害が続くことにより、細胞死から臓器障害、多臓器不全へ移行する。

ショックは以下の4つに分類される**（表1）**。そのおのおのの病態（ショックとなる原因）を考慮した治療戦略を立てる必要がある。使用する循環作動薬も病態に合わせて選択する。

表1　ショックの分類

分類	機序	具体的疾患例（病態）	治療アプローチ
循環血液量減少性（hypovolemic shock）	出血性	外傷、消化管出血、弛緩出血	血管内の血液絶対量（循環血液量）減少の補正が必要。十分量の輸液、輸血を行う。基本的に循環作動薬は使用しない。
	脱水	熱中症、下痢・嘔吐、糖尿病性ケトアシドーシス	
	血管透過性亢進	熱傷、急性膵炎	
心原性（cardiogenic shock）	心筋性	急性冠症候群、心筋炎、心筋症	心筋収縮力低下が原因の場合は、収縮力を上げる作用を持つ循環作動薬（ドパミン、ドブタミン、ミルリノン）を考慮する。徐脈による心拍出量低下の場合は、ペースメーカーによる脈拍数確保を考慮する必要がある。
	不整脈性（徐脈）	洞不全症候群、房室ブロック	
	機械性	弁膜症	
閉塞性（obstructive shock）	心血管閉塞	急性肺動脈血栓塞栓症	閉塞機序を至急に解除する必要がある。肺動脈血栓溶解療法や、心嚢液穿刺（ドレナージ）、脱気などを行う。循環作動薬使用によりショックを離脱させることは困難。
	心外圧迫	心タンポナーデ、緊張性気胸	
血液分布異常性（distributive shock）	敗血症性	重症感染症	全身の末梢血管で血液がプーリングされることにより静脈還流が減少、それに伴い心拍出量も減少する。十分量の補液を行うが、それでも不十分な場合には、末梢血管収縮力のある循環作動薬（ノルアドレナリン、バソプレシン）を考慮する。
	アナフィラキシー	食物、薬剤アレルギー、蜂刺症、マムシ咬症	
	神経原性	脊髄損傷、迷走神経反射	

各論

I章　ER・ICUでよく使う薬剤

一般名
ドパミン塩酸塩

商品名
イノバン®注 0.3%シリンジ 150mg/50mL 静注製剤

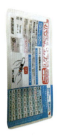

1分でわかる必須ポイント

- 中等量（10γ未満）までは$β_1$受容体刺激により心筋収縮力が増加する。
- 高用量（10γ以上）では$α_1$受容体刺激により血管平滑筋が収縮する。
- 高用量になると頻脈性不整脈が出現する可能性も高いため、厳重なモニター管理が必要。

ナースの注意点

投与前

- **確認**　投与ルートを確認する。血管外に漏れた場合に壊死を生じる可能性があるため、原則中心静脈から投与する。末梢静脈からの投与の場合はできるだけ太いルートを選択する。
- **注意**　褐色細胞腫の患者には投与禁忌であり、末梢血管障害（バージャー病やレイノー症候群など）の患者は症状が増悪する危険性があるため慎重に投与する。

投与中

- **モニタリング**　投与中は、血圧（中等量から高用量投与時には観血的動脈圧測定ライン留置が望ましい）と脈拍を含めた全身のモニタリングをしっかり行い、投与量を調整していく。
- **注意**　過度な頻脈となった場合には投与量を調整（減量、中止）し、昇圧効果不十分と判断される場合には、他の循環作動薬の併用もしくは切り替えを考慮する。
- **注意**　投与ラインの屈曲や同一ラインから急速静注薬を投与したりすることで体内へ投与される量が変動するため、ルート管理に注意する。
- **注意**　高用量投与中は、新しいシリンジへの切り替え時であっても血圧が低下することが多い。可能であれば並列交換が望ましい。

投与後

- **注意**　終了（中止）直後はまだルート内に薬剤が残存している。すぐにルートから急速静注薬などを投与しないようにする。

ER・ICUでの典型的なケース

症例：80歳男性。自宅で倒れているところを家人が発見し救急要請され、ERへ搬送された。心肺蘇生アルゴリズムに従い胸骨圧迫、呼吸管理（気管挿管）、3～5分ごとのアドレナリン静脈内投与を繰り返した。20分後に自己心拍再開（return of spontaneous circulation；ROSC）が得られた。意識レベルはJCS Ⅲ-300、脈拍は50/min、血圧は70/30mmHgであった。イノバン®注0.3%シリンジを5mL/hから開始。蘇生後、全身管理を目的にICU入院となった。

解説：心肺停止蘇生例。心拍再開したが、血圧が低く、かつ脈拍も少ない状況であった。$β_1$受容体刺激作用による心筋収縮力増加を期待しドパミンを選択。徐脈傾向のためドパミンの頻脈化も利用できると判断。

使用にあたってのポイント！

- プレフィルドシリンジ（150mg/50mL）を利用することで、投与開始までの時間を短縮することが可能である。
- プレフィルドシリンジがない場合には、イノバン®注100mg（100mg/5mL）を使用する。
- イノバン®注100mg 3A＋生理食塩液85mL（300mg/100mL）とする（プレフィルドシリンジと同じ濃度）。
- 何γかは、同じ流量であっても患者の体重によって異なる。プレフィルドシリンジは50kg換算で、1mL/hが1γにあたる。

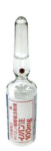

必須知識 — 敗血症性ショックに対する循環作動薬①

敗血症性ショックは、末梢血管拡張による血液分布異常性ショックが主体である。しかし、ドパミンを使用することで心房細動など不整脈発生率がノルアドレナリンに比較し約2倍に高まる可能性が報告[1]されている。そのため、頻脈が存在する場合や不整脈の危険性を伴う場合にはドパミンの使用には注意が必要であり、ノルアドレナリンを第一選択とする。

一般名
ドブタミン塩酸塩

商品名
ドブポン®注0.3%シリンジ 150mg/50mL 静注製剤

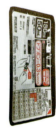

1分でわかる必須ポイント

- β_1受容体刺激作用により心筋収縮力が増加することで血圧が上昇する。
- 軽度であるが、β_2受容体刺激により末梢血管抵抗が減少し、後負荷減少となり心拍出量は増加する。
- 心拍出量増加により、心筋の酸素需要は増加するため、新規の心筋虚血や不整脈発生に注意する。

ナースの注意点

投与前

- **確認** 投与ルートを確認する。血管外に漏れた場合に壊死を生じる可能性があるため、原則中心静脈から投与する。末梢静脈からの投与の場合はできるだけ太いルートを選択する。
- **禁忌** 肥大型閉塞性心筋症の患者には使用禁忌である（左心室からの血液流出路の閉塞が増強され、症状が悪化する恐れがある）。
- **確認** β遮断薬を内服している患者には効果が十分に出ない可能性がある。その場合には他の薬剤の使用も検討する。

I章　ER・ICUでよく使う薬剤

各論

投与中

- **モニタリング**　投与中は、血圧と脈拍を含めた全身モニタリングをしっかり行い、投与量を調整していく。できるだけ観血的動脈圧ライン留置が望ましい。
- **注意**　軽度ではあるが、β₂受容体やα受容体への刺激で末梢血管拡張作用がある。投与中の血圧変動に注意する。
- **注意**　投与ラインの屈曲や同一ラインから急速静注薬を投与したりすることで体内へ投与される量が変動するためルート管理に注意する。
- **注意**　高用量投与中は新しいシリンジへの切り替え時であっても血圧低下することが多い。可能であれば並列交換が望ましい。

投与後

- **注意**　終了（中止）直後はまだルート内に薬剤が残存している。すぐにルートより急速静注薬などを投与しないようにする。

ER・ICUでの典型的なケース

症例：拡張型心筋症、慢性心不全で外来通院中の80歳男性。呼吸苦が徐々に増悪し救急要請、起坐呼吸の状態でERへ搬送。O₂ 10L/min リザーバーマスク投与でSpO₂ 85%、呼吸数30/min、血圧80/40mmHg、心拍数120/min（洞性頻脈）であった。胸部X線写真にて両肺野のうっ血所見、心臓超音波にて低心機能が指摘された。酸素化改善のためNPPV（非侵襲的陽圧換気）を装着し、ドブタミンの持続投与を開始した（ドブポン®シリンジ5mL/hより）。利尿薬の投与も行った。集中管理目的にICU入室となった。

解説：低血圧が存在する心不全症例（慢性心不全急性増悪）。通常、心不全治療として使用されるカルペリチド（ハンプ®）は、末梢血管拡張作用からの血圧低下作用が強い。このような症例ではドブタミンで心筋収縮力上昇を期待する。

使用にあたってのポイント！

- プレフィルドシリンジ（150mg/50mL）を利用することで、投与開始までの時間を短縮することが可能。
- プレフィルドシリンジがない場合には、ドブトレックス®注射液100mg（100mg/5mL）を使用する。
- ドブトレックス®注射液100mg 3A＋生理食塩液85mL（300mg/100mL）とする（プレフィルドシリンジと同じ濃度）。
- 何γかは、同じ流量であっても患者の体重によって異なる。プレフィルドシリンジは50kg換算で、1mL/hが1γにあたる。

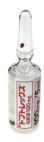

必須知識

最近はドブタミンの使用頻度は減ってきている

現在、拡張型心筋症や陳旧性心筋梗塞の患者にはβ遮断薬内服が有効といわれている（交感神経を抑制することにより心筋細胞のエネルギー代謝を適正化し、レニン・アンジオテンシン・アルドステロン系を抑制し、危険な不整脈発生を減少させる。突然死の予防となる）。そのため、心不全患者にはβ遮断薬を内服する機会が増えている。血圧低下を伴う心不全においてドブタミンの効果が不十分となる可能性もあり、他の心筋収縮力増加作用薬（PDE Ⅲ阻害薬）や末梢血管収縮薬（ノルアドレナリン）の使用も念頭に置く必要がある。

一般名

ノルアドレナリン

商品名

ノルアドリナリン® 注 1mg/1mL 静注製剤

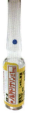

1分でわかる必須ポイント

❶ $α_1$受容体刺激により強力な末梢血管収縮作用を持つ。また、$β_1$受容体刺激による心筋収縮力増加作用もある。

❷ $β_1$受容体刺激は脈拍を上昇させようとするが、α受容体刺激による末梢血管収縮、血圧上昇に伴う圧受容体反射により結果的に徐脈傾向となる。そのため、薬剤使用による心拍出量は増加しない。

ナースの注意点

投与前

- **確認** 投与ルートを確認する。血管外に漏れた場合に壊死を生じる可能性があるため、原則中心静脈から投与する。末梢静脈からの投与の場合はできるだけ太いルートを選択する。
- **注意** 心筋の感受性を亢進させる薬剤のため、ジギタリス製剤使用患者や急性心筋梗塞などで心筋の興奮性が亢進しているときは心室性不整脈が起こりやすい。
- **注意** アルカリ性薬剤（メイロン®など）との配合変化には注意する。

投与中

- **モニタリング** 投与中は、血圧と脈拍を含めた全身モニタリングをしっかり行い、投与量を調整していく。できるだけ観血的動脈圧ライン留置が望ましい。
- **注意** 心室性不整脈の発生などに注意する。
- **注意** 投与ラインの屈曲や同一ラインから急速静注薬を投与したりすることで体内へ投与される量が変動するためルート管理に注意する。
- **注意** 高用量を長時間投与することで、末梢血管収縮作用による症状（腸管虚血：non-occlusive mesenteric ischemia；NOMI）が出現することがある。

投与後

- **注意** 終了（中止）直後はまだルート内に薬剤が残存している。すぐにルートより急速静注薬などを投与しないようにする。

ER・ICUでの典型的なケース

症例：発熱と全身倦怠感を主訴にERへ搬送された60歳女性。血圧80/40mmHg、心拍数120/min（洞調律）、SpO_2 95%（room air）、呼吸数30/min、体温39℃。乳酸上昇がみられショックと診断。心臓超音波で心機能は問題なかった。生理食塩液急速負荷にても循環回復せず、ノルアドレナリン投与を開始した（5A＋生理食塩液45mLを5mL/hから）。尿管結石による閉塞機転を原因とした尿路感染からの敗血症性ショックと考えられた。各種培養採取の上、抗菌薬投与とした。泌尿器科に尿管閉塞機転に対する対応を依頼、全身管理目的にICU入室となった。

解説：敗血症でのショックの原因の一つは血液分布異常性ショック。相対的な後負荷不足となっているため、まず十分な補液（細胞外液）の実施が重要。それでも循環が回復しない場合は血管収縮薬の使用を考慮。

第1章 ⑰ 循環作動薬

使用にあたってのポイント！

- ノルアドリナリン®注 1mg 5A ＋生理食塩液 45mL（5mg/50mL）とし、5mL/h から開始する。

必須知識 — 敗血症性ショックに対する循環作動薬②

敗血症性ショックにおいてノルアドレナリンとアドレナリンの使用を比較した研究（CAT study/CATS study）[2]では、死亡率などに有意な差は認められなかった。しかし、サブ解析で、アドレナリン投与例で有意に頻脈や乳酸アシドーシスが多かったと報告[3]された。ノルアドレナリン投与にても高度な心機能低下によりショックから離脱できない場合に限り、アドレナリンを考慮してもよい。

一般名

ミルリノン

商品名

ミルリーラ® 10mg/10mL 静注製剤

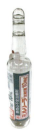

1分でわかる必須ポイント

- cAMP を特異的に分解するホスホジエステラーゼⅢを選択的に阻害し、心筋細胞内 cAMP を増加させる。心筋細胞内カルシウム濃度を上昇させ強心作用を示す。
- 強心作用の発現時に心筋酸素消費量をほとんど増加させず、心筋虚血を悪化させない。

ナースの注意点

- **確認** 投与ルートを確認する。原則、中心静脈から投与する。末梢静脈からの投与の場合はできるだけ太いルートを選択する。
- **注意** できるだけ単剤投与が望ましい。
- **禁忌** 肥大型閉塞性心筋症の患者には使用禁忌である（左心室からの血液流出路の閉塞が増強され、症状が悪化する恐れがある）。
- **注意** 腎排泄性薬剤であり、腎機能低下患者では効果が増強する可能性があるため、注意して用いる。

- **モニタリング** 投与中は、血圧と脈拍を含めた全身モニタリングをしっかり行い、投与量を調整していく。できるだけ観血的動脈圧ライン留置が望ましい。
- **注意** 心室性不整脈の発生などに注意する。
- **注意** 投与ラインの屈曲や同一ラインから急速静注薬を投与したりすることで体内へ投与される量が変動するためルート管理に注意する。

注意 終了（中止）直後はまだルート内に薬剤が残存している。すぐにルートより急速静注薬などを投与しないようにする。

ER・ICUでの典型的なケース

症例：過去に何度か心筋梗塞を発症し低心機能となり、慢性心不全として外来通院中の70歳男性。β遮断薬、ACE阻害薬、ループ利尿薬、抗血小板薬を内服していた。呼吸苦増悪と全身の浮腫が悪化してきたため循環器内科入院となった。酸素投与と利尿薬コントロールを開始したが、呼吸苦改善なく集中治療目的にICU入室となった。O_2 10L/min投与でSpO₂ 92%、呼吸数30/min、血圧90/40mmHg、心拍数110/min（洞調律）であった。心臓超音波で心機能は著明に低下していた。胸部X線では心拡大、両側肺うっ血が指摘された。酸素化低下に対してNPPV（非侵襲的陽圧換気）開始とした。昇圧としてミルリノンを開始した（ミルリーラ®注10mgを原液で1.5mL/h）。利尿薬による体液管理も継続した。

解説：虚血性心疾患、慢性心不全急性増悪の症例。β遮断薬を内服していることや、冠動脈病変もあり心筋酸素消費量を増やしたくないという判断で、カテコラミンではなくホスホジエステラーゼⅢ阻害薬を用いた心筋収縮力増加、昇圧効果を期待した。

使用にあたってのポイント！

● ミルリーラ®注10mg（10mg/10mL）を原液で使用。50μg/kgを10分で投与後に0.5μg/kg/min（0.5γ）で持続投与開始。つまり、原液を15mL/hの流速で10分間（2.5mg/2.5mL）投与し、その後1.5mL/h（0.5γ）で持続投与開始する。

必須知識

低心機能症例への昇圧薬選択は？

この薬剤は、用量依存的に右心房、乳頭筋、心筋の張力、心拍出量を増加させる。また肺動脈楔入圧や全末梢血管抵抗を減少させる。そのため、心不全において、心収縮力、心拍出量、一回拍出量、冠静脈洞血液量を増加させ、左心室拡張末期圧と全末梢血管抵抗を減少させることで症状の改善を促す。しかし、ドブタミンと比較し明らかに優れているというデータはない。末梢血管拡張作用も強く、高用量での血圧低下に注意が必要である。

I章 ER・ICUでよく使う薬剤

一般名
バソプレシン

商品名
ピトレシン® 1mL/20単位 静注製剤

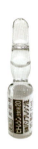

1分でわかる必須ポイント

- 血管平滑筋や心筋、腸管平滑筋に存在するバソプレシンV1a受容体に作用する。
- ホスホリパーゼCの活性化を介して細胞内Ca貯蔵部位からのCa放出を増加させ、血管収縮、血圧上昇、腸管蠕動運動促進作用を示す。

ナースの注意点

投与前
- **確認**：投与ルートを確認する。原則、中心静脈から投与する。末梢静脈からの投与の場合はできるだけ太いルートを選択する。
- **注意**：虚血性心疾患の患者に使用すると虚血が延長する可能性があるため、使用は注意が必要である。

投与中
- **モニタリング**：血圧と脈拍を含めた全身モニタリングをしっかり行い、投与量を調整していく。できるだけ観血的動脈圧ライン留置が望ましい。
- **注意**：ノルアドレナリンと併用で使用する場合、ノルアドレナリンの血管感受性を高めるため昇圧効果が増強される可能性があり注意する。
- **注意**：投与ラインの屈曲や同一ラインから急速静注薬を投与したりすることで体内へ投与される量が変動するためルート管理に注意する。

投与後
- **注意**：終了（中止）直後はまだルート内に薬剤が残存している。すぐにルートより急速静注薬などを投与しないようにする。

ER・ICUでの典型的なケース

症例：重症肺炎、敗血症性ショックでICU管理となった65歳男性。人工呼吸器による呼吸管理に加え、十分な補液を行ったが血圧70/30mmHg、心拍数110/minであった。末梢血管収縮薬としてノルアドレナリン持続投与を開始した。しかし、0.3γまで増量するもそれほど昇圧効果は認められなかった。そのためバソプレシンの持続投与（併用）を開始した（ピトレシン®5A＋生理食塩液45mLを0.5mL/hから）。併用後、血圧は120/50mmHgまで上昇がみられた。

解説：日本版敗血症ガイドライン[4]、Surviving Sepsis Campaign Guideline（SSCG 2016）[5]のいずれにおいても、敗血症性ショックの第一選択としてノルアドレナリンが推奨され、効果不十分な場合にバソプレシンの併用が考慮される。

使用にあたってのポイント！

- ピトレシン®5A＋生食45mL（100単位/50mL）を0.5～3mL/hで使用。

必須知識

敗血症性ショックに対する循環作動薬③

敗血症性ショックは、末梢血管拡張による血液分布異常性ショックが主体である。バソプレシンは強い血管収縮作用を持ち、ノルアドレナリンに次ぐ選択肢となっている。Warm shock の中には、乳酸蓄積により ATP 依存性 K チャネルが開放し、Ca^{2+} が細胞内に流入できず、NO による血管拡張作用が残存する場合がある。このような場合にはカテコラミン不応であり、バソプレシンが有効とされている[6,7]。

パッとわかる 各薬剤の基礎知識

一般名（商品名）	作用機序	副作用	投与方法・投与量	作用発現・持続時間	
ドパミン塩酸塩（イノバン®）	＜10γ：β₁受容体刺激により心筋収縮力増強　10γ≦：α受容体刺激により末梢血管収縮	頻脈、心筋虚血	5mL/h から開始（1〜20γで使用）	発現：5分以内　持続：10分以下	→p146
ドブタミン塩酸塩（ドブポン®）	β₁受容体刺激により心筋収縮増強	不整脈、腹部症状、心筋虚血	5mL/h から開始（1〜20γで使用）	発現：1〜2分後　持続：5分以下	→p147
ノルアドレナリン（ノルアドリナリン®）	α受容体刺激により末梢血管収縮	徐脈、腸管虚血	5A＋生理食塩液45mL　1〜5mL/h から開始（0.05〜0.3γで使用）	発現：数秒　持続：1〜2分	→p149
ミルリノン（ミルリーラ®）	ホスホジエステラーゼⅢ阻害により心筋収縮力増強	不整脈、血圧低下	50μg/kg を10分で投与。その後1.5mL/h から開始（0.5γ）	発現：数秒　持続：1〜2分	→p150
バソプレシン（ピトレシン®）	非アドレナリン作動性末梢血管収縮作用（血管平滑筋 V1a受容体刺激）	ショック、横紋筋融解、心不全、中枢神経障害、水中毒、無尿	5A＋生理食塩液45mL（100単位/50mL）0.5〜3mL/h で使用	発現：数秒　持続：20分程度	→p152

引用・参考文献

1) De Backer, D. et al. Comparison of dopamine and norepinephrine in the treatment of shock. N Engl J Med. 362(9), 2010, 779-89.
2) Myburgh, JA. et al. A comparison of epinephrine and norepinephrine in critically ill patients. Intensive Care Med. 34(12), 2008, 2226-34.
3) Annane, D. et al. Norepinephrine plus dobutamine versus epinephrine alone for management of septic shock: a randomised trial. Lancet. 370(9588), 2007, 676-84.
4) 日本版敗血症診療ガイドライン2016作成特別委員会. 日本版敗血症診療ガイドライン：The Japanese Clinical Practice Guidelines for Management of Sepsis and Septic Shock 2016（J-SSCG2016）. 日本集中治療医学会雑誌. 24（Supplement 2）, 2017, 232p.
5) Rhodes, A. et al. Surviving Sepsis Campaign: International Guidelines for Management of Sepsis and Septic Shock. 2016. Crit Care Med. 45(3), 2017, 486-552.
6) Barrett, LK. et al. Vasopressin: mechanisms of action on the vasculature in health and in septic shock. Crit Care Med. 35(1), 2007, 33-40.
7) Russell, JA. et al. Interaction of vasopressin infusion, corticosteroid treatment, and mortality of septic shock. Crit Care Med. 37(3), 2009, 811-8.

I章 ER・ICUでよく使う薬剤

総論

18 血管拡張薬

済生会熊本病院 救急総合診療センター 医長
菊池 忠

"血管拡張薬" ってなあに？

　血管拡張薬は文字通り血管を拡張させ、血圧を低下させる薬剤である。救急・ICU領域で静注の血管拡張薬を使用するのは、高血圧緊急症（**表1**）と呼ばれる病態においてである。

　高血圧緊急症とは、単に血圧が異常高値を示すのみならず、標的臓器障害が急速に進行し、直ちに降圧治療を開始しなければ致命的になりうる病態である。

　各臓器障害に伴い、呼吸困難、胸痛、頭痛、意識障害、局所神経脱落症状などの症状を呈する。放置すると生命に危険が及ぶため、迅速な原因診断と経静脈的降圧治療が必要である。

表1　高血圧緊急症（文献1より引用）

- 乳頭浮腫を伴う加速型－悪性高血圧
- 高血圧性脳症
- 急性の臓器障害を伴う重症高血圧
  ─アテローム血栓性脳梗塞
  ─脳出血
  ─くも膜下出血
  ─頭部外傷
  ─急性大動脈解離
  ─急性左心不全
  ─急性心筋梗塞および急性冠症候群
  ─急性または進行性の腎不全
- 脳梗塞血栓溶解療法後の重症高血圧
- カテコラミンの過剰
  ─褐色細胞腫クリーゼ
  ─モノアミン酸化酵素阻害薬と食品・薬物との相互作用
  ─交感神経作動薬の使用
  ─降圧薬中断による反跳性高血圧
  ─脊髄損傷後の自動性反射亢進
- 収縮期血圧≧180mmHg あるいは拡張期血圧≧120mmHg の妊婦
- 子癇
- 手術に関連したもの
  ─緊急手術が必要な患者の重症高血圧
  ─術後の高血圧
  ─血管縫合部からの出血
- 冠動脈バイパス術後高血圧
- 重症火傷
- 重症鼻出血

18 血管拡張薬

こうして効きます！ ひとめでわかる作用機序

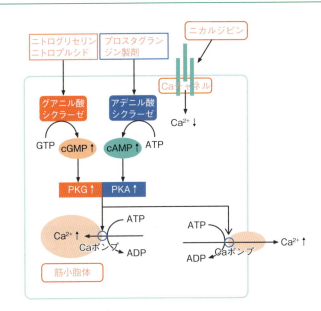

ポイント

- ニトログリセリンなどの硝酸薬やニトロプルシドは、細胞内で一酸化窒素（NO）を発生させ、グアニル酸シクラーゼを活性化し、サイクリックGMP（cGMP）の産生を増大させ、cGMP依存性プロテインキナーゼ（PKG）を活性化する。
- 活性化したPKGは、筋小胞体へのCa再取り込みの促進、細胞膜における細胞外へのCaくみ出しの促進などといった機序により細胞内Ca^{2+}濃度を減少させ、血管平滑筋を弛緩させて血管を拡張する。
- ニカルジピンなどのカルシウム拮抗薬は、細胞膜のCaチャネルに働き、Caイオンの細胞内流入を抑制することで細胞内Ca^{2+}濃度を減少させ、血管平滑筋を弛緩させる。
- プロスタグランジン製剤は、アデニル酸シクラーゼを活性化し、サイクリックAMP（cAMP）の産生を増大させ、cAMP依存性プロテインキナーゼ（PKA）を活性化する。活性化したPKAはPKGと同じような機序で細胞内Ca^{2+}濃度を減少させ、血管を拡張する。

ER・ICUドクターはこう使い分ける！

脳血管障害（脳梗塞、脳出血、クモ膜下出血）、頭部外傷
▶ニカルジピン、β遮断薬

急性大動脈解離
▶β遮断薬（またはニカルジピン）

急性左心不全
▶ニカルジピン、ニトロプルシド、ニトログリセリン

急性冠症候群（急性心筋梗塞、不安定狭心症）
▶ニトログリセリン、ニカルジピン

急性または進行性の腎不全
▶ニカルジピン

高血圧性脳症
▶ニカルジピン、β遮断薬

子　癇
▶ニカルジピン（またはβ遮断薬）

急性術後高血圧症
▶ニカルジピン（またはβ遮断薬）

もっとわかる パワーアップポイント

高血圧緊急症アプローチ

　高血圧緊急症を診断する際に重要なのは、急速に進行する臓器障害の有無である。血圧が異常高値であっても急性あるいは進行性の臓器障害がなければ緊急降圧の必要はなく、子癇や急性糸球体腎炎による高血圧性脳症や大動脈解離などでは血圧が異常高値でなくても緊急降圧が必要となる。急速な臓器障害の進行がない場合は高血圧切迫症として扱う。

　高血圧緊急症を疑ったら、病歴や症状の聴取、身体診察、必要な各種検査を行い、標的臓器障害の程度や原因疾患・病態の把握を行う。そして迅速に高血圧緊急症であるかどうかを判断し、使用する薬剤、目標とする血圧、そこに到達するまでの時間などを決定し、直ちに降圧を開始する。

　高血圧緊急症は入院治療を原則とし、集中治療室かそれに準ずる施設で管理を行う。血圧モニタリングは、非観血法での長時間のモニターは高度のカフ圧により苦痛を伴うため、観血的に行うことが望ましい。降圧薬は、降圧の程度や速度が予測でき、かつ即時に調整が可能な注射薬を用いる。必要以上の急速で過剰な降圧は、臓器灌流圧の低下により虚血性障害を引き起こす可能性が高い。従って降圧目標は、初めの1時間では平均血圧で治療前値の25％以上の降圧は行わないようにし、次の2〜6時間では160/100〜110mmHgを目標とする。しかし、急性大動脈解離、急性冠症候群、以前には血圧が高くなかった例での高血圧性脳症などでは、治療開始の血圧レベルおよび降圧目標値も低くなる。「高血圧治療ガイドライン2014（JSH2014）」には、高血圧緊急症に対する初期対応、疾患ごとの標準的治療、高血圧切迫症の取り扱いなどについて解説されており、参考にすべきである。

　高血圧緊急症では、国内での高血圧専門医制度の普及に伴い、高血圧専門医への紹介や相談が望ましいとして推奨されている。また、その原疾患により他科との連携・コンサルテーションが必要な場合がある。

各論

一般名
ニトログリセリン

商品名
- ミリスロール® 注 5mg/10mL・25mg/50mL・50mg/100mL
- ミオコール® 点滴静注 25mg/50mL・50mg/100mL

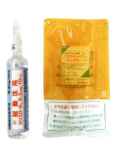

18 血管拡張薬

1分でわかる必須ポイント

静脈に対する作用の方が、動脈に対するものより強い。静脈拡張により前負荷（左室拡張末期圧）が軽減され、心室壁にかかるストレスが減るため、心筋酸素需要量が低下する。これが抗狭心症作用の主体と考えられている。抵抗血管（動脈）の拡張作用が弱いことから、降圧のためには高用量を要する。

副作用には、頭痛（頭蓋内の血管拡張による）、頻脈、悪心・嘔吐、メトヘモグロビン血症などがある。また、持続静注では投与開始から24時間以内に耐性が生じたという報告もあり、これを予防するためには毎日数時間投与を中止するなどの工夫が必要である。

ナースの注意点

投与前

確認 次のような患者には投与禁忌となっているため、該当しないかどうかチェックする。
- 右室梗塞：「必須知識」（p.158）参照。
- ED治療薬（バイアグラ®などのPDE-5阻害薬）服用後：時に回復不能の低血圧を起こす。男性に投与する際は、48時間以内にED治療薬を服用していないことを確認する必要がある。
- 肥大型心筋症：流出路狭窄を誘発したり増悪させる。
- 重症の大動脈狭窄：突然の血圧低下により循環不全となる。
- 閉鎖隅角緑内障：眼圧を上昇させる恐れがある。
- 頭部外傷または脳出血のある患者：頭蓋内圧を上昇させる恐れがある。

投与中

対応 定期的にバイタルサイン（血圧、心拍数、SpO_2）の測定を行う。

対応 血圧の目標範囲をドクターと確認しておき、範囲を逸脱する場合にはドクターコールを行う。

注意 頭痛、頻脈、悪心・嘔吐、SpO_2の低下といった副作用の出現に注意する。

ER・ICUでの典型的なケース

症例：65歳男性、陳旧性心筋梗塞（前壁）の既往あり。1週間前から咳嗽、労作時呼吸困難を認め、入院前日には起坐呼吸を認めるようになったため、救急車にて来院。来院時意識は清明、血圧200/110mmHg、心拍数100/min・整であった。頸静脈怒張および両下腿浮腫を認めた。聴診にて両肺野に喘鳴と湿性ラ音を聴取した。12誘導心電図は前回のものと変化がなかったが、胸部X線撮影にて心拡大を認め、心エコー検査にて左室駆出率（EF）が26％と低下しており、下大静脈の著明な拡張を認めた。急性左心不全を伴う高血圧緊急症と診断し、ニトログリセリンの持続静注を0.1μg/kg/minより開始し、同時にフロセミド20mgを静注した。

解説：急性冠症候群に重症高血圧が合併している場合は、降圧とともに心筋酸素消費量の減少、冠血流量の増加を図らなければならないので、ニトログリセリンが第一選択となる。この症例では陳旧性心筋梗塞の既往もあり、虚血の関与も否定はできないため、ニトログリセリンを選択した。

各論　Ⅰ章　ER・ICUでよく使う薬剤

使用にあたってのポイント！

- 塩化ビニル製の輸液セットに吸着するので専用の輸液セットが必要である。
- 遮光が必要である。
- 原液のまま、シリンジポンプまたは輸液ポンプを使用して、0.1μg/kg/min＝6μg/kg/hより投与を開始する。血圧を見ながら、目標値に達するまで0.1〜0.2μg/kg/minずつ漸増していく。

必須知識　右室梗塞の患者には禁忌！

急性心筋梗塞で右室梗塞を起こしている場合、右心系の拍出は静脈還流に依存している。この際、静脈拡張作用のある硝酸薬を投与すると、静脈還流が減少しショックとなってしまう。従って、右室梗塞の患者にニトログリセリンを投与してはならない。

一般名
ニトロプルシドナトリウム水和物

商品名
ニトプロ® 持続静注液 6mg/2mL・30mg/10mL

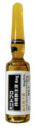

1分でわかる必須ポイント

- 動脈・静脈ともに拡張させる。作用発現が早く、持続時間が短いため、調整が容易である。
- 副作用には、SpO_2の低下、肝機能異常、頻脈、不整脈、シアン中毒などがある。また投与中止後に急激な血圧上昇などのリバウンド現象が現れることがある。

ナースの注意点

投与前
- 【確認】脳血管を拡張させ、脳血流量および頭蓋内血流量を増加させるため、頭蓋内圧亢進を起こす可能性がある。従って、高血圧性脳症や脳血管障害発症後の高血圧緊急症の治療には不向きである。
- 【確認】冠動脈の虚血が存在する患者では冠動脈血流の減少（coronary steal）を起こす場合があり、死亡率が上昇する[3, 4]。そのため、急性心筋梗塞に伴う高血圧緊急症には不向きである。

投与中
- 【対応】定期的にバイタルサイン（血圧、心拍数、SpO_2）の測定を行う。
- 【対応】血圧の目標範囲をドクターと確認しておき、範囲を逸脱する場合にはドクターコールを行う。
- 【注意】SpO_2の低下、頻脈、不整脈といった副作用の出現に注意する。
- 【注意】シアン中毒を起こす場合があるため、その症状の出現に注意する（「必須知識」〔p.159〕参照）。

投与後

注意 投与中止後に急激な血圧上昇などのリバウンド現象が現れることがあるため注意する。

使用にあたってのポイント！

- ニトプロ®持続静注液 6mg/2mL を 5%ブドウ糖注射液で希釈し total 10mL とする。
- シリンジポンプを使用して、0.25μg/kg/min＝15μg/kg/h より投与を開始する。血圧をみながら、目標値に達するまで 0.25〜0.5μg/kg/min ずつ漸増していく。
- シアン中毒予防のため、投与速度は 2μg/kg/min を超えないようにする。

必須知識 シアン中毒の発現に注意！
シアン中毒の徴候としては、耐薬性の出現（血圧が下がりにくくなる）、代謝性アシドーシスの進行、静脈血酸素含量の上昇、心電図上の ST-T 変化などがある。

一般名
ニカルジピン塩酸塩

商品名
ペルジピン® 注射液 2mg/2mL・10mg/10mL・25mg/25mL
ニカルジピン塩酸塩 注射液 2mg/2mL・10mg/10mL・25mg/25mL

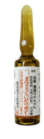
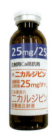

1分でわかる必須ポイント

- 主に動脈系を拡張させる。末梢血管抵抗を減じて降圧作用を示す。
- 血管拡張作用が強いため、反射性頻脈を来すことがある（0.1〜5%未満）。また、静脈炎を来すことがある（頻度不明）。
- 欠点は半減期が長いことであり、そのため作用持続がやや長く、持続静注を中止しても降圧効果が 30 分程度持続する。

ナースの注意点

投与前

確認 冠動脈血流や脳血流を奪うことなく降圧するため使いやすい。従って、ほとんどの高血圧緊急症に適応がある。

投与中

対応 定期的にバイタルサイン（血圧、心拍数、SpO_2）の測定を行う。

対応 血圧の目標範囲をドクターと確認しておき、範囲を逸脱する場合にはドクターコールを行う。

注意 SpO_2 の低下、頻脈といった副作用の出現に注意する。

投与後

注意 半減期が長いため、持続静注を中止しても降圧効果が30分程度は持続するので注意する。またその血中濃度は腎機能の影響を受けることが多いため、腎障害患者では効果の遷延に特に注意する。

ER・ICUでの典型的なケース

症例：68歳女性、健康診断にて高血圧を指摘されるも放置していた。入院5日前から頭痛、頭重感が出現し、入院当日になり、落ち着きがなく、意味不明な言動を認めるようになったため、家族が救急要請し救急車にて搬送となった。来院時不穏で、意識レベルはJCS I-3であった。血圧220/130mmHg、心拍数76/min・整、体温36.5℃であり、四肢の麻痺は認められなかった。頭部CTおよびMRI撮影を行ったが、ともに異常は認められなかった。高血圧性脳症*を疑い、ニカルジピンを2.5mg/hより開始し、その後漸増していき最終的に10mg/hで血圧を目標内にコントロールした。降圧開始4時間後から意識は清明となった。

解説：高血圧性脳症は、進行する頭痛、悪心・嘔吐、意識障害、痙攣などを伴い、巣症状は比較的まれである。このケースではニカルジピンの持続静注により良好に血圧をコントロールでき、症状も速やかに改善させることができた。

＊高血圧性脳症は、急激な著しい血圧上昇により脳血流の自動調節が破綻し脳浮腫が生じる状態で、重篤な高血圧緊急症である。長期の高血圧患者では220/110mmHg以上、正常血圧者では160/100mmHg以上で発症しやすい。脳梗塞の急性期は原則として血圧を下げることは禁忌であるため、高血圧性脳症との鑑別は非常に大事である。

使用にあたってのポイント！

- 原液のまま（または生理食塩液や5%ブドウ糖注射液で希釈して）、シリンジポンプを使用して2.5～5mg/hより投与を開始する。
- 血圧を見ながら、目標値に達するまで5分ごとに2.5mg/hずつ漸増していき、最大投与量は15mg/hとする[6]。
- 15mg/hでも血圧をコントロールすることができない場合には、他剤の併用を考慮する。

必須知識

反射性頻脈に注意！

ニカルジピンは強力な血管拡張作用を持つ。それに伴って血圧が低下すると、圧受容器反射を介して交感神経の活性化が起こり、頻脈が起こりやすい。従ってニカルジピンを投与する際には、反射性頻脈の出現に注意が必要である。もし出現した場合には、β遮断薬の併用を考慮する。

一般名

アルプロスタジル アルファデクス

商品名

プロスタンディン® 点滴静注用 500μg

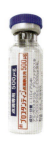

1分でわかる必須ポイント

- プロスタグランジン E1（PGE1）はアデニル酸シクラーゼを活性化し、cAMP の産生を増大させ、PKA を活性化する。活性化した PKA は PKG と同じような機序で細胞内 Ca^{2+} 濃度を減少させ、血管を拡張する。
- 全末梢血管抵抗を減少させ、血流量を増加させる。
- 副作用には、静脈炎、SpO_2 低下（HPV 抑制）、頻脈、不整脈、ST 上昇・低下などがある。

ナースの注意点

投与前

確認 次のような患者には投与禁忌となっているため、該当しないかどうかチェックする。
- 非代償性の高度の出血、ショック状態および呼吸不全の患者、未治療の貧血患者
- 妊婦または妊娠している可能性のある女性患者

投与中

対応 定期的にバイタルサイン（血圧、心拍数、SpO_2）の測定を行う。

対応 血圧の目標範囲をドクターと確認しておき、範囲を逸脱する場合にはドクターコールを行う。

注意 SpO_2 の低下、頻脈、不整脈といった副作用の出現に注意する。

使用にあたってのポイント！

- プロスタンディン® 点滴静注用（500μg）1 バイアルを輸液 20mL（または 100mL）に溶解し、シリンジポンプを使用して、0.025〜0.05μg/kg/min ＝ 1.5〜3μg/kg/h より投与を開始する。
- 血圧を見ながら、目標値に達するまで 0.025μg/kg/min ずつ漸増していく。

I章　ER・ICUでよく使う薬剤

必須知識
PGE1のもたらすさまざまな効果

- PGE1にはその他、血小板凝集抑制、肺動脈圧降下、脳圧低下作用などがある。
- 動脈管拡張作用があり、動脈管依存性先天性心疾患における動脈管の開存に有効である。
- 末梢血管拡張作用による末梢臓器への循環改善効果もある。
- しかし、"外科手術時の異常高血圧の救急処置" および "外科手術時の低血圧維持" のみが保険適用とされている。
- 本来の適応ではないが、近年、非閉塞性腸管虚血症（nonocclusive mesenteric ischemia；NOMI）や末梢動脈疾患（peripheral arterial disease；PAD）急性増悪に対して使用し、有用であったとの報告が散見される。NOMIに対して使用したケースについて以下に述べる。

ER・ICUでの典型的なケース

症例：80歳女性、突然の腹痛を主訴に救急車にて搬送された。来院時、38℃前後の発熱と腹痛を認めた。腹部は膨満しており、全体に圧痛を認めた。血液検査では炎症所見の上昇、貧血、腎機能障害を認めた。腹部CT撮影にて腹水と上腸間膜静脈の虚脱（smaller SMV sign）を認めた。NOMIを疑い、緊急手術となった。開腹所見では、全小腸から横行結腸にかけての色調不良と小腸に分節状の壊死を認めた。上腸間膜動脈の開存は確認できたためNOMI*と診断し、術中よりアルプロスタジル・アルファデクスの持続静注（0.01μg/kg/min）を開始したところ、腸管の色調が徐々に改善していった。手術は壊死小腸切除および人工肛門造設を行い終了した。術後5日目でアルプロスタジル・アルファデクスの持続静注を終了したが、その後も経過は良好で、以後、症状の再燃を認めなかった。

解説：NOMIに対してアルプロスタジル・アルファデクスを使用する場合は、高血圧緊急症に対して使用するときよりも少なめの投与量（0.01〜0.03μg/kg/min）で使用しているケースが多い。

＊NOMIは種々の原因による心拍出量の低下、血圧低下、脱水などが要因となって腸管の低灌流状態が続いた場合に血管の攣縮が起こり、腸管の虚血および壊死を生じる病態のことである。NOMIに対して近年、PGE1製剤の持続静注が有用との報告が散見され[7]、本来の適応ではないが使用されるケースが増えてきている。

パッとわかる 各薬剤の基礎知識

一般名（商品名）	作用機序	副作用	投与方法・投与量	作用発現・持続時間	
ニトログリセリン（ミリスロール®など）	NO遊離➡グアニル酸シクラーゼ活性化➡cGMP↑➡PKG活性化➡細胞内Ca^{2+}濃度↓	頭痛、悪心・嘔吐、頻脈、メトヘモグロビン血症、耐性が生じやすい	持続静注 0.1～2μg/kg/min	発現：2～5分 持続：5～10分	p157
ニトロプルシドナトリウム水和物（ニトプロ®）	NO遊離➡グアニル酸シクラーゼ活性化➡cGMP↑➡PKG活性化➡細胞内Ca^{2+}濃度↓	悪心・嘔吐、頻脈、高濃度・長時間でシアン中毒	持続静注 0.25～2μg/kg/min	発現：瞬時 持続：1～2分	p158
ニカルジピン塩酸塩（ペルジピン®など）	Caチャネルに働きCaイオンの細胞内流入を抑制➡細胞内Ca^{2+}濃度↓	頻脈、頭痛、顔面紅潮、局所の静脈炎	持続静注 2.5～15mg/h	発現：5～10分 持続：15～30分	p159
アルプロスタジルアルファデクス（プロスタンディン®）	アデニル酸シクラーゼ活性化➡cAMP↑➡PKA活性化➡細胞内Ca^{2+}濃度↓	静脈炎、頻脈、不整脈、ST上昇・低下	持続静注 0.01～0.2μg/kg/min	発現：5分以内 持続：30分以上	p161

引用・参考文献

1) 日本高血圧学会高血圧治療ガイドライン作成委員会．高血圧治療ガイドライン2014．東京，日本高血圧学会，2014，109．
2) Khan, IA. et al. Clinical, diagnostic, and management perspectives of aortic dissection. Chest. 122 (1), 2002, 311-28.
3) Cohn, JN. et al. Effect of short-term infusion of sodium nitroprusside on mortality rate in acute myocardial infarction complicated by left ventricular failure：results of a Veterans Administration cooperative study. N Engl J Med. 306 (19), 1982, 1129-35.
4) Aronson, S. et al. The ECLIPSE trials: comparative studies of clevidipine to nitroglycerin, sodium nitroprusside, and nicardipine for acute hypertension treatment in cardiac surgery patients. Anesth Analg. 107 (4), 2008, 1110-21.
5) Aitken, D. et al. Cyanide toxicity following nitroprusside induced hypotension. Can Anaesth Soc J. 24 (6), 1977, 651-60.
6) Marik, PE. et al. Hypertensive crises: challenges and management. Chest. 131 (6), 2007, 1949-62.
7) Mitsuyoshi, A. et al. Survival in nonocclusive mesenteric ischemia: early diagnosis by multidetector row computed tomography and early treatment with continuous intravenous high-dose prostaglandin E1. Ann Surg. 246 (2), 2007, 229-35.

I章 ER・ICUでよく使う薬剤

総論

⑲ 抗不整脈薬

順天堂大学医学部附属練馬病院 救急・集中治療科 准教授
野村智久

"抗不整脈薬"ってなあに？

　不整脈に対する治療薬には多くの種類があり、正しく使い分ける必要がある。抗不整脈薬には逆に不整脈を引き起こす作用もあるので、安易な使用は避けねばならない。

　抗不整脈薬の投与の前に、電解質異常や循環血液量減少などの異常があるならまずそれを是正する。抗不整脈薬は、①不整脈による症状の軽減、②致死的な不整脈の予防、③血行動態を悪化させる不整脈の治療のために使用される。

こうして効きます！ ひとめでわかる作用機序

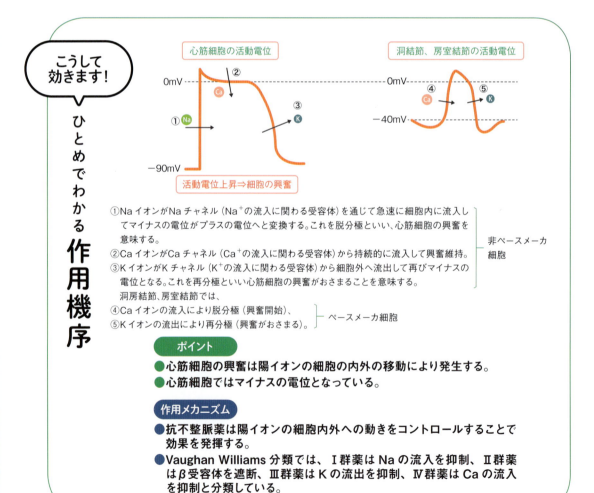

①Naイオンが Na チャネル（Na⁺の流入に関わる受容体）を通じて急速に細胞内に流入してマイナスの電位がプラスの電位へと変換する。これを脱分極といい、心筋細胞の興奮を意味する。
②Caイオンが Ca チャネル（Ca⁺の流入に関わる受容体）から持続的に流入して興奮維持。
③Kイオンが K チャネル（K⁺の流入に関わる受容体）から細胞外へ流出して再びマイナスの電位となる。これを再分極といい心筋細胞の興奮がおさまることを意味する。
　洞房結節、房室結節では、
④Caイオンの流入により脱分極（興奮開始）、
⑤Kイオンの流出により再分極（興奮がおさまる）。

（①②③：非ペースメーカ細胞、④⑤：ペースメーカ細胞）

ポイント
- 心筋細胞の興奮は陽イオンの細胞の内外の移動により発生する。
- 心筋細胞ではマイナスの電位となっている。

作用メカニズム
- 抗不整脈薬は陽イオンの細胞内外への動きをコントロールすることで効果を発揮する。
- Vaughan Williams 分類では、Ⅰ群薬は Na の流入を抑制、Ⅱ群薬はβ受容体を遮断、Ⅲ群薬は K の流出を抑制、Ⅳ群薬は Ca の流入を抑制と分類している。

ER・ICUドクターはこう使い分ける！

- 脈拍が触知できない▶直ちに心肺蘇生術を開始
- 不整脈により血行動態が不安定▶同期電気ショック（カルジオバージョン）やペーシングなどの電気的な治療を優先して考慮
- 何らかの原因（電解質異常や循環血液量減少など）による二次性の不整脈
  ▶その原因に対する治療を忘れず行う。
- 不用意に複数の抗不整脈薬は投与しない。
- モニターばかりに注目するのではなく、患者の容態を確認する。

もっとわかる パワーアップポイント

頻拍（頻脈）のアプローチ

抗不整脈薬は主に頻拍に対して投与される。頻拍に対するアプローチは、まず①心拍数、②QRS幅が広いか狭いか、③リズムが整か不整かを評価する。一般に血行動態が問題となるような不整脈は150/min以上のことが多い。例外はあるが、QRS幅が狭ければ上室性、広ければ心室性と考えて対応する。QRS幅が狭く整であれば発作性上室性頻拍（PSVT）や心房粗動を、QRS幅が狭く不整であれば心房細動を考える。QRS幅が広く整であれば心室頻拍（VT）を考える。

頻拍へのアプローチを簡略化すると以下の通りである。

①酸素投与（低酸素血症であれば）、静脈路確保、モニタリングを行う。十二誘導心電図を評価。

②血行動態が不安定な場合は、同期電気ショックを躊躇せずに行う。これは上室性でも心室性でも共通である。

循環動態が安定していれば、③〜⑤の対応をする。

③上室性頻拍（QRS幅が狭い頻拍）でリズムが不整であり、心房細動が考えられる場合にはレートコントロール、薬物による心拍数の適正化が中心となる。リズムコントロールと血栓予防に関しては循環器専門医にコンサルトする。

④上室性頻拍（QRS幅が狭い頻拍）でリズムが整の場合、まずは迷走神経刺激を試みて、無効であればATPの急速静注を行う。

－ATPの急速静注で洞調律に復帰すれば発作性上室性頻拍（PSVT）を考え、その後循環器外来に紹介する。

－ATPの急速静注で洞調律に復帰しなければ心房粗動の可能性がある。レートコントロール、リズムコントロールを目指して循環器専門医にコンサルトする。

⑤QRS幅が広い頻拍の場合は心室頻拍（VT）として対応する。循環器専門医にコンサルトと合わせて、アミオダロンの投与を躊躇せずに行うことも大切である。

図1にも頻拍への対応を示す。

I章 ER・ICUでよく使う薬剤

総論

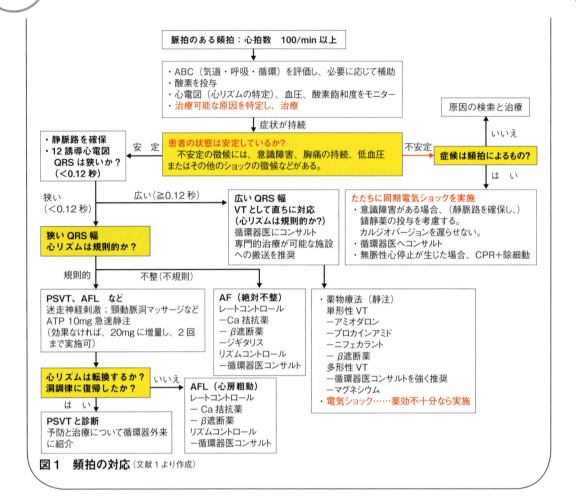

図1 頻拍の対応（文献1より作成）

各論

一般名
ジソピラミドリン酸塩

商品名
リスモダン®P 50mg/5mL 静注製剤

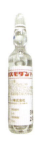

1分でわかる必須ポイント

- Ⅰa群に属し、Naチャネルに作用して心筋へのNaの流入を抑制し活動電位の持続時間を延長させる。
- 抗コリン作用があり、副作用として頻脈、尿閉、口渇、緑内障などを起こす。
- 心筋抑制作用（陰性変力作用）も比較的強いので、投与時には血圧低下に注意する。

ナースの注意点

投与前 — 確認：モニタリング、バイタルサインの確認。循環不全や呼吸不全の徴候があれば直ちに医師に報告。スタッフの招集、除細動器、救急カートの準備を行う。電解質異常や循環血液量減少などの異常があるなら、まずそれを是正。尿閉、緑内障などの症状がないことを確認。

投与中 — 観察：モニタリング、バイタルサインの変化、副作用を観察。ジソピラミドの効果発現はすぐのため、投与中から循環不全や呼吸不全の徴候、新たな不整脈の出現に注意する。もしあれば直ちに医師に報告。

投与後 — 観察：モニタリング、バイタルサインの変化、副作用を観察。循環不全や呼吸不全の徴候、新たな不整脈の出現があれば直ちに医師に報告。効果がなければ同期電気ショックや別の抗不整脈薬の準備もしておく。抗コリン作用をはじめとした副作用を確認し、認められれば医師に報告し薬剤の変更を考慮する。

ER・ICUでの典型的なケース

症例：2時間前からの動悸、息切れでERに搬送された75歳女性。既往は特になく、不整脈も指摘されていなかった。体重50kg。意識レベルは清明で、血圧110/80mmHg、脈拍数150/minで不整あり、SpO_2 95%であった。心電図モニターで心拍数140～160/min、不規則で幅の狭いQRS波形を認め、心房細動と診断した。ERではO_2投与、輸液路を確保し、ジソピラミド50mgを緩徐静注したところ、2分後には洞調律に復帰した。循環器科医師にコンサルトし、経過観察目的に入院となった。

解説：心房細動に対して薬理学的除細動がなされたケースである。最近ではフレカイニドなどのⅠc薬が使われることが増えている。発症して48時間以内の心房細動には薬理学的除細動も考慮される。

19 抗不整脈薬

I 章　ER・ICU でよく使う薬剤

各論

使用にあたってのポイント！

典型的な使用例、使い方（投与法）
- 主に発作性上室性頻拍、発作性心房細動・心房粗動に対して投与される。
- 心房細動の薬理学的除細動に用いられることがある。
- WPW 症候群（Wolff-Parkinson-White syndrome：ウォルフ・パーキンソン・ホワイト症候群）の頻拍発作に使える。
- ジソピラミド 50～100mg（1～2mg/kg）を生理食塩液や 5％ブドウ糖液で希釈し、5分以上かけてゆっくり静注する。

必須知識

抗コリン作用に注目！

　以前からある古典的な Ia 群の抗不整脈薬である。発作性心房細動や心房粗動などの上室性不整脈に対し投与される。心房細動に対する薬理学的除細動に用いることができる。薬理学的除細動は血行動態が安定しており、器質的心疾患がなく、発症から 7 日以内（できれば 48 時間以内）に行われる。
　夜間に出現することが多い不整脈（発作性心房細動）は副交感神経の緊張が機序の一部と考えられており、抗コリン作用を持つジソピラミドの有用性が期待される。
　注意すべき副作用に、前述の抗コリン作用に加え、心室性不整脈の誘発、低血糖がある。

一般名
プロカインアミド塩酸塩

商品名
アミサリン® 100mg/1mL・200mg/2mL 静注製剤

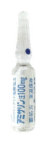

1 分でわかる 必須ポイント

- Ia 群に属し、Na チャネルに作用して心筋への Na の流入を抑制し活動電位の持続時間を延長させる。
- 心筋抑制作用もあるので、投与時には血圧低下に注意する。
- 副作用に SLE（systemic lupus erythematosus：全身性エリテマトーデス）症状や顆粒球減少がある。

ナースの注意点

投与前

確認　モニタリング、バイタルサインの確認。循環不全や呼吸不全の徴候があれば直ちに医師に報告。スタッフの招集、除細動器、救急カートの準備を行う。電解質異常や循環血液量減少などの異常があるなら、まずそれを是正。

投与中
観察 モニタリング、バイタルサインの変化、副作用を観察。プロカインアミドの効果発現はすぐのため、投与中から循環不全や呼吸不全の徴候、新たな不整脈の出現に注意する。もしあれば直ちに医師に報告。

投与後
観察 モニタリング、バイタルサインの変化、副作用を観察。循環不全や呼吸不全の徴候、新たな不整脈の出現があれば直ちに医師に報告。効果がなければ同期電気ショックや別の抗不整脈薬の準備もしておく。

ER・ICUでの典型的なケース

症例：3年前に動悸で受診歴のある20歳女性。前回の受診時には動悸が自然に軽快しており経過観察となっていた。本日は1時間前からの動悸と胸部不快を訴えてERを受診した。来院時の意識レベルは清明で、血圧100/70mmHg、心拍数180/minであり、心電図上は規則的でQRS幅の狭い頻脈であった。前回受診時の12誘導心電図検査ではデルタ波を認め、WPW症候群に伴う発作性上室性頻拍と診断した。動悸が頻脈によるものであると評価した上で、Ⅰa群の抗不整脈薬であるプロカインアミド200mgを生理食塩液で20mLに希釈し2分かけて静注したところ、速やかに洞調律に復帰した。その後は循環器内科にコンサルトした。

解説：WPW症候群に伴う発作性上室性頻拍に対してプロカインアミドが静注されたケースである。規則的でQRS幅の広い頻脈では、心室性頻拍を考慮しなければならず、頻脈の機序が不明であればⅣ群薬やジギタリス製剤などの房室結節を遮断する薬剤は避ける。この場合、アミオダロンが用いられることはある。

使用にあたってのポイント！

典型的な使用例、使い方（投与法）
- 主に発作性上室性頻拍、発作性心房細動・心房粗動に対して投与される。
- WPW症候群の頻拍発作に使える。
- 心室性不整脈や心房細動に対する薬理学的除細動に用いられることもある。
- 投与法として、
  ① プロカインアミド200〜1,000mgを生食や5％ブドウ糖液で希釈し、50〜100mg/minの速度で緩徐静注する。
  ② プロカインアミド100mgを5分ごとに緩徐静注し、計1,000mgを上限とする。
  ③ 生食や5％ブドウ糖液で希釈した上で、プロカインアミドを1〜4mg/minで維持投与することがある。

必須知識

比較的扱いやすい抗不整脈薬

ジソピラミドと並んで以前からある古典的なⅠa群の抗不整脈薬の一つである。発作性心房細動や心房粗動などの上室性不整脈のみならず、心室頻拍などの心室性不整脈に対し投与されることもある。

静注する抗不整脈薬としては非専門医でも比較的扱いやすい薬であるが、最近ではフレカイニドなどのⅠc群の薬剤が使用される場面が増えている。

I章　ER・ICUでよく使う薬剤

一般名
リドカイン塩酸塩

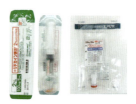

商品名
- **リドカイン** 静注用 2% 100mg/5mL 静注製剤
- **オリベス®** 2000mg/200mL 点滴静注製剤（または静注製剤）

1分でわかる必須ポイント

- Ⅰb群に属し、Naチャネルに作用して心筋へのNaの流入を抑制し活動電位の持続時間を短縮させる。
- 心房にはほとんど作用せず、心室に作用するので心室性不整脈のみが適応となる。
- 副作用としては精神神経症状やアナフィラキシーがある。

ナースの注意点

投与前

確認：モニタリング、バイタルサインの確認。循環不全や呼吸不全の徴候があれば直ちに医師に報告。スタッフの招集、除細動器、救急カートの準備を行う。電解質異常や循環血液量減少などの異常があるならまずそれを是正。持続投与に備えてシリンジポンプ、輸液ポンプを準備。リドカインアレルギーの既往がないことを確認。

投与中

観察：モニタリング、バイタルサインの変化、副作用を観察。リドカインの効果発現はすぐのため、投与中から循環不全や呼吸不全の徴候、新たな不整脈の出現に注意する。もしあれば直ちに医師に報告。

投与後

観察：モニタリング、バイタルサインの変化、副作用を観察。循環不全や呼吸不全の徴候、新たな不整脈の出現があれば直ちに医師に報告。効果がなければ同期電気ショックや別の抗不整脈薬の準備もしておく。精神神経症状の出現を見たら、過剰投与の可能性があるので医師に報告。

ER・ICUでの典型的なケース

症例：うっ血性心不全でICUに緊急入院となった70歳女性。体重50kg。高血圧の既往があり、心エコー上、心機能低下は目立たなかった。入院後は非侵襲的陽圧換気や硝酸薬による治療が開始されたが、入院当日の夜になって心室性期外収縮が頻発し、非持続性のVTもたびたび見られた。血圧140/70mmHgでショックの徴候はなし。K 2.8mEq/Lの低カリウム血症を認めたのでカリウムの補正を開始し、併せてリドカインを50mg静注に続き、1mg/minで持続投与を開始した。約1時間後には心室性不整脈は消失した。

解説：うっ血性心不全の治療中に見られた心室性不整脈に対し、リドカインの静注と持続投与を行ったケースである。アミオダロンより効果が劣るとされるが、使用が比較的容易なこともあり、たびたび投与される。電解質異常などの原因についても是正を忘れてはならない。

使用にあたってのポイント！

典型的な使用例、使い方（投与法）
- 心室性期外収縮、心室頻拍、心室細動に対して投与される。
- リドカイン 1.0〜1.5mg/kg（成人では大体 50〜100mg 程度）を静注する。
- 効果を確認後、リドカイン 1〜2mg/min（オリベス®であれば、原液のまま 6〜12mL/h 程度）で持続静注もしくは点滴静注することもある。
- 持続投与の際にはシリンジポンプや輸液ポンプを用いる。

必須知識

最近はやや登場の場面が減少

リドカインは即効性があり心抑制も比較的少ない抗不整脈薬で、かつては心室頻拍の停止と予防など心室性不整脈の多くの場面で投与されたが、最近ではアミオダロンに比べて効果が劣るとされ使用する頻度が減ってきている。心肺蘇生の場合も同様で、アミオダロンの代替薬として位置づけられている。

とはいえ、頻発する心室性期外収縮などに対しては応急対応として投与されることはまだある。

高齢者は蓄積しやすく精神神経症状の副作用を来すことがある。

どの薬剤にも可能性はあるのだが、リドカインに対するアナフィラキシーはよく知られており、投与に際しては注意を要する。

一般名

フレカイニド酢酸塩

商品名

タンボコール® 50mg/5mL 静注製剤

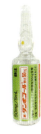

1分でわかる 必須ポイント

- Ⅰc 群に属し、Na チャネルに作用して心筋への Na の流入を抑制するが、活動電位の持続時間を変えない。
- 発作性心房細動の停止や予防に用いられる。
- Ⅰa 群の抗不整脈と同様に心筋抑制作用があるので、心不全を増悪させる可能性がある。特に器質的心疾患がある場合には慎重に使用する。

ナースの注意点

投与前

確認 モニタリング、バイタルサインの確認。循環不全や呼吸不全の徴候があれば直ちに医師に報告。スタッフの招集、除細動器、救急カートの準備を行う。電解質異常や循環血液量減少などの異常があるなら、まずそれを是正。溶解には5％ブドウ糖液を用いる（生食での溶解は不可）。既往に器質的心疾患がないことを確認。

I 章　ER・ICUでよく使う薬剤

投与中
観察 モニタリング、バイタルサインの変化、副作用を観察。フレカイニドの効果発現はすぐのため、投与中から循環不全や呼吸不全の徴候、新たな不整脈の出現に注意する。もしあれば直ちに医師に報告。

投与後
観察 モニタリング、バイタルサインの変化、副作用を観察。循環不全や呼吸不全の徴候、新たな不整脈の出現があれば直ちに医師に報告。効果がなければ同期電気ショックや別の抗不整脈薬の準備もしておく。

ER・ICUでの典型的なケース

症例：4時間前からの動悸、胸部不快感を訴えERに搬送された40歳男性。以前から動悸を自覚することがあったが普段の内服はなし。体重60kg。意識レベルは清明で、血圧120/80mmHg、脈拍数190/minで整、SpO_2 95%であった。心電図モニターで心拍数190/min、規則的で幅の狭いQRS波形を認め、発作性上室性頻拍と診断した。ERではO_2投与、輸液路を確保し、迷走神経刺激法、ATP（アデノシン三リン酸）やCaチャネル遮断薬（Ⅳ群の抗不整脈薬）を使用したが無効であった。そこでフレカイニド100mgを緩徐静注したところ、2分後には洞調律に復帰した。

解説：難治性の発作性上室性頻拍に対してフレカイニドによる洞調律化がなされたケースである。発作性上室性頻拍の多くはATPやCaチャネル遮断薬により停止するが、無効の場合にはⅠa群やⅠc群の抗不整脈薬を用いる。

使用にあたってのポイント！

典型的な使用例、使い方（投与法）

- 主に発作性上室性頻拍、発作性心房細動・心房粗動に対して投与されるが、心室性不整脈にも使用されることがある。
- フレカイニド1〜2mg/kgを5%ブドウ糖液で希釈して20mLとして、10分かけて緩徐に静注する。
- または同量を5%ブドウ糖液50mLボトルに注入し約10分かけて点滴静注する。総投与量は150mgまでとする。

必須知識

虚血性心疾患の際には慎重に

　フレカイニドは、器質性心疾患を背景としない発作性上室性頻拍や発作性心房細動に対しては比較的安全で高い効果が期待できる。最近ではⅠa群の薬剤に代わって使用されることが増えている。
　フレカイニドはジソピラミドと同じように、心房細動の薬理学的除細動に使用できる。
　ある研究[2]で心筋梗塞後のⅠc群の抗不整脈薬投与により、かえって死亡率を高めてしまったという結果が出たことで、虚血性心疾患においてⅠc群の抗不整脈薬は慎重投与となっている。
　心房細動に投与すると心房粗動が誘発されることがある（Ⅰc flutter）。この頻脈を防止するためβ遮断薬と併用することも多い。
　フレカイニドをブドウ糖液以外の液（生理食塩液、リンゲル液、維持輸液など）で希釈すると白濁ないし白色沈殿を生じるため、希釈には5%ブドウ糖液を用いる。

一章 ⑲ 抗不整脈薬

一般名
ランジオロール塩酸塩

商品名
オノアクト® 50mg/1瓶 静注製剤

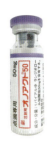

1分でわかる必須ポイント

- 心臓にはβ₁受容体、β₂受容体があり、数ではβ₁受容体が優位で、血圧上昇や心拍数の上昇は主にβ₁受容体を介している。ランジオロールは短時間作用型のβ₁受容体に対する選択的な遮断薬である。
- 副作用として血圧低下、徐脈がある。
- シリンジポンプで持続投与を行う。

ナースの注意点

投与前
確認 モニタリング、バイタルサインの確認。循環不全や呼吸不全の徴候があれば直ちに医師に報告。スタッフの招集、除細動器、救急カートの準備を行う。電解質異常や循環血液量減少などの異常があるなら、まずそれを是正。持続投与に備えてシリンジポンプを準備。

投与中
観察 モニタリング、バイタルサインの変化、副作用を観察。特に血圧低下、徐脈、喘息の症状には注意する。ランジオロールの効果発現はすぐのため、投与中から循環不全や呼吸不全の徴候、新たな不整脈の出現に注意する。もしあれば直ちに医師に報告。

投与後
観察 モニタリング、バイタルサインの変化、副作用を観察。循環不全や呼吸不全の徴候、新たな不整脈の出現があれば直ちに医師に報告。効果がなければ同期電気ショックや別の抗不整脈薬の準備もしておく。

ER・ICUでの典型的なケース

症例：心房細動、糖尿病の既往がある75歳男性。体重は70kg。S状結腸憩室穿孔、汎発性腹膜炎のため緊急開腹手術となった。術後の集中治療目的でICUに入室となった。敗血症性ショックの状態であり、気管挿管下に人工呼吸器管理、輸液、昇圧薬投与、抗菌薬投与などを開始し、徐々に改善傾向であった。術後2日目の夜に心拍数140～150/minの心房細動による頻脈を認めた。血圧110/80mmHg、体温37.5℃、呼吸状態は安定していた。血管内容量は問題なく、電解質異常も認めなかった。ランジオロール150mg＋生食/計50mLに希釈したものを1.4mL/h（1γ）で投与開始し、数分ごとに1γずつ増量し4.2mL/h（3γ）まで増量したところで心拍数が80～90台になり、血圧は130/80に上昇した。

解説：消化管穿孔の術後で敗血症性ショックの状態にみられた頻脈性の心房細動の心拍数コントロールに、ランジオロールが用いられたケースである。ジギタリス製剤やⅣ群薬（Caチャネルブロッカー）が用いられることもあるが、ランジオロールは即効性であり調節性にも優れるため管理しやすい。

使用にあたってのポイント！

典型的な使用例、使い方（投与法）
- 心機能低下例での頻脈性不整脈（心房細動、心房粗動）の治療に用いる。周術期、集中治療で投与し低用量から慎重に投与する。
- ランジオロール1γから投与を開始し、1～10γで調節する。
  ※1γ＝1μg/kg/min、50mgを生食で計50mLとなるように希釈すると（50mg/50mL）、体重が50kgであれば、1γ＝3mL/hである。
  増減する場合には、原則1γずつとする。
- 手術時、手術後の頻脈性不整脈（心房細動、心房粗動、洞性頻脈）では、10～40γの用量で投与する。

必須知識：ICUでの頻脈治療の強い味方

ランジオロールは$β_1$選択性が高く、持続静注が可能で、半減期もとても短いので調節しやすく、周術期管理や集中治療での使用に適している。心房細動や心房粗動などの頻脈性不整脈に用いられる。あくまで治療のために用い、予防的な投与は行わない。

高価ではあるが、ランジオロールは従来からよく使用されてきたジゴキシンと比較して速やかに心拍数を調節することが可能となった。

$β_1$選択性が高いとはいっても$β_2$受容体に対する作用もわずかだがあるので、気管支喘息の患者への投与は禁忌ではないものの慎重投与とされている。

一般名
アミオダロン塩酸塩

商品名
アンカロン® 150mg/3mL 静注製剤

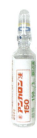

1分でわかる必須ポイント

- Ⅲ群に分類される代表的な薬剤で、Kチャネルに作用して心筋からKの流出を防ぎ、活動電位の持続時間を延長させ、心筋の興奮の不応期を延長させて不整脈を抑える。

- アミオダロンにはKチャネル遮断の他にもNaチャネル遮断作用、Caチャネル遮断作用、β遮断作用があり、主に心室頻拍や心室細動に対して使用する。

- 投与時の副作用として、血圧低下、徐脈、房室ブロックの可能性がある。QT時間を延長させるがtorsades de pointesは起こしにくいとされる。

ナースの注意点

確認 モニタリング、バイタルサインの確認。循環不全や呼吸不全の徴候があれば直ちに医師に報告。スタッフの招集、除細動器、救急カートの準備を行う。電解質異常や循環血液量減少などの異常があるなら、まずそれを是正。相互作用を来しうる併用薬の有無を確認する。冷蔵庫からアミオダロンを準備する。溶解には5％ブドウ糖液を用いる（生理食塩液での溶解は不可）。持続投与を予定するならシリンジポンプ、輸液ポンプを準備。

観察 モニタリング、バイタルサインの変化、副作用を観察。アミオダロンの効果発現はすぐのため、投与中から循環不全や呼吸不全の徴候、新たな不整脈の出現に注意する。もしあれば直ちに医師に報告。

観察 モニタリング、バイタルサインの変化、副作用を観察。循環不全や呼吸不全の徴候、新たな不整脈の出現があれば直ちに医師に報告。効果がなければ同期電気ショックや別の抗不整脈薬の準備もしておく。

ER・ICUでの典型的なケース

症例①：急性心筋梗塞でICUに緊急入院となった80歳女性。体重60kg。糖尿病、高血圧の既往があり、心エコー上、心機能は著明に低下していた。入院当日に緊急で前下行枝にPCI（経皮的冠動脈インターベンション）を施行した。その夜になって持続性VTとなった。脈拍は触知可能でショックの徴候はなし。血圧100/70mmHg、脈拍150/minの心室頻拍であった。アミオダロンを初期投与として、125mgを5％ブドウ糖液で希釈して100mLとし、10分かけて投与開始とした。投与開始5分後に洞調律に復帰した。

解説：急性心筋梗塞に対するPCI後に見られた持続性VTに対し、アミオダロンを投与したケースである。アミオダロンは心機能低下例にも投与されるが、徐脈、血圧低下などの副作用には注意が必要である。

ER・ICUでの典型的なケース

症例②：路上で突然倒れ救急搬送となった50歳男性。救急隊到着時、心肺停止の状態でモニター波形は心室細動（VF）。AEDを用いて2回除細動を行うも無効であり、CPRを実施しながら病院に搬送となった。ERに到着後は二次救命処置を行い、3回目の除細動、アドレナリンの投与を行ったがVFが継続したため、アミオダロン300mgを5％ブドウ糖液20mLで希釈して静注したところ、自己心拍が再開した。

解説：難治性VFによる心肺停止症例に対し、抗不整脈薬としてアミオダロンが投与されたケースである。自己心拍再開後のケアもとても重要となる。

使用にあたってのポイント！

典型的な使用例、使い方（投与法）

●適応は、①生命に危険のある心室細動、血行動態が不安定な心室頻拍で、難治性かつ緊急を要する場合、②電気的除細動抵抗性の心室細動あるいは無脈性心室頻拍による心停止となっている。心房細動にも有効である。

①心室性不整脈に使用

- 急速投与▶アミオダロン125mg＋5％ブドウ糖液／計100mLに調整し、10分で投与（600mL/hとする）。
- 負荷投与▶アミオダロン750mg＋5％ブドウ糖液／計500mLを33mL/hで6時間投与。
- 維持投与▶上記のアミオダロン750mg＋5％ブドウ糖液／計500mLを17mL/hで

18時間投与。以後は維持投与を継続する。

②電気的除細動抵抗性の心室細動あるいは無脈性心室頻拍による心停止の蘇生時
- アミオダロン 300mg または 5mg/kg を 5%ブドウ糖液 20mL に加え、ボーラス静注する。
- 心室性不整脈が持続する場合は、アミオダロン 150mg または 2.5mg/kg を 5%ブドウ糖液 10mL に加えて追加投与が可能。

③心房細動や心室頻拍などで緊急、致死性と考える場合
- アミオダロン 150mg（3アンプル）＋ 5%ブドウ糖液 20mL を 5〜10 分で静注。
- 10 分程度みて無効ならアミオダロン 150mg を追加投与。
- 続いて、アミオダロン 750mg（5アンプル）＋ 5%ブドウ糖液 500mL を 40mL/h で 6 時間持続静注（1mg/min で 6 時間、360mg が投与される）。
- その後、アミオダロン 750mg（5アンプル）＋ 5%ブドウ糖液 500mL を 20mL/h で 18 時間投与（0.5mg/min で 18 時間、540mg が投与される）。
1 日の投与量の上限は約 2,000mg とする。これを超えると著しい低血圧の可能性が出てくる。

※①と比べ、③で説明した投与法の方が、アミオダロンは 150mg/1 管という点からも扱いやすく、覚えやすいかもしれない。

必須知識

不整脈治療の切り札的薬剤

アミオダロンは、分類上はⅢ群の抗不整脈だが、K チャネルの抑制（K の流出抑制）作用以外にも Na チャネル、Ca チャネル、β受容体にも抑制作用を示すマルチチャネルブロッカーであり、複雑な薬理作用を持つ。このため幅広い不整脈に対して強力な抗不整脈作用を発揮する切り札的な薬剤として位置づけられている。

基礎疾患を有する難治性の心室頻拍、心室細動が良い適応となる。

アミオダロンの投与後、特に静注後は、血圧低下と徐脈が顕著に見られることがあるので厳重なモニタリングが必要である。

アミオダロンは QT 時間の延長からの torsades de pointes のリスクは少ないとされるが、他の薬物との相互作用により起こしやすくなるので注意を要する。例えば、他の抗不整脈薬（Ⅰa 群、Ⅲ群）、抗アレルギー薬、抗菌薬（マクロライド系、キノロン系、アゾール系抗真菌薬など）、抗精神病薬（ハロペリドール、クロルプロマジンなど）、非定型抗精神病薬（リスペリドン、オランザピンなど）、抗うつ薬（三環系、四環系）には QT 時間延長の作用があり、アミオダロンとの併用により torsades de pointes を来すリスクが上がる。

管理も冷所保存が必要で、生理食塩液で溶解すると沈殿物を生じるため溶解には 5%ブドウ糖液を用いなければならない。投与法も複雑な上に注意すべき副作用も多いので、使用に際しては慣れが必要である。

経口のアミオダロンの長期投与による副作用として、肺線維症、皮膚色素沈着、光線過敏、肝機能障害、甲状腺機能異常、中枢神経障害などがあるが、ER や ICU での使用では問題とならない。

アミオダロンと同様にⅢ群の抗不整脈に分類される薬剤にニフェカラント（シンビット®）がある。ニフェカラントは国産の抗不整脈薬で純粋なカリウムチャネルブロッカーであり、アミオダロンと作用機序が同一とはいえない。ニフェカラントはアミオダロンと比べて即効性があり、より効果的であるという報告もあるが、副作用の QT 時間延長がより顕著とされ慎重に投与せねばならない。アミオダロンとニフェカラントの明確な使い分けはないが、日本蘇生協議会（JRC）による蘇生ガイドライン 2015 では、成人の難治性 VF/無脈性 VT においてアミオダロンの代替治療としてニフェカラントを弱く推奨しており（非常に低いエビデンス）、近年では救急外来をはじめ広くアミオダロンが使用されている。ニフェカラントは循環器専門医が VA-ECMO（PCPS）などを準備の上で、厳重なモニタリングをしつつ投与することが望ましい。

一般名

ベラパミル塩酸塩

商品名

ワソラン® 5mg/2mL 静注製剤

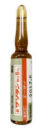

章 19 抗不整脈薬

1分でわかる必須ポイント

- Ⅳ群に属し、Caチャネルに作用して細胞内へのCaの流入を抑制する。
- 洞結節や房室結節の興奮はCaの細胞内への流入に依存するので、洞結節や房室結節の刺激伝導を抑制し心拍数を低下させる作用がある。
- Caチャネルの阻害により心筋そのものの収縮力を抑制し、血管の収縮も抑えるため、血圧を下げる作用も持っているので血圧低下に注意する。

ナースの注意点

投与前 — **確認**　モニタリング、バイタルサインの確認。循環不全や呼吸不全の徴候があれば直ちに医師に報告。スタッフの招集、除細動器、救急カートの準備を行う。電解質異常や循環血液量減少などの異常があるなら、まずそれを是正。

投与中 — **観察**　モニタリング、バイタルサインの変化、副作用を観察。ベラパミルの効果発現はすぐのため、投与中から循環不全や呼吸不全の徴候、新たな不整脈の出現に注意する。もしあれば直ちに医師に報告。

投与後 — **観察**　モニタリング、バイタルサインの変化、副作用を観察。循環不全や呼吸不全の徴候、新たな不整脈の出現があれば直ちに医師に報告。効果がなければ同期電気ショックや別の抗不整脈薬の準備もしておく。

ER・ICUでの典型的なケース

症例：2時間前からの動悸、嘔気を訴えERに搬送された30歳女性。以前に一度動悸で救急外来の受診歴があり、発作性上室性頻拍との診断を受けていたが、普段の内服はなし。体重50kg。意識レベルは清明で、血圧100/70mmHg、脈拍数200/minで整、SpO₂ 96%であった。心電図モニターで心拍数190/min、規則的で幅の狭いQRS波形を認め、発作性上室性頻拍と診断した。ERではO₂投与準備、輸液路を確保、迷走神経刺激法、ATPを投与したが無効であった。ベラパミル5mgを約3分かけて静注したところ1分後から心拍数が低下し、心拍数80/minの洞調律に復帰した。循環器科医師にコンサルトし、外来で経過観察する方針となり帰宅した。

解説：発作性上室性頻拍に対してベラパミルが投与され、心拍数低下の後に洞調律化したケースである。投与の際には血圧低下に注意する。

使用にあたってのポイント！

典型的な使用例、使い方（投与法）
- 主に上室性の頻脈性不整脈に対する心拍数コントロール、つまり徐脈化に用いる。
- ベラパミル2.5〜5mgを生食で希釈して20mLとして、3〜5分かけて静注。または同量を生食50mLのボトルに注入し点滴静注としてもよい。
- 効果がなければベラパミル5〜10mgを上記と同様に希釈して15〜30分ごとに、総量は20mgまでとして追加投与してもよい。

必須知識

キレはあるけど血圧低下に注意

Caチャネル拮抗薬であるが、降圧作用より刺激伝導系の抑制作用を目的に使用される薬剤である（頻脈性不整脈で用いられるCaチャネル拮抗薬はベラパミルとジルチアゼムのみである）。

主に心不全を合併していない上室性不整脈が良い適応となる。心房細動や心房粗動の心拍数低下（徐脈化）、発作性上室性頻拍の停止に用いる。発作性上室性頻拍の停止率は90％以上とされる。

心機能低下例では徐脈や血圧低下が顕著になることがあるので注意する。

WPW症候群に伴う心房細動では頻脈を悪化させることがあり禁忌となる。

一般名
ジルチアゼム塩酸塩

商品名
ヘルベッサー® 注射用50 50mg/1瓶 静注製剤
ヘルベッサー® 注射用10 10mg/1瓶 静注製剤

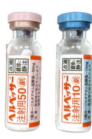

1分でわかる必須ポイント

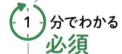

- Ⅳ群に属し、Caチャネルに作用して細胞内へのCaの流入を抑制する。
- 洞結節や房室結節の興奮はCaの細胞内への流入に依存するので、洞結節や房室結節の刺激伝導を抑制し心拍数を低下させる作用がある。
- Caチャネルの阻害により心筋そのものの収縮力を抑制し、血管の収縮も抑えるため、血圧を下げる作用も持っているので血圧低下に注意する。

ナースの注意点

投与前 〔確認〕モニタリング、バイタルサインの確認。循環不全や呼吸不全の徴候があれば直ちに医師に報告。スタッフの招集、除細動器、救急カートの準備を行う。電解質異常や循環血液量減少などの異常があるなら、まずそれを是正。持続投与に備えてシリンジポンプの準備。

投与中 〔観察〕モニタリング、バイタルサインの変化、副作用を観察。ジルチアゼムの効果発現はすぐのため、投与中から循環不全や呼吸不全の徴候、新たな不整脈の出現に注意する。もしあれば直ちに医師に報告。

投与後 〔観察〕モニタリング、バイタルサインの変化、副作用を観察。循環不全や呼吸不全の徴候、新たな不整脈の出現があれば直ちに医師に報告。効果がなければ同期電気ショックや別の抗不整脈薬の準備もしておく。

ER・ICUでの典型的なケース

症例：突然の左半身麻痺と構音障害を訴えて ER に搬送された 60 歳女性。高血圧と不整脈で内服中であった。体重 60kg。意識レベルは JCS 1、血圧 180/90mmHg、脈拍数は 160/min で不整、SpO_2 96％であった。心電図モニター上は不規則で幅の狭い QRS 波形を認め心房細動と診断した。頭部 CT では右視床に出血を認めた。ワソラン 5mg ＋生理食塩液 20mL を 3 分かけて静注していったん心拍数が 100/min の心房細動になったが、20 分後には再び 160/min となった。血圧はやはり 170/90mmHg と高かったことも考慮し、ジルチアゼムを 5γから投与開始した。10γまで増量したところで心拍数は 90/min になった。血圧は 140/80mmHg 前後に落ち着いた。

解説：脳出血の発症後で高血圧を伴う頻脈性心房細動となっているケースである。ジルチアゼムは降圧作用が強くはないが降圧薬としても使用される。このケースのような血圧が高い頻脈の心拍数コントロールには使いやすい薬剤といえる。

使用にあたってのポイント！

典型的な使用例、使い方（投与法）

- ベラパミルと同様に、主に上室性の頻脈性不整脈に対する心拍数コントロール、つまり徐脈化に用いる。
- ジルチアゼム 10mg を生食または 5％ブドウ糖 20mL で溶解して、約 3 分かけて緩徐静注する。
- ジルチアゼムを 5〜15γで持続投与する。
- 最初の 10〜30 分をジルチアゼム 15（〜25）γで早めに静注して血中濃度を立ち上げ、その後に 5〜15γで維持する方法もある。
  - ※ 1γ＝ 1μg/kg/min、150mg を生食で計 50mL となるように希釈すると（150mg/50mL）、体重が 50kg であれば、1γ＝ 1mL/h である。
- 持続投与の際にはシリンジポンプや輸液ポンプを用いる。

I章　ER・ICUでよく使う薬剤

必須知識

持続静注で調節性に優れる

ベラパミルとジルチアゼムの明確な使い分けはない。強いて言えば、ベラパミルは持続静注では用いないので投与の準備が容易で、比較的効果発現が早くキレのある印象がある。一方、ジルチアゼムは持続静注で用いるために調節性には優れるが準備に手間と時間がかかり、ベラパミルと比較すると効果発現までがマイルドな印象がある。

ベラパミルの投与で血圧低下を認めることがたびたびあるのに対し、ジルチアゼムの持続投与では急激な血圧低下は少ないので安心感がある。逆にジルチアゼムは重篤な高血圧緊急症に降圧薬として用いる場合には効果が物足りないかもしれない。

一般名

アデノシン三リン酸ニナトリウム水和物（ATP）

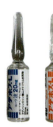

商品名

アデホス-L® 10mg/2mL、**アデホス-L®** 20mg/2mL、
アデホス-L® 40mg/2mL（すべて無色透明の液体）

1分でわかる必須ポイント

- Vaughan Williams 分類には属さないが、抗不整脈薬としての作用を持つ。
- 受容体を介して心筋細胞外から作用し洞房結節の自動能を抑制し、房室伝導を強力に抑える作用がある（陰性変時作用と陰性変伝導作用）。
- 半減期が約10秒程度と非常に短いので、急速静注しなければならない。

ナースの注意点

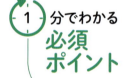

  モニタリング、バイタルサインの確認。循環不全や呼吸不全の徴候があれば直ちに医師に報告。スタッフの招集、除細動器、救急カートを準備。電解質異常や循環血液量減少などの異常があるならまずそれを是正。喘息患者には使用しない。急速静注できるようにあらかじめフラッシュ用の生理食塩液を三方活栓に接続しておく。静注できるよう三方活栓の向きに注意。投与後に起こる胸部不快などの症状を説明。

  モニタリング、バイタルサインの変化、副作用を観察。ATPの効果発現はすぐのため、投与中から循環不全や呼吸不全の徴候、新たな不整脈の出現に注意する。もしあれば直ちに医師に報告。一過性の胸部不快や不安の訴えに対し声かけ、説明。

 モニタリング、バイタルサインの変化、副作用を観察。循環不全や呼吸不全の徴候、新たな不整脈の出現があれば直ちに医師に報告。効果がなければ追加投与を考慮。

ER・ICUでの典型的なケース

症例：3時間前からの動悸を訴えてERに搬送された40歳女性。以前から時々動悸を自覚することがあったが自然に治まったので受診歴はなく、普段の内服はなし。体重50kg。意識レベルは清明で、血圧110/70mmHg、脈拍数200/minで整、SpO_2 96%であった。心電図モニターで心拍数205/min、規則的で幅の狭いQRS波形を認め、発作性上室性頻拍と診断した。ERではO_2投与準備、輸液路を確保し、迷走神経刺激を行った（息こらえ、頸動脈洞マッサージ）が無効であった。ATPを10mg急速静注し、生理食塩液を20mLフラッシュした。急速静注して約10秒後に数秒の心静止の後に心拍数80/minの洞調律に復帰した。ATPの投与直後に一過性の胸部圧迫感の訴えがあったが速やかに軽快した。この後、循環器科を受診し、外来で経過観察する方針となり帰宅した。

解説：発作性上室性頻拍と診断し迷走神経刺激を行ったが、無効であったケースである。発作性上室性頻拍の多くはATP 10mgで停止する。効果がない場合には、数分後に20mgの追加投与をしてもいいが、まず投与速度が遅くならないように急速静注の手技を徹底すべきである。

使用にあたってのポイント！

典型的な使用例、使い方（投与法）
- 血行動態が安定した上室性頻拍に対して用いる。発作性上室性頻脈性頻拍（PSVT）が最も良い適応である。
- ATP 10mgを可能な限り急速に静注し（1〜3秒）、直ちに生理食塩液20mLでフラッシュする。あらかじめ三方活栓にフラッシュ用の生理食塩液を接続しておくとよい。フラッシュ後に投与肢を挙上するのもよい。
- 投与後1〜2分しても効果がなければ、ATP 20mgを同様に追加で急速静注し生理食塩液20mLでフラッシュする。

必須知識

半減期がとても短い！

Vaughan Williams分類には属さないが、抗不整脈薬としてたびたび使用されている（実は日本では上室性頻拍に対する使用も保険適用外である）。血行動態が安定した上室性頻拍に対する第一選択薬である。半減期が短いために他の抗不整脈薬より比較的安全に使用できる。実際には主に発作性上室性頻脈性頻拍の停止を目的に投与する。心房粗動、心房細動、心室頻拍を停止させることはないとされ、投与で洞調律に戻れば主に発作性上室性頻拍が考えられるので、診断目的に使用することもある。冷所保存が必要である。

半減期が極めて短いため、投与する速さが重要である。適切に急速静注できないと期待する効果が得られない。フラッシュ用の生理食塩液を三方活栓に接続しておくなどの準備が大切となる。急速静注できるように三方活栓を適切な向きに調整しておく。

「ER・ICUでの典型的なケース」で示したように、ATP投与時に胸部不快を強く訴えることがあるので、この症状について事前に説明しておくと患者の不安軽減になる。

一過性の副作用として、顔面紅潮、胸痛、胸部絞扼感、短時間の心静止、徐脈、心室性期外収縮、気管支収縮などがあり、喘息の既往のある患者には禁忌となる。

各論 I章 ER・ICUでよく使う薬剤

パッとわかる 各薬剤の基礎知識

Vaughan Williams 分類に沿って記載する。

分類	一般名（商品名）	作用機序	副作用	投与方法・投与量	作用発現・持続時間	
I群		Naの流入抑制	催不整脈作用 陰性変力作用 （心収縮力低下、血圧低下）			
Ia	ジソピラミドリン酸塩（リスモダン®P）	Naの流入抑制 活動電位時間を延長	血圧低下 抗コリン作用（頻脈、尿閉、緑内障、口渇など）、低血糖、心室性不整脈	緩徐静注	発現：数分〜5分 持続：約4時間	→p167
	プロカインアミド塩酸塩（アミサリン®）		血圧低下 心室性不整脈	緩徐静注	発現：数分 持続：約4時間	→p168
Ib	リドカイン塩酸塩（リドカイン、オリベス®）	Naの流入抑制 活動電位時間を短縮	めまい、耳鳴り、嘔吐、振戦、せん妄 ※陰性変力作用は弱い	静注、持続静注	発現：数分 持続：数十分	→p170
Ic	フレカイニド酢酸塩（タンボコール®）	Naの流入抑制 活動電位時間は不変	血圧低下 めまい、耳鳴り、羞明、視力障害	緩徐静注	発現：数分 持続：半日〜1日	→p171
II群	ランジオロール塩酸塩（オノアクト®）	β受容体遮断	徐脈、血圧低下 気管支喘息、低酸素症、血小板減少	持続静注	発現：数分 持続：5〜20分	→p173
III群	アミオダロン塩酸塩（アンカロン®）	Kの流出抑制	徐脈、房室ブロック、血圧低下 QT間隔延長による torsade de pointes 発生（まれ） ※陰性変力作用は弱い	緩徐静注→持続静注へ	発現：数分 持続：半日〜数週間	→p174
IV群	ベラパミル塩酸塩（ワソラン®）	Caの流入を抑制	徐脈、血圧低下 消化器症状、ほてり	緩徐静注	発現：数分〜10分 持続：〜数時間	→p177
	ジルチアゼム塩酸塩（ヘルベッサー®）			持続静注	発現：数分 持続：30分〜2時間	→p178
その他	アデノシン三リン酸二ナトリウム（アデホス-L®）	受容体を介して心筋細胞外から作用	顔面紅潮、胸部不快感、短時間の心静止、徐脈、心室性期外収縮、気管支収縮	急速静注	発現：1〜2分 持続：10秒以内	→p180

※β受容体は陽イオンとは関係なく、複数のチャネルや受容体に作用する薬剤もあるので、Vaughan Williams 分類には問題点も多いが臨床の現場ではよく用いられる。

引用・参考文献

1) 日本蘇生協議会. JRC蘇生ガイドライン2015 オンライン版. 成人の二次救命処置：ALS；Advanced Life Support. 2016. http://www.japanresuscitationcouncil.org/wp-content/uploads/2016/04/0e5445d84c8c2a31aaa17db0a9c67b76.pdf（accessed 2018-05-21）
2) Echt, DS. et al. Mortality and morbidity in patients receiving encainide, flecainide, or placebo. The Cardiac Arrhythmia Suppression Trial. N Engl J Med. 324(12), 1991, 781-8.

総論

⑳ 抗痙攣薬

神戸市立医療センター中央市民病院 救命救急センター 医長
水 大介

"抗痙攣薬"ってなあに？

痙攣を起こしている患者の鎮痙目的に使用される薬剤である。痙攣は治療を行わなければ不可逆的な脳神経障害が出現するため、一刻も早く治療に移る必要がある。

ひとめでわかる作用機序

こうして効きます！

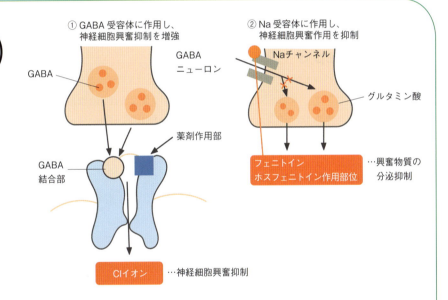

ポイント
- 痙攣は脳神経細胞の過剰な興奮刺激が持続的に続くことで起こる。
- 過剰な興奮刺激はNa受容体とCa受容体が関与しており、さらに持続するとNMDA受容体がさらなる神経細胞の興奮に関与する。これらの神経細胞の興奮の抑制に関与しているのが、GABA受容体である。

作用メカニズム
- 抗痙攣薬は、GABA受容体に作用することで神経細胞の興奮を抑制する作用と、Na受容体やNMDA受容体などに直接作用し興奮を抑制する作用の2つの機序が考えられる。
- ①GABA受容体に作用し、神経細胞興奮抑制作用を増強する：ジアゼパム、フェノバルビタール、ミダゾラム、プロポフォール、イソゾール
- ②Na受容体に作用し、神経細胞興奮作用を抑制する：フェニトイン、ホスフェニトイン

ER・ICUドクターはこう使い分ける！

効果発現時間が短く、持続時間が長い薬剤がまず使用される。世界的にはロラゼパムが第一選択だが、日本ではロラゼパム静注製剤がないため、ジアゼパムが第一選択になる。以下に痙攣患者に遭遇したときの薬剤の使用ステップを記載する。

Step 1

- 輸液路確保可能：ジアゼパム 5〜20mg（小児 0.3mg/kg）静注 or ミダゾラム 0.1〜0.3mg/kg 静注
- 輸液路確保不可能：ミダゾラム 0.2mg/kg 筋注 or ミダゾラム 0.3mg/kg 経鼻

Step 2

- フェニトイン 20mg/kg 50mg/min 以下で投与
- ホスフェニトイン 22.5mg/kg を 3mg/kg/min および 150mg/min のうち投与速度が遅い方で投与

Step 3

- フェノバルビタール 20mg/kg 10分以上かけて静注
- プロポフォール 3〜5mg/kg 静注し、その後 2〜10mg/kg/h
- ドルミカム 0.1〜0.3mg/kg 静注し、その後 0.05〜2mg/kg/h
- チアミラール 3〜5mg/kg 静注し、その後 0.5〜10mg/kg/h

Step1 の薬剤は 5〜10 分ごとに反復投与を。
Step3 の薬剤を使用する必要があるときは、人工呼吸管理が妥当である。

パワーアップポイント

てんかん重積状態へのアプローチ

2015年に国際抗てんかん連盟によって、てんかん重積状態の定義が改訂されている。新しい定義では、「発作が継続する可能性のある時間を t1、神経障害が生じる可能性のある時間を t2 とし、よく遭遇する強直間代発作では t1：5分、t2：30分」とされている。つまり、強直間代発作が 5 分持続していれば、てんかん重積状態として治療を開始せねばならない。てんかん重積のアプローチをチャートに示す**（図1）**。各施設でどの薬剤が使用可能なのか、確認しておくことが大事である。

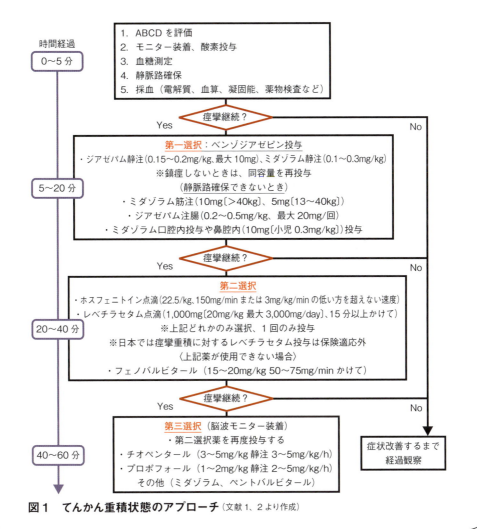

図1　てんかん重積状態のアプローチ（文献1、2より作成）

I章　ER・ICUでよく使う薬剤

各論

一般名
ジアゼパム

商品名
ホリゾン® 10mg/2mL 注射剤　　セルシン® 10mg/2mL 注射剤

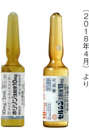
武田薬品工業医療関係者向けHP（2018年4月）より

1分でわかる必須ポイント

- GABA受容体に作用し神経細胞興奮抑制作用を増強することで、鎮痙作用を発現する。
- 抗痙攣薬の第一選択薬と考える。
- 副作用として呼吸抑制、低血圧、長期投与による離脱症候群、覚醒遅延がある。

ナースの注意点

投与前
- 準備：呼吸・循環抑制出現時の対応準備（酸素マスク、モニター監視、救急カート）。
- 確認：投与経路の確認と体重の確認（投与量決定のため）。

投与中
- 確認：痙攣消失の有無を確認。
- 要観察：モニター監視（SpO₂、呼吸数、血圧、脈拍、不整脈出現の有無）。

投与後
- 確認：痙攣の再燃がないかどうかを確認。
- 要観察：モニター監視（SpO₂、呼吸数、血圧、脈拍、不整脈出現の有無）、過鎮静の有無。
- 要観察：離脱症状（不穏、発熱、頻脈、幻覚など）があればすぐに医師に報告。

ER・ICUでの典型的なケース

症例：脳出血の既往がある70歳男性。右半身不全麻痺。体重60kg。全身痙攣を起こしているところを家族が発見し救急要請された。病院到着時に痙攣が持続していたため、セルシン®10mgを静注したところ鎮痙を得た。

解説：痙攣発作の典型的ケースである。セルシン®10mgを投与し鎮痙を得たが、呼吸・循環抑制は認められなかった。

使用にあたってのポイント！

- 成人では5〜10mg、小児では0.3mg/kgを5〜10分ごとに反復して投与することが多い。

必須知識

アルコール離脱にもジアゼパム!!

ER・ICU 領域ではジアゼパムは痙攣重積にのみ投与する薬剤ではない。アルコール依存症患者の離脱予防としてもジアゼパムが有用である。ジアゼパム 5〜10mg を 3 回/day 投与する。ER・ICU でのアルコール患者にはジアゼパム投与をお忘れなく。

一般名

フェノバルビタールナトリウム

商品名

ノーベルバール® 250mg/バイアル 静注製剤

1 分でわかる必須ポイント

- GABA 受容体に作用し神経細胞興奮抑制作用を増強することで、鎮痙作用を発現する。
- ベンゾジアゼピンとの併用で呼吸抑制が強く出現する可能性がある。

ナースの注意点

投与前
- 準備：呼吸・循環抑制出現時の対応準備（酸素マスク、モニター監視、救急カート）。
- 確認：投与経路の確認と体重の確認（投与量決定のため）。

投与中
- 確認：痙攣消失の有無を確認。
- 要観察：モニター監視（SpO_2、呼吸数、血圧、脈拍、不整脈出現の有無）。
- 要観察：TEN（toxic epidermal necrolysis：中毒性表皮壊死症）や SJS（Stevens-Johnson syndrome：スティーブンス・ジョンソン症候群）など重篤な皮膚障害の有無を観察。

投与後
- 確認：痙攣の再燃がないかどうかを確認。
- 要観察：モニター監視（SpO_2、呼吸数、血圧、脈拍、不整脈出現の有無）、過鎮静の有無。

各論　I章　ER・ICUでよく使う薬剤

ER・ICUでの典型的なケース

症例：発熱と意識障害を主訴に来院した80歳男性。体重50kg。髄液検査を施行し細菌性髄膜脳炎と診断。腰椎穿刺後に痙攣発作が出現。ジアゼパム10mg静注を5分ごとに2回投与。ホスフェニトインを点滴投与するも間欠的に痙攣発作が出現。フェノバルビタール20mg/kgを投与し、鎮痙を得た。

解説：難治性痙攣発作の典型的ケースである。ジアゼパムおよびフェニトイン/ホスフェニトインでも効果が得られない場合の第三選択薬として使用している。

使用にあたってのポイント！

- 15〜20mg/kgを10分以上かけて投与する。
- 維持投与として2.5〜5mg/kgを1回/day投与。
- 痙攣発作の第一選択薬として使用可能なだけでなく、ジアゼパム投与後にフェニトイン/ホスフェニトインの代わりに使用も可能。また、前のケースのように第三選択薬としても使用可能である。

必須知識　フェノバルビタールを使いこなそう

最近使用可能となった薬剤であることから、ジアゼパムやフェニトインで効果がなければ全身麻酔での治療を行っている施設が多いかもしれない。フェノバルビタールという新しい薬を使えるようになっておけば、全身麻酔導入まで行わずに治療可能となることもある。使えるようになっておいて損はない薬剤である。

一般名
フェニトイン

商品名
アレビアチン® 250mg/5mL 静注製剤

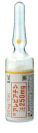

1分でわかる必須ポイント

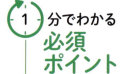

- Na受容体に作用することで、神経細胞興奮作用を抑制し抗痙攣作用を発現させる。
- 副作用として低血圧や不整脈などが多くみられるため、モニタリングが必須。
- ブドウ糖液と配合すると混濁するため、可能な限り単独ルートで使用を。
- 血管外漏出すると、広範な組織壊死（purple glove syndrome：パープル・グローブ症候群）を来すことがあるため要注意。

ナースの注意点

投与前
- 準備 呼吸・循環抑制出現時の対応準備（酸素マスク、モニター監視、救急カート）。
- 確認 単独ルートの確認と体重の確認（投与量決定のため）。

投与中
- 要観察 モニター監視（SpO$_2$、呼吸数、血圧、脈拍、QT延長など不整脈出現の有無）。
- 確認 血管外漏出がないか皮膚所見を確認。

投与後
- 確認 痙攣の再燃がないかどうかを確認。
- 要観察 モニター監視（SpO$_2$、呼吸数、血圧、脈拍、不整脈出現の有無）。

ER・ICUでの典型的なケース

症例：脳梗塞後遺症による症候性てんかんの既往がある65歳男性。体重50kg。自宅で痙攣発作を起こして救急搬送となった。ジアゼパム5mgを静注し鎮痙し、再発予防でフェニトイン500mgを30分かけて投与した。最近仕事が忙しく、抗痙攣薬の内服ができていなかったとのことである。

解説：症候性てんかんの最大の原因は抗痙攣薬の怠薬である。本症例はその典型例である。ジアゼパムで鎮痙し、痙攣予防にフェニトイン10mg/kg（体重50kg）を50mg/minより遅い速度で投与した。フェニトインは効果発現時間が長いため、痙攣発作の予防目的で投与すると考える。

使用にあたってのポイント！

- 10〜20mg/kgを生食100mLで融解し、50mg/minより遅い速度で投与する。
- これより早い速度で投与すると、低血圧やQT延長などの不整脈などの循環抑制が強く出現することがあり、注意が必要。
- 維持投与として5〜8mg/kgを2回/dayで投与。

必須知識

フェニトイン濃度は補正して使おう！

フェニトインの適切な投与量を決定するために、定期的に血中濃度を測定する必要がある。アルブミン結合度が高いため、血中アルブミン値で補正する必要がある。ER・ICU領域では、低アルブミン血症である患者が多くいるため、覚えておくとよい。

フェニトイン濃度補正式
補正フェニトイン濃度＝
測定フェニトイン濃度 ／〔(0.2×アルブミン)＋0.1〕

各論

I章　ER・ICUでよく使う薬剤

一般名
ホスフェニトインナトリウム水和物

商品名
ホストイン® 750mg/10mL 静注製剤

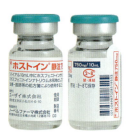

1分でわかる必須ポイント

- フェニトインの循環動態への影響や血管外漏出時の広範な壊死といった問題点を改善するために開発されたフェニトインのプロドラッグ（体内で代謝されてから作用を及ぼすタイプの薬）である。
- 作用機序などはフェニトインの項（p.188）を参照。
- フェニトインの1.5倍量がホスフェニトイン量となる（フェニトイン換算）。

ナースの注意点

- フェニトインの項（p.188）を参照。
- ブドウ糖での希釈が可能となり、単独ルートでなくても投与可能となった。
- 3mg/kg/min または 150mg/min より早い速度で投与すると、循環・呼吸抑制が出現するため注意。

使用にあたってのポイント！

- 初回：22.5mg/kg を、3mg/kg/min または 150mg/min のいずれか低い方を超えない速度で投与。
- 維持：5〜7.5mg/kg/day を、1mg/kg/min または 75mg/min のいずれかを超えない速度で投与。

必須知識

フェニトイン？ ホスフェニトイン？

フェニトインと比較して副作用が少ないため、可能ならばフェニトインよりホスフェニトインを使用することが一般的に望ましいとされる。ただし、呼吸・循環系への副作用がないわけではないので、変わらず注意が必要。

一般名
ミダゾラム

商品名
ドルミカム® 10mg/2mL 注射剤

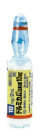

1分でわかる必須ポイント

- ベンゾジアゼピン受容体に働き、ベンゾジアゼピン受容体とGABA受容体との相互作用によりGABA受容体でのGABA親和性を増し、間接的にGABAの作用を増強し、神経細胞の興奮状態をより抑制することで鎮静作用を発現する。
- 麻酔前投薬では筋注、これ以外の適応症は静注で投与。
- 集中治療における人工呼吸中の鎮静では血圧低下が高頻度（16％）にみられており、精神神経系では覚醒遅延が、重大な副作用では依存性（離脱症状）、無呼吸、呼吸抑制、悪性症候群などが見られている（詳細は添付文書を参照）。

ナースの注意点

投与前
- 準備：呼吸・循環抑制出現時の対応準備（酸素マスク、モニター監視、救急カート）。
- 確認：投与経路の確認と体重の確認（投与量決定のため）。

投与中
- 確認：投与経路と投与量の確認。
- 確認：痙攣の状態の確認。
- 要観察：モニター監視（SpO₂、呼吸数、血圧、脈拍、不整脈出現の有無）

投与後
- 確認：痙攣再燃の有無を確認。
- 要観察：離脱症状（不穏、発熱、頻脈、幻覚など）があればすぐに医師に報告。

ER・ICUでの典型的なケース

症例①：発熱および痙攣発作で搬送されてきた1歳女児。体重10kg。痙攣発作が持続していたが、静脈ライン確保が難しく、ミダゾラム2mg（0.2mg/kg）を筋注し鎮痙を得た。以降、次第に意識状態が改善し、複雑性熱性痙攣として入院となった。

解説：特に小児では、痙攣が持続しているにもかかわらず静脈ライン確保が難しい例が多くある。このときにはミダゾラム0.2～0.3mg/kgの筋注が有効である。鎮痙後に静脈ラインを確保し、必要なら予防薬や持続静注を投与する。

各論

ER・ICUでの典型的なケース

症例②：てんかん発作の既往のある15歳男児。体重50kg。自宅で痙攣発作を起こし救急搬送。ジアゼパムおよびホスフェニトインを投与するも鎮痙を得られなかったため、全身麻酔療法を行うこととした。ミダゾラム10mg（0.2mg/kg）を投与し、挿管・人工呼吸管理とし、ミダゾラムの10mg/h（0.2mg/kg/h）で持続静注を開始した。

解説：難治性痙攣に対してミダゾラムによる全身麻酔療法を行った典型例である。この後ミダゾラムを中止し、フェニトインで痙攣コントロールを行った。

使用にあたってのポイント！

- 静脈ラインが確保可能ならば0.1～0.3mg/kgを投与。
- 静脈ラインの確保が困難な場合でも、0.2～0.3mgを筋注したり、0.3～0.5mgを鼻腔内投与できる。鼻腔内投与では、鼻水をしっかり吸引し、半量ずつ噴霧するのがポイント。
- 持続静注は、ミダゾラムで鎮痙を得た量を持続静注することが多い。

必須知識　ミダゾラムってこんなにいいのよ！

ミダゾラムは呼吸抑制も比較的少ないことから、人工呼吸管理を行うことなく使用することもできる（もちろん呼吸抑制はあるため、常に呼吸状態には注意が必要）。また半減期も短いため、持続静注を開始した後でも、別の薬剤に変更することも容易である。

一般名
プロポフォール

商品名
- **プロポフォール** 注 1% 200mg/20mL 注射剤
- **ディプリバン®** 注-キット 1% 200mg/20mL 注射剤・500mg/50mL 注射剤

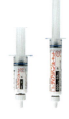

1分でわかる必須ポイント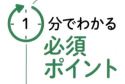

- 抗痙攣作用の機序は明確にされていないが、GABA受容体などの抑制系ニューロンの増強、グルタミン酸作動性の興奮性ニューロンの抑制による中枢全体の興奮性の低下と考えられる。
- 副作用として呼吸抑制、低血圧、横紋筋融解などがある。
- 添加物に精製卵黄レシチンおよび大豆油を使用していることから、卵および大豆アレルギーがないかを確認する。
- プロポフォールの抗痙攣作用目的使用は承認外使用であることを念頭に置く必要がある。

ナースの注意点

投与前
- 準備：呼吸・循環抑制出現時の対応準備（気道確保、酸素吸入、モニター監視など、呼吸・循環抑制に対する準備、救急カート）。
- 確認：体重の確認（投与量決定のため）。
- 確認：精製卵黄レシチンおよび大豆油を使用していることから、卵・大豆などのアレルギーの確認。

投与中
- 確認：投与方法（静注および持続静注）と投与量の確認。
- 確認：痙攣の状態を確認。
- 要観察：モニター監視（SpO₂、呼吸数、血圧、脈拍、不整脈出現の有無）。

投与後
- 評価：覚醒度の評価。
- 確認：痙攣の再燃の有無を確認。あれば医師にすぐ報告。
- 要観察：モニター監視（SpO₂、呼吸数、血圧、脈拍、不整脈出現の有無）。

ER・ICUでの典型的なケース

症例：精神疾患のある30歳男性。自宅で痙攣を起こし救急搬送された。体重50kg。ジアゼパムおよびホスフェニトインを投与しても鎮痙せず、プロポフォール100mg（2mg/kg）を静注し挿管・人工呼吸管理とし、100mg/h（2mg/kg/h）で全身麻酔導入療法を行った。血液検査ではNa 101mEq/Lと著明な低Na血症が認められた。

注意：ベンゾジアゼピンおよびプロポフォールの併用で各作用が増強するため、気道確保、人工呼吸管理を前提とする。

解説：低Na血症からの難治性痙攣である。ジアゼパムおよびホスフェニトイン投与では効果がなく全身麻酔導入療法が必要と判断し、プロポフォール2mg/kgを投与。鎮痙し、その後、2mg/kg/hで持続静注を行った。以後は低Na血症の補正を行った。

使用にあたってのポイント！

- 抗痙攣薬としてのプロポフォールは人工呼吸管理を前提に使用されることが多い。
- 呼吸・循環抑制が強く、十分注意する必要がある。
- 半減期も短いことから、中止すれば意識状態の確認を速やかに行うことができ、他の薬剤への変更もスムーズに可能である。

必須知識

1. プロポフォールには大豆油が添加物として入っていることから、長期投与の時には 1mL＝1.1kcal のカロリーとしてしっかり計算しよう。
2. 脂肪乳剤であるため、12時間ごとに交換が必要であることもお忘れなく。

各論

I章　ER・ICUでよく使う薬剤

一般名
チアミラールナトリウム

商品名
イソゾール 0.5g/バイアル 注射剤

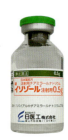

1分でわかる必須ポイント

- 超短時間型のバルビツレート薬でGABA受容体に作用し、鎮痙作用を発現する。Na受容体、Ca受容体、NMDA受容体にも作用するという報告もある。
- 強力な抗痙攣作用がある一方で、著明な低血圧と呼吸抑制を認めることがある。
- 強アルカリであるため、血管外漏出による皮膚壊死を起こすことがある。また高濃度で投与した場合は、静脈炎が必発である。

ナースの注意点

投与前
- **準備** 呼吸・循環抑制出現時の対応準備（酸素マスク、モニター監視、救急カート）。
- **確認** 投与方法と体重の確認（投与量決定のため）。

投与中
- **確認** 投与方法（静注および持続静注）と投与量の確認。
- **確認** 痙攣の状態を確認。
- **要観察** モニター監視（SpO₂、呼吸数、血圧、脈拍、不整脈出現の有無）。
- **注意** 皮膚障害を起こす可能性があるため、皮膚所見に注意。

投与後
- **評価** 覚醒度の評価。
- **確認** 痙攣の再燃の有無を確認。あれば医師にすぐ報告。
- **要観察** モニター監視（SpO₂、呼吸数、血圧、脈拍、不整脈出現の有無）。

ER・ICUでの典型的なケース

症例：発熱と意識障害で来院した70歳女性。体重50kg。検査の結果、インフルエンザ脳症と診断した。救急外来で痙攣発作を起こしたため、ミダゾラムで全身麻酔を導入しICU入室。脳波モニターを行いながら、ミダゾラム2mg/kg/hに加え、チアミラール100mg（2mg/kg）を静注し、100mg/hで持続静注を行った。

解説：脳症による難治性痙攣の例である。ミダゾラムやプロポフォールでも効果がない難治性痙攣の場合で投与を考慮するべきである。循環・呼吸抑制が非常に強いため注意。

使用にあたってのポイント！

- 蒸留水か生食で溶解し、2.5％程度の溶液として使用する。濃度が高くなると静脈炎が必発する。これより高濃度でいくなら中心静脈ラインから投与する。
- チアミラール1V（0.5g）3Vを注射用水（蒸留水20mL）3Aで溶解（2.5％溶液）。
- 1mL/h＝25mg/hであるため、体重50kgなら2〜20mL/hで調整。

必須知識

- 超短時間作用薬であり、持続投与が必要になる。基本的には難治性痙攣に対して最終的に投与を考慮する薬剤と考えた方がよい。
- 他の薬剤と同様、呼吸・循環抑制には十分注意する。
- ヒスタミン遊離作用があるため、喘息患者には使用を控えた方がよい。

一般名

レベチラセタム

商品名

イーケプラ® 錠 250mg・500mg、点滴静注 500mg

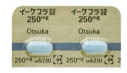
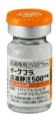

1分でわかる必須ポイント

- 日本では2010年に承認された新規抗痙攣薬。てんかん患者の部分発作（二次性全般化発作を含む）に対して適応される。
- 神経伝達物質放出の調節に関与すると考えられるSV2A（Synaptic Vesicle Protein 2A）に結合することで、てんかん発作を抑制すると考えられている。
- 他の抗痙攣薬と有効性は同等であり、呼吸抑制や低血圧などの副作用が少なく、相互作用が少ない（添付文書でも相互作用の記載なし）、TDM（therapeutic drug monitoring：治療薬物モニタリング）が不要、経口薬剤へ切り替えやすいなど使いやすい。

ナースの注意点

投与前
- 準備：アレルギー反応などへの対応準備（酸素マスク、モニター監視、救急カート）
- 確認：投与経路と投与量の確認。
- 基礎疾患の確認：重度肝機能障害、腎機能障害患者には投与量を確認。

投与中
- 確認：痙攣消失の有無の確認、呼吸・循環動態の確認。
- 確認：投与速度の確認（15分以上かけて投与できているかどうか）。

投与後
- 確認：痙攣消失の有無、再燃の有無の確認。
  →痙攣の再燃が見られるようならば、ドクターコールしさらなる鎮痙薬を考慮する。

I章　ER・ICUでよく使う薬剤

ER・ICUでの典型的なケース

症例：痙攣発作で来院した80歳男性。心筋梗塞の既往がある。ジアゼパム5mgを静注し鎮痙を得たが、10分後に顔面の痙攣を認めるようになった。血圧が100/50mmHgとやや低めであったため、イーケプラ®1,000mgを15分以上かけて投与し、鎮痙を得た。

解説：難治性痙攣発作の可能性がある患者に対して、第一選択のジアゼパムと併用して、イーケプラ®を使用する典型的なケースである。高齢者や低血圧を認めるような患者では、イーケプラ®は循環抑制を起こしにくく使用しやすい。

使用にあたってのポイント！

- 投与量：1,000～3,000mg/day（小児：20～60mg/kg）を1日2回に分けて投与。1回投与量を15分以上かけて投与する。
- 重度の肝障害（Child-Pugh分類でGrade C）や腎機能障害では投与量を調節する必要がある。
- 呼吸抑制や低血圧をきたしにくいため、高齢者などでは使用しやすい。

必須知識 ❶ 副作用としては眠気や疲労感などが多い傾向にある。またうつ病や希死念慮が起こることもあり、精神状態にも注意を要する。

パッとわかる 各薬剤の基礎知識

一般名（商品名）	作用機序	副作用	投与方法・投与量	作用発現・持続時間	
ジアゼパム（ホリゾン®、セルシン®）	GABA受容体に作用	低血圧、呼吸抑制、過鎮静、離脱症候群	静注：5〜20mg（小児0.3mg/kg）	発現：10〜20秒 持続：20分	→p186
フェノバルビタールナトリウム（ノーベルバール®）	GABA受容体に作用	呼吸抑制、TEN、SJS、肝機能障害、血球減少	静注：15〜20mg/kgを10分以上かけて（100mg/minまで）	発現：5〜10分 持続：数日	→p187
フェニトイン（アレビアチン®）	Na受容体に作用	低血圧、不整脈、過敏反応、長期投与で失調、意識障害、歯肉腫脹など	静注：10〜20mg/kgを50mg/minより遅い速度で	発現：20分 持続：10時間程度	→p188
ホスフェニトインナトリウム水和物（ホストイン®）	Na受容体に作用	低血圧、呼吸抑制、過敏反応、長期投与で失調や肝機能障害など	静注：22.5mg/kg 3mg/kg/min or 150mg/min 持続静注：5〜7.5mg/kg/day	発現：20分 持続：10時間程度	→p190
ミダゾラム（ドルミカム®）	GABA受容体に作用	低血圧、呼吸抑制、過鎮静、離脱症候群	静注：0.1〜0.3mg/kg 筋注：0.2〜0.3mg/kg 鼻腔：0.3〜0.5mg/kg 持続静注：0.05〜2mg/kg/h	発現：0.5〜2分 持続：1〜4時間	→p191
プロポフォール（プロポフォール、ディプリバン®）	GABA受容体に作用	低血圧、呼吸抑制、過鎮静、横紋筋融解、プロポフォール注入症候群	静注：1〜5mg/kg 持続静注：2〜10mg/kg/h	発現：数秒 持続：5〜15分	→p192
チアミラールナトリウム（イソゾール）	GABA受容体に作用 Na受容体やNMDA受容体に作用するという報告もある	血圧低下、呼吸抑制、静脈炎	静注：3〜5mg/kg 持続静注：0.5〜10mg/kg/h	発現：数秒 持続：10〜15分	→p194
レベチラセタム（イーケプラ®）	SV2Aに結合し、神経伝達物質を調節	眠気、頭痛、上気道炎症状、めまい感など。希死念慮、うつ病を発症することもある	1,000〜3,000mg/day（小児：20〜60mg/kg）。1日2回にわけて投与。一回投与量を15分以上かけて	発現：30〜60分 持続：6〜10時間	→p195

引用・参考文献

1) Glauser, T. et al. Evidence-Based Guideline: Treatment of Convulsive Status Epilepticus in Children and Adults: Report of the Guideline Committee of the American Epilepsy Society. Epilepsy Curr. 16 (1), 2016, 48-61.
2) 日本神経学会．CQ8-2 てんかん重積状態に使う薬剤はなにか．てんかん治療ガイドライン2010 追補版（2012年度）．https://www.neurology-jp.org/guidelinem/epgl/sinkei_epgl_2010_cq8-2_01.pdf（accessed 2018-03-24）

I章 ER・ICUでよく使う薬剤

総論

21 利尿薬

前橋赤十字病院 高度救命救急センター 集中治療科・救急科部 センター長 兼 救急科部長
中村光伸

"利尿薬"ってなあに？

　うっ血性心不全、腎不全など体液が過剰となった病態は、ERやICUで頻繁に出合うことのある病態である。利尿薬は主に、ナトリウムや水の尿中排泄を促し体液過剰の状態を改善させるために使用される薬剤である。しかし、複数ある利尿薬を使いこなすには、その特徴を理解することが必要である。

　利尿薬の種類は以下の5つに分類できる。
①ループ利尿薬（商品名：ラシックス®、ルプラック®、ダイアート®など）
②サイアザイド系利尿薬（商品名：フルイトラン®など）
③カリウム保持性利尿薬（商品名：アルダクトン®Aなど）
④炭酸脱水酵素阻害薬（商品名：ダイアモックス®）
⑤バソプレシンV_2受容体拮抗薬（商品名：サムスカ®）

こうして効きます！ ひとめでわかる作用機序

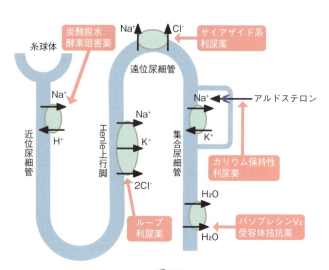

ポイント

〈尿細管・集合管での再吸収作用〉
- ①近位尿細管：糸球体で濾過された原尿はボーマン嚢腔から近位尿細管に出て、濾過される。ここでは、原尿の約70%が再吸収される。これには、水分やNaが含まれる。
- ②Henle上行脚：NaイオンやClイオンを能動輸送によって再吸収する（Na-K-2Cl共輸送担体）。
- ③遠位尿細管：NaイオンやClイオンを能動輸送によって再吸収する（Na-Cl共輸送担体）。
- ④集合尿細管：アルドステロンの作用によりNaイオンを吸収する。

作用メカニズム

- ①ループ利尿薬：Henle 上行脚に作用し、電解質、特に Na イオンの再吸収を抑制し利尿効果を発揮する。ループ利尿薬は利尿薬群の中で最も効果が高い薬剤である。
- ②サイアザイド系利尿薬：遠位尿細管に作用し、アルドステロンが結合する鉱質コルチコイド受容体に作用し、Na イオンや Cl イオンの再吸収を抑制する。利尿効果はそれほど高くない。
- ③カリウム保持性利尿薬：集合尿細管で、Na イオンの再吸収と K イオン排泄を抑制する。
- ④炭酸脱水酵素阻害薬：近位尿細管における炭酸脱水酵素を阻害することにより重炭酸イオン（HCO_3^-）とともに Na イオンの再吸収を抑制し、Na 利尿と尿中 HCO_3^- の排泄が増加する。
- ⑤バソプレシン V_2 受容体拮抗薬：集合管主細胞に発現するバソプレシン V_2 受容体に対する拮抗作用で水再吸収を阻害することにより水利尿作用を示す。

ER・ICUドクターはこう使い分ける！

体液過剰な病態が疑われたらまず、ループ利尿薬で診断的治療を試みる。反応がなければ、

- ループ利尿薬の増量（最大 200mg 静注）
- 別の利尿薬（サイアザイド系利尿薬、カリウム保持性利尿薬）の併用を考慮
- 急性血液浄化療法として限外濾過の併用を考慮

低 K 血症を合併している場合には、カリウム保持性利尿薬を使用する。

もっとわかる パワーアップポイント

心不全・ネフローゼ・肝硬変での実際の使い方

●心不全の分類による利尿薬による治療

心不全の症状は大きく分けて「うっ血による症状」と「低心拍出量による末梢灌流障害による症状」に大別できる。臨床所見から低灌流所見の有無とうっ血所見の有無から 4 つのサブセットに分類する方法（Nohria-Stevenson 分類）が提唱されている（**図 1**）。

利尿薬は、前負荷を減らしてうっ血を改善する。従って利尿薬が最も良い適応となるのは、Nohria-Stevenson 分類の wet and warm（Subset B）にある患者である。心不全における利尿薬の役割は浮腫の改善である。この目的ではループ利尿薬が最も即効性がある第一選択である。カリウム保持性利尿薬は、利尿作用こそ弱いがアルドステロン拮抗作用があり、心機能低下患者で予後改善効果が示されており、少量のループ利尿薬との併用が行われることが通常である。バソプレシン V_2 受容体拮抗薬であるトルバプタンは水利尿薬ともいわれ、従来の利尿薬で浮腫改善効果が不十分であった症例において選択肢となる。

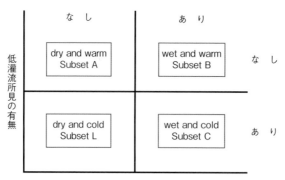

図1 Nohria-Stevenson の分類

●ネフローゼ症候群に伴う浮腫の利尿薬による治療

　ネフローゼ症候群に伴う浮腫に最も多く利用されるのはループ利尿薬である。フロセミドはアルブミンと結合した状態で尿細管管腔内に分泌され効果を発揮する薬剤であるため、低アルブミン状態では効果を発揮しにくいと考えられる。サイアザイド系利尿薬はループ利尿薬との併用で相乗効果が得られることがある。カリウム保持性利尿薬はループ利尿薬によって低K血症が起きた場合、併用を考慮する。利尿薬に反応が乏しい場合は透析や体外限外濾過を考慮する。

●肝硬変に伴う浮腫の利尿薬による治療

　肝硬変では、レニン−アンジオテンシン−アルドステロン系（RAS系）の亢進が起こっていることによりナトリウムの貯留、カリウム喪失傾向を認めるため、利尿薬の第一選択はカリウム保持性利尿薬となることが多い。効果不十分の場合はループ利尿薬を追加する。他の利尿薬で効果不十分の場合はバソプレシンV_2受容体拮抗薬であるトルバプタンが適応となる。

各論

一般名
フロセミド

利尿薬の種類
ループ利尿薬

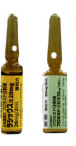

商品名
ラシックス®、**フロセミド** 20mg/2mL、100mg/10mL
静注製剤 or 注射剤

1分でわかる必須ポイント

- ループ利尿薬はHenle上行脚に作用し、Naイオンの再吸収を抑制し利尿効果を発揮する。
- ループ利尿薬は利尿薬群の中で最も効果が高い薬剤である。
- 投与後30分で効果を確認する。
- 投与後は急激な血圧の変動には注意する。
- 低K血症の出現、不整脈に注意する。

ナースの注意点

投与前
- **確認**：体液過剰な状態であるか、腎機能障害はないのか、腎機能障害の原因は、腎前性、腎後性ではないのかを確認する。

投与中
- **観察**：投与後30～60分での尿量の増加を確認する。
- **対応**：尿量の増加を認めなかった場合、投与量の増加、薬剤の併用、限外濾過の併用を検討する。

投与後
- **確認**：血液ガス検査などで血清K値を確認する。
- **観察**：不整脈の出現に注意する。
- **対応**：低K血症や不整脈を認めた場合には医師に報告を行う。

ER・ICUでの典型的なケース

症例：67歳女性。主訴は呼吸困難感。既往歴は高血圧、糖尿病、3年前に心筋梗塞。数日前から歩行時の息切れを自覚。本日、就寝後に呼吸困難を自覚し救急搬送された。起坐呼吸、呼吸数30/min、SpO₂ 85%（room air）→リザーバーマスク10L投与下でSpO₂ 91%。脈拍110/min、血圧157/90mmHg、意識清明、下腿浮腫あり。画像所見は胸部X線写真でCTR 59%、肺門部陰影の増強あり、経胸壁心エコーでLVEF 30%、diffuse hypokinesis、IVC 22/20mm。診断は心不全。非侵襲的陽圧換気療法（noninvasive positive pressure ventilation；NPPV）を施行し、フロセミド20mgを静注。良好な反応を認め、酸素化の改善を認めた。

解説：急性心不全の典型的な症例である。現病歴や身体所見、画像所見から体液過剰な状態であると判断し、フロセミドを静注し、状態の改善を得ることができた。

使用にあたってのポイント！

- 体液過剰な状態であると判断した場合には、ラシックス®10〜20mg 静注。
- その後、尿量や体重を見ながら間欠的な投与。ラシックス®10mg 静注を継続。
- 持続投与（20mg/24 時間）も間欠的投与よりも効果的であるといわれている。
- ※ラシックス®1A（2mL）＋生理食塩液 22mL ＝ 24mL を 1mL/h で投与する。

必須知識

- 腎機能障害、低血圧、低 Na 血症、低アルブミン血症があるとループ利尿薬は効きにくい。通常であれば、フロセミドは 40mg の静注で最大有効血中濃度に達するが、腎不全を合併している場合には 200mg まで増量しないと作用が発現しないこともある。
- 内服のフロセミドはバイオアベイラビリティ（生物学的利用能）が低く、腸管浮腫の状態では吸収・効果が不安定である。

一般名
トラセミド

利尿薬の種類
ループ利尿薬

商品名
ルプラック® 4mg・8mg 錠剤

1分でわかる必須ポイント

- ルプラック®はラシックス®と同様にループ利尿薬である。
- ループ利尿薬は Henle 上行脚に作用し、Na イオンの再吸収を抑制し利尿効果を発揮する。
- ルプラック®は抗アルドステロン作用を持つといわれており、尿中 K イオンの排泄量が少ない。
- ルプラック®に静注薬はなく、4mg、8mg の錠剤である。
- ルプラック®4mg はラシックス®20mg に相当する。

使用にあたってのポイント！

- 低 K 血症を合併している症例では有効である。

一般名

アゾセミド

利尿薬の種類
ループ利尿薬

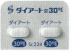

商品名

ダイアート® 30mg・60mg 錠剤

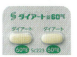

1分でわかる必須ポイント

- ダイアート®はラシックス®と同様にループ利尿薬である。
- ループ利尿薬は Henle 上行脚に作用し、Na イオンの再吸収を抑制し利尿効果を発揮する。
- ダイアート®は、ラシックス®よりも持続時間が長い長時間作用型のループ利尿薬である。
- ダイアート®に静注薬はなく、30mg、60mg の錠剤である。
- ダイアート®30mg はラシックス®20mg に相当する。

使用にあたってのポイント！

● 頻尿による QOL（quality of life：生活の質）への影響を軽減することができる。

一般名

トリクロルメチアジド

利尿薬の種類
サイアザイド系利尿薬

商品名

フルイトラン® 1mg・2mg 錠剤

1分でわかる必須ポイント

- サイアザイド系利尿薬は遠位尿細管に作用し、Na イオンや Cl イオンの再吸収を抑制する。
- Na イオン再吸収抑制により降圧薬として使用されることが多い。
- 利尿効果は、ループ利尿薬＞サイアザイド系利尿薬。
- フルイトラン®に静注薬はなく、1mg、2mg の錠剤である。

使用にあたってのポイント！

● ループ利尿薬使用中に少量使用（0.5～1mg）すると、利尿効果が増強することがある。

各論　I章　ER・ICUでよく使う薬剤

必須知識
インダパミド

インダパミド（商品名：ナトリックス®）は、サイアザイド系に近い利尿薬である。日本での適応症は本態性高血圧症である。遠位尿細管に作用し、NaイオンやClイオンの再吸収を抑制することにより降圧効果があるとされている。

一般名
スピロノラクトン

利尿薬の種類
カリウム保持性利尿薬

商品名
アルダクトン®A 25mg・50mg 錠剤

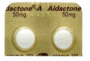

1分でわかる 必須ポイント

- カリウム保持性利尿薬は集合尿細管で、Naイオンの再吸収が抑制されると同時にKイオン排泄が抑制される。
- 利尿効果は弱く、効果発現までは遅い。
- 抗アルドステロン作用を有しており、心不全治療に対して使用が推奨[1]されている。
- アルダクトン®Aに静注薬はなく、25mg、50mgの錠剤である。

ER・ICUでの典型的なケース

症例：72歳男性。慢性肝炎、肝硬変で消化器内科に通院中。最近、腹水が増加し食事が思うように摂取できない。下腿の浮腫は軽度。アルダクトン®A 50mg 分2（朝、夕）で処方。

解説：肝硬変の患者は門脈圧が亢進することによりレニン-アンジオテンシン-アルドステロン系が亢進している。そのため、抗アルドステロン作用のあるアルダクトン®Aの処方が効果的である。

使用にあたってのポイント！

- ループ利尿薬と併用して、心不全における利尿薬のKイオン喪失作用に拮抗するために用いられることが多い。
- 腎機能が低下している症例には、高K血症を合併する可能性があるため使用しづらい。

必須知識
エプレレノン

エプレレノン（商品名：セララ®）は、選択的アルドステロン薬として高血圧の治療に用いられる。カリウム保持性利尿薬であるスピロノラクトンは、アルドステロン受容体のみならずアンドロゲンやプロゲステロンなどの性ホルモン受容体にも作用するため、女性化乳房・不正性器出血・月経不順などの副作用がみられるが、エプレレノンはアルドステロン受容体への選択性が高いため、これらの副作用発症頻度は低い。

一般名

アセタゾラミド

利尿薬の種類
炭酸脱水酵素阻害薬

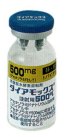

商品名
ダイアモックス® 500mg 注射剤

1分でわかる必須ポイント

近位尿細管における炭酸脱水酵素を阻害することにより重炭酸イオン（HCO_3^-）とともにNaイオンの再吸収を抑制し、Na利尿と尿中HCO_3^-の排泄が増加する。

ER・ICUでの典型的なケース

症例：72歳男性。肺気腫、高血圧の既往歴あり。S状結腸穿孔で入院し、緊急で腸切除術を施行したが、術後に敗血症を合併し急性腎障害を合併。一時的に持続的濾過透析を導入していたが、循環動態が安定し、ループ利尿薬の投与により尿量が維持されるようになった。人工呼吸器管理により酸素化は改善したが、代謝性アルカローシスに伴う高CO_2血症を認めたため、ダイアモックス®500mgを静注し、人工呼吸器より離脱した。

解説：代謝性アルカローシス：HCO_3^-↑➡CO_2貯留➡自発呼吸の抑制（特に慢性呼吸不全患者の場合）が起き、人工呼吸器の離脱が進まない。ループ利尿薬と併用し自発呼吸を誘発するため、アセタゾラミドを使用すると、HCO_3^-蓄積を阻害し、代謝性アルカローシスに拮抗してCO_2上昇を抑制する。

使用にあたってのポイント！

ICU
- 人工呼吸器からの離脱には、代謝性アシドーシスを惹起できるダイアモックス®の併用が有効である。

ER
- 急性緑内障発作の治療に用いられることがある。
  - ▶処方例：ダイアモックス®500mg 静注＋グリセオール®250mL 静注
  - ▶処方例：ダイアモックス®500mg 静注

I章 ㉑ 利尿薬

I章 ER・ICUでよく使う薬剤

一般名
トルバプタン

商品名
サムスカ®錠 7.5mg、15mg

利尿薬の種類
バソプレシン V_2 受容体拮抗薬

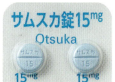

1分でわかる必須ポイント

- バソプレシン V_2 受容体拮抗薬は集合管に作用し水利尿作用を示す。
- ループ利尿薬などの他の利尿薬で効果不十分な心不全や肝硬変における体液貯留に対する利尿薬
- 腎機能悪化のリスクのある急性心不全患者に対して腎機能に比較的影響を与えない

ナースの注意点

投与前
- 確認：投与初期から肝機能障害があらわれることがあるため、投与前に肝機能検査を実施すること。

投与後
- 観察：投与開始後24時間以内に水利尿効果が強く発現するため。投与開始4〜6時間後ならびに8〜12時間後の血清Na濃度を測定する必要がある。

ER・ICUでの典型的なケース

症例：患者82歳女性。**主訴**：呼吸困難感。**既往歴**：3年前に心筋梗塞、CKD（chronic kidney disease：慢性腎臓病）、徐脈性心房細動。**現病歴**：1週間くらい前から歩行時の息切れと下腿浮腫を自覚。体重増加（1週間で8kg）を認めた。外来でフロセミド60mg/day、スピロノラクトン50mg/dayに増量したものの、利尿は得られず内服調整目的に入院。
現症：身長168cm、体重72kg（＋8kg/7日）。血圧：112/72mmHg、心拍数40/min 不整、呼吸数18/min、SpO_2 98%（酸素2L）。
画像所見：胸部X線写真：CTR 65%、両側胸水（左＞右）。経胸壁心エコー：EF 50%（びまん性に壁運動低下）、MR Ⅱ度、TR Ⅱ度、TRPG 29mmHg、IVC 18/14mm。**検査所見**：BUN 53mg/dL、Cr 2.2mg/dL、Na 128mEq/L、K 5.2mEq/L、BNP 751pg/mL
診断：慢性心不全の急性増悪。**処置**：サムスカ® 7.5mg 朝1回の内服を追加

解説：慢性心不全の急性増悪であり、すでにフロセミドやスピロノラクトンが増量されているが、尿量が増加していない。BUN/Cr上昇や低Na血症を認めており、他の利尿薬では効果不十分であるためトルバプタンの良い適応と考える。

使用にあたってのポイント！

- トルバプタンは従来の利尿薬で浮腫改善効果が不十分であった症例において新たな選択肢となりうる。

パッとわかる 各薬剤の基礎知識

I章 21 利尿薬

一般名（商品名）	作用機序	副作用	投与方法・投与量	作用発現・持続時間	
ループ利尿薬					
フロセミド（ラシックス®など）	Henle上行脚に作用しNaイオンの再吸収を抑制	低K血症	10mg静注	発現：0.5～1時間 持続：6時間	→p201
トラセミド（ルプラック®）			4mg/day～内服	発現：1時間 持続：8時間	→p202
アゾセミド（ダイアート®）			30mg/day～内服	発現：1時間 持続：12時間	→p203
サイアザイド系利尿薬					
トリクロルメチアジド（フルイトラン®）	遠位尿細管に作用し、NaイオンやClイオンの再吸収を抑制	低K血症、低Na血症、低Mg血症	1mg/day～内服	発現：2時間 持続：24時間	→p203
カリウム保持性利尿薬					
スピロノラクトン（アルダクトン®A）	集合尿細管で、Naイオンの再吸収とKイオン排泄を抑制	高K血症	50mg/day～内服	発現：24～96時間 持続：48～72時間	→p204
炭酸脱水酵素阻害薬					
アセタゾラミド（ダイアモックス®）	近位尿細管で、重炭酸イオンとNaイオンの再吸収を抑制	代謝性アシドーシス	500mg静注	持続：6～12時間	→p205
バソプレシンV_2受容体拮抗薬					
トルバプタン（サムスカ®）	集合管で水利尿作用	BUN上昇、腎不全、高Na血症、肝機能障害	15mg	発現：2時間 持続：12～24時間	→p206

引用・参考文献

1) Pitt, B. et al. The effect of spironolactone on morbidity and mortality in patients with severe heart failure. Randomized Aldactone Evaluation Study Investigators. N Engl J Med. 341 (10), 1999, 709-17.

I章 ER・ICUでよく使う薬剤

総論

22 輸液製剤

横浜労災病院 救命救急センター 副部長
大屋聖郎

"輸液製剤"ってなあに？

輸液は、最も基本的な治療の一つで、ER・ICUに限らず広く用いられている。一般には脱水の補正目的で行われることが多いが、ERではショック、脳卒中、心不全などの急性期治療に、またICUでは敗血症の管理、術後の維持輸液など、病態に応じてさまざまな目的で使用される。

こうして効きます！ ひとめでわかる作用機序

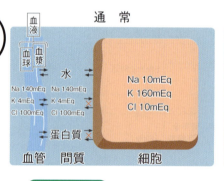

ポイント

- 一般に細胞外液製剤は、投与量の4分の1程度しか血管内に入らない。
- 5％ブドウ糖液では、投与量の12分の1程度が血管内に入る。

- 人間は、体重の約60％が水分から成り立っている。この水分は、細胞外に1/3（血管内に1/12〔体重の5％〕）、間質に1/4（体重の15％）、細胞内に2/3（体重の40％）が分布する。
- 通常、細胞外のナトリウム（Na）濃度は140mEq、カリウム（K）は4mEq、クロール（Cl）は100mEqに、また細胞内のNa濃度は10mEq、Kは160mEq、Clは10mEqにおおよそ保たれている。
- 水は、血管内、間質、細胞内を自由に移動できるが、電解質（NaやK）は輸送ポンプなどを使用しなければ血管内と間質の間しか移動できず、また蛋白質は通常これらの区画を超えて自由に移動することはできない。
- 輸液が開始されると、これらの機序と輸液製剤の組成とから、それぞれの区画に供給される水分量が決定される。例えば、生理食塩液や酢酸リンゲル液などの細胞外液製剤を約1,000mL輸液すると、血管内に約250mL（1/4）、間質に約750mL（3/4）が供給される。一方5％ブドウ糖液では、血管内に約80mL、間質に約250mL、細胞内に約670mLが供給される。

ER・ICUドクターはこう使い分ける！

　出血や脱水などの循環血液量減少に対しては酢酸リンゲル液が基本となる。生理食塩液でもよいが、投与量が1,000mL以上となる際は、アシドーシスに注意を要する。

　肝硬変などの肝不全が予想されない症例では、乳酸リンゲル液（ラクテック®）も選択される。その理由は、乳酸は酢酸と同様に肝臓では代謝されてアルカリの効力を発揮するが、骨格筋ではアルカリ化されないため高乳酸血症が増悪する可能性があるからである。また近年では、直接アルカリ化を行う重炭酸リンゲル液が使用されることもある。

　心不全ではナトリウム負荷のない5％ブドウ糖液を選択する。ただし右室梗塞や肺塞栓の際は、まず細胞外液製剤を1,000mL程度投与して一定の心拍出量を維持する必要がある。循環血液量減少や心不全などの病態が不明の場合は、1号液を選択する。

　高齢者などで腎機能障害が予想される際は、カリウムが配合されていない生理食塩液、1号液、または5％ブドウ糖液を上記の病態に応じて選択する。

I章 ER・ICUでよく使う薬剤

各論

一般名
生理食塩液

商品名
大塚生食注

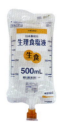

1分でわかる 必須ポイント

- 細胞外液製剤でカリウムが配合されておらず、初期輸液の選択肢の一つである。
- 配合禁忌の薬剤などを使用する予定の際に選択されることが多い。
- 重症例では、生理食塩水よりも酢酸リンゲルなどを使用した方が予後を改善できる。
- 心不全では使用するべきでない。
- 1,000mL以上の輸液ではアシドーシスに注意を要する。

生理食塩液 (大塚生食注)	浸透圧 (mOsm/L)	Na^+ (mEq/L)	Cl^- (mEq/L)
	308	154	154

ナースの注意点

 投与前
- **確認**：心不全でないことを確認する。投与速度を確認する。

 投与中
- **観察**：尿量が維持できているか、頸静脈怒張や呼吸状態の増悪などの心不全徴候がないかを観察する。
- **評価**：アシドーシスなどを評価する。

ER・ICUでの典型的なケース

症例：38歳男性。既往にてんかんあり。自宅で痙攣を発症し救急搬送された。来院時も痙攣が持続しており、末梢静脈を確保後、生理食塩液の輸液を100mL/hで開始。同時にジアゼパムを投与し、痙攣は停止。再発予防にホスフェニトインを投与し、経過観察を目的に入院となった。

解説：ホスフェニトインなどの抗痙攣薬は、酢酸リンゲルなどとは併用禁忌である。また、5%ブドウ糖液などを使用すると脳浮腫を来す可能性があり、細胞外液製剤が選択される。

一般名
乳酸加リンゲル液

商品名
ラクテック®注

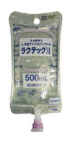

1分でわかる必須ポイント

- 基本的な細胞外液製剤である。
- アシドーシスの予防に乳酸が加えられている。
- 乳酸が肝臓で重炭酸に変換されてアルカリの効力を発揮する。
- 少量ではあるが、カリウムが配合されていることに注意を要する。

乳酸加リンゲル液 （ラクテック®注）	浸透圧 (mOsm/L)	Na^+ (mEq/L)	K^+ (mEq/L)	Ca^{2+} (mEq/L)	Cl^- (mEq/L)	L-Lactate$^-$ (mEq/L)
	276	130	4	3	109	28

ナースの注意点

投与前
- 確認：心不全、肝不全、腎不全でないことを確認する。
- 対応：高乳酸血症が予想される場合は使用を控える。

投与中
- 観察：尿量が維持できているか、頸静脈怒張や呼吸状態の増悪などの心不全徴候がないかを観察する。

投与後
- 評価：急激なナトリウム濃度の上昇による浸透圧性脱髄症候群（osmotic demyelination syndrome；ODS）、カリウム濃度の上昇、心不全徴候、アシドーシスなどを評価する。

ER・ICUでの典型的なケース

症例：22歳男性。基礎疾患などはない（肝硬変の指摘なし）。胃腸炎症状を主訴に来院。嘔吐および下痢頻回。乳酸加リンゲル液を200mL/hで開始。精査で急性腹症などの緊急疾患は否定的。輸液継続後、制吐薬および整腸剤処方で帰宅となった。

解説：細胞外液の減少が示唆され、また肝機能の高度障害が予想されないことから、一般的な細胞外液製剤を選択。代謝性アシドーシスなどの進行はなく、また電解質の厳密な調節は不要であった。

各論　I章　ER・ICUでよく使う薬剤

必須知識　肝不全や高乳酸血症などが予想される症例では、乳酸加リンゲル液ではなく酢酸加リンゲル液を使用すべきである。

一般名
酢酸リンゲル液

商品名
ソリューゲン®F注

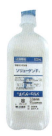

1分でわかる必須ポイント

- 最も基本的な細胞外液製剤である。
- 重症例では、生理食塩水よりも本製剤を使用した方が予後を改善できる。
- アシドーシスの予防に酢酸が加えられている。酢酸は肝臓と骨格筋で重炭酸に変換されてアルカリの効力を発揮する。
- 少量ではあるが、カリウムが配合されていることに注意を要する。

酢酸リンゲル液（ソリューゲン®F）	浸透圧 (mOsm/L)	Na^+ (mEq/L)	K^+ (mEq/L)	Ca^{2+} (mEq/L)	Cl^- (mEq/L)	$Acetate^-$ (mEq/L)
	276	130	4	3	109	28

ナースの注意点

投与前
- 確認：心不全、腎不全でないことを確認する。投与速度を確認する。

投与中
- 観察：尿量が維持できているか、頸静脈怒張や呼吸状態の増悪などの心不全徴候がないかを観察する。
- 評価：カリウム濃度の上昇、アシドーシスなどを評価する。

ER・ICUでの典型的なケース

症例：46歳女性。基礎疾患などはない。胃腸炎症状を主訴に来院。嘔吐および下痢頻回。酢酸リンゲル液を150mL/hで開始。精査で急性腹症などの緊急疾患は否定的。輸液継続後、制吐薬および整腸薬処方で帰宅となった。

解説：細胞外液の減少が示唆され、また明らかな基礎疾患もないことから、最も一般的な細胞外液製剤を選択。電解質異常もなく、ナトリウムやカリウムの厳密な調節は不要であった。

必須知識 肝不全などが予想されない症例では、酢酸リンゲル液よりも乳酸リンゲル液（ラクテック®）の方が安価なこともあり、一般的に使用されている。

一般名
重炭酸加リンゲル液

商品名
ビカネイト® 輸液

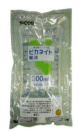

1分でわかる必須ポイント

- 重炭酸が入った細胞外液製剤である。
- 代謝経路を介することなく、重炭酸により直接アルカリ化の効力を発揮することから、代謝性アシドーシスの病態などでは特に有用と考えられている。
- マグネシウム、カリウムが配合されていることに注意を要する。

重炭酸加リンゲル液（ビカネイト®）	浸透圧 (mOsm/L)	Na^+ (mEq/L)	K^+ (mEq/L)	Mg^{2+} (mEq/L)	Ca^{2+} (mEq/L)	Cl^- (mEq/L)	HCO_3 (mEq/L)	$Citrate^{3-*}$ (mEq/L)
	281	130	4	2	3	109	28	4

＊：添加物に由来するものを含む

ナースの注意点

投与前
- 禁忌事項　高マグネシウム血症、甲状腺機能低下症では禁忌となる。
- 禁忌事項　また鎮静薬、抗てんかん薬、強心薬などとの混注も禁忌となる。
- 確認　心不全、腎不全でないことを確認する。

投与中
- 観察　尿量が維持できているか、頸静脈怒張や呼吸状態の増悪などの心不全徴候がないかを観察する。

投与後
- 評価　過剰塩基増加、急激なナトリウム濃度の上昇による浸透圧性脱髄症候群（ODS）、心不全徴候、マグネシウム上昇、カルシウム低下、アルブミン低下などを評価する。

各論　I章　ER・ICUでよく使う薬剤

ER・ICUでの典型的なケース

症例：56歳男性。ショック状態で救急搬送。血液ガス分析で著明な代謝性アシドーシスあり。初期評価で細胞外液量減少性ショックが疑われ、重炭酸加リンゲル液を1,000mL/hで開始。その後循環動態は改善傾向となったが、継続加療のためICUへ入院となった。

解説：細胞外液の減少が示唆され、またすでに代謝性アシドーシスを呈していることから、直接アルカリ化を行うことが可能な細胞外液製剤を選択。塩基やマグネシウムの増加も生じず経過良好であった。

必須知識

代謝性アシドーシス、循環不全、肝不全などの場合でも、代謝経路に関係なく直接アルカリ化を行うことが可能である。

一般名

1号液（開始液）

商品名

ソルデム®1輸液

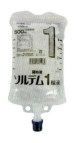

1分でわかる必須ポイント

- 生理食塩液と5％ブドウ糖液を1：1で混合した製剤である。
- カリウムが配合されておらず、最も安全に使用できる初期輸液の一つで、病態が不明の場合に選択されることが多い。

	浸透圧 (mOsm/L)	Na⁺ (mEq/L)	Cl⁻ (mEq/L)	L-Lactate⁻ (mEq/L)	ブドウ糖 (g/L)
1号液 （ソルデム®1）	324	90	70	20	26

ナースの注意点

投与前
- **評価**：バイタルサイン、身体所見などから、必要な輸液量と投与可能な上限量などを総合的に評価する。
- **確認**：投与速度を確認する。

投与中
- **観察**：尿量が維持できているか、頸静脈怒張や呼吸状態の増悪などの心不全徴候がないかを観察する。
- **評価**：糖、電解質（特にナトリウム濃度）を必ず評価する。

ER・ICUでの典型的なケース

症例：78歳女性。発熱を主訴に救急搬送された。末梢静脈を確保し、1号液を60mL/hで開始。精査で誤嚥性肺炎の診断。輸液継続および抗菌薬投与で入院となった。なお、血液検査で高度の腎機能障害（Cr 8.9、K 6.2）を認め、かかりつけ医からの情報で透析導入直前の状態であったことがわかった。

解説：ERでは、病態が不安定や不明の際に、状態を安定化することを目的に末梢静脈確保をまず行うが、その際に選択されることが多い製剤である。本症例では、発熱から細胞外液の減少が予想されるが、一方で高齢者のため、心不全や腎機能障害がある可能性が高く、細胞外液やカリウムが配合されている製剤の投与は控えるべきである。

一般名

3号液（維持液）

商品名

ソルデム®3A 輸液

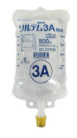

1分でわかる必須ポイント

- 生理食塩液と5%ブドウ糖液を1:2の比で混合し、カリウムなどを加えた製剤である。
- 超急性期を過ぎ、腎障害などがないことを確認し、水分摂取不十分な場合に使用される。

3号液 （ソルデム®3A）	浸透圧 (mOsm/L)	Na⁺ (mEq/L)	K⁺ (mEq/L)	Cl⁻ (mEq/L)	L-Lactate⁻ (mEq/L)	ブドウ糖 (g/L)
	260	35	20	35	20	43

ナースの注意点

投与前
- **確認**：腎機能やカリウム濃度に異常がないことを確認する。投与速度を確認する。

投与中
- **観察**：尿量が維持できているか、頸静脈怒張や呼吸状態の増悪などの心不全徴候がないかを観察する。
- **評価**：カリウム濃度の上昇、ナトリウム濃度の急激な低下（脳浮腫）、高血糖などを評価する。

各論

I章　ER・ICUでよく使う薬剤

ER・ICUでの典型的なケース

症例：78歳女性。発熱を主訴に救急搬送された。精査により誤嚥性肺炎の診断で入院。血液検査で腎機能障害なし。入院2日目で、食事は少量しか取れない状態。維持液1,500mL/dayおよび抗菌薬投与を継続となった。

解説：急性期の血管透過性亢進などの病態を過ぎたら、腎機能や電解質を確認後、維持液の適応となる。

一般名
5%ブドウ糖液

商品名
大塚糖液 5%

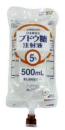

1分でわかる必須ポイント

- 水分とブドウ糖のみで、ナトリウム負荷にならず、血管内にとどまるのは少量である。
- 心不全患者に対して利尿薬などの薬剤を点滴で使用する目的で使用されることが多い。
- ブドウ糖は、生体に糖分を補うために配合されているのではなく、輸液製剤を体液に近い浸透圧にする目的で使用されている。

5%ブドウ糖液 (大塚糖液5%)	浸透圧 (mOsm/L)	ブドウ糖 (g/L)
	252	50

ナースの注意点

投与前
- **確認**：ショック状態などの細胞外液量が減少している病態、また脳卒中などの細胞浮腫が懸念される病態でないことを確認する。

投与中
- **観察**：尿量が維持できているか、頸静脈怒張や呼吸状態の増悪などの心不全徴候がないかを観察する。急激なナトリウム濃度の低下は脳浮腫を来すため、特に注意を要する。

投与後
- **評価**：血糖、電解質を必ず評価する。

ER・ICUでの典型的なケース

症例：68歳男性。心不全で入院歴あり。呼吸困難を主訴に救急搬送。来院時血圧180/110mmHg、SAT 92%（O_2 10L）。起坐呼吸で、下腿浮腫および頸静脈怒張あり。末梢静脈路を確保し、5%ブドウ糖液を20mL/hで開始。ニトログリセリン製剤と利尿薬も投与され、病状は改善傾向。心不全のコントロールを目的にCCUへ入院となった。

解説：5%ブドウ糖液では、血管内に投与される水分を極量に絞り、必要な薬剤を点滴で投与することが可能。また明らかな心不全徴候がなくても、高齢者では水分バランスの調節幅が狭いため、初期輸液として選択されることもある。

パッとわかる 各薬剤の基礎知識

一般名（商品名）	作用機序	副作用	
生理食塩液（大塚生食注）	血管内に投与量の約4分の1が入るその他は間質へ	心不全、アシドーシス、浸透圧性脱髄症候群（ODS）	→p210
乳酸化リンゲル液（ラクテック®）	血管内に投与量の約4分の1が入るその他は間質へ	心不全、高カリウム血症、アシドーシス、浸透圧性脱髄症候群（ODS）	→p211
酢酸リンゲル液（ソリューゲン®F）	血管内に投与量の約4分の1が入るその他は間質へ	心不全、高カリウム血症、浸透圧性脱髄症候群（ODS）	→p212
重炭酸化リンゲル液（ビカネイト®）	血管内に投与量の約4分の1が入るその他は間質へ	心不全、高カリウム血症、浸透圧性脱髄症候群（ODS）	→p213
1号液（開始液）（ソルデム®1）	血管内に投与量の約8分の1入るその他は間質と細胞内へ	心不全、高血糖、アシドーシス	→p214
3号液（維持液）（ソルデム®3A）	血管内に投与量の約10分の1が入るその他は間質と細胞内へ	高カリウム血症、高血糖、心不全	→p215
5%ブドウ糖液（大塚糖液5%）	血管内に投与量の約12分の1が入るその他は間質と細胞内へ	細胞浮腫（脳浮腫など）、高血糖、低カリウム血症	→p216

引用・参考文献

1) Semler, MW. et al. Balanced Crystalloids versus Saline in Critically Ill Adults. N Engl J Med. 378(9), 2018, 829-39.
2) Self, WH. et al. Balanced Crystalloids versus Saline in Noncritically Ill Adults. N Engl J Med. 378(9), 2018, 819-28.

I章 ER・ICUでよく使う薬剤

総論

23 膠質液・人工膠質液

横浜労災病院 救命救急センター 副部長
大屋聖郎

"膠質液・人工膠質液"ってなあに？

　膠質とは、一般に分子量が3万以上の溶質のことを呼び、血漿では蛋白質が相当する。点滴で投与された膠質液は血管内にとどまり、一部間質に移行するが細胞内には分布しない。また分子量が大きいほど水分を引き寄せる作用（膠質浸透圧）を強く発揮する。

　このため通常の輸液製剤と比較して、血管内に水分を保つ作用が強く、ショック状態や血管内脱水の際に有効と考えられる。一般に、アルブミン製剤などの膠質液は人の血液からつくられるのに対して、人工膠質液は血液を使用していないことから、製剤の投与による感染症を懸念しなくてよい。

こうして効きます！
ひとめでわかる**作用機序**

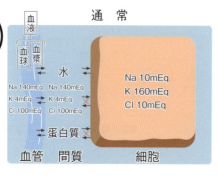
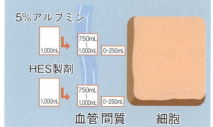

ポイント

- 膠質液は、そのほとんどが血管内にとどまることができるため、出血性ショックなどの病態では有用となりえる。
- 頭部外傷に対する膠質液および敗血症に対する人工膠質液の使用は控えるべきである。

- 輸液製剤の項で述べた通り、血管内、間質、細胞内の区画に供給される水分量は、製剤によって異なる。
- 膠質液のほとんどは血管内にとどまるとされ、例えば5％アルブミン製剤を1,000mL投与すると、750〜1,000mLが血管内に、残りの0〜250mLが間質に供給される。
- また25％アルブミン製剤では、膠質による血漿増量作用から、投与量の約5倍の循環血液量の増加作用があるとされる（50mL投与で250mLの血管内ボリュームの増加）。
- 同様の機序で人工膠質液のヒドロキシエチルデンプン（hydroxyethyl starch；HES）製剤でも、循環血液量の増加が予想される。

ER・ICUドクターはこう使い分ける！

　輸血が考慮される出血性ショックにおいて、輸血が届くまでの間に膠質液を投与されることが多い。

　低アルブミン血症に対するアルブミン製剤の使用においては、急性期で水分を補う目的を兼ねるときは5％製剤を、逆に慢性期で間質にある水分を血管内に戻す目的で使用する際は25％製剤を選択するのが理にかなっている。

MEMO

I章　ER・ICUでよく使う薬剤

各論

一般名
5%人血清アルブミン

商品名
アルブミナー® 5% 12.5g/250mL 血漿分画製剤

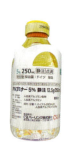

1分でわかる 必須ポイント

- 出血性ショックで輸血を待つ間に使用することが多い。
- 1,000mL 投与すると、750～1,000mL が血管内に、残りの 0～250mL が間質に供給される。
- 血液製剤であり、感染症などの懸念がある。

ナースの注意点

投与前

- **確認** 心原性ショック、心不全でないことを確認する。
- **確認** 免疫不全状態ではないことを確認する（血液製剤であり、特にヒトパルボウイルス B19 の感染を起こす可能性を否定できない）。
- **注意** ハプトグロビン欠損症では過敏反応を起こす可能性に注意する。

投与中

- **評価・観察** MAP 65mmHg 以上に保たれているか、尿量が維持できているかを評価する。逆に、頸静脈怒張や呼吸状態の増悪などの心不全徴候がないかも観察する。心不全徴候、アシドーシスなどを評価する。

ER・ICUでの典型的なケース

症例：58 歳男性。基礎疾患に肝硬変あり。吐血を主訴に救急搬送された。来院時ショック状態（血圧 80/50mmHg）。末梢静脈を 2 本確保し、酢酸リンゲル液の急速投与を開始。同時に輸血を準備。15 分後に 500mL 投与された時点で血圧 90/70mmHg。Hb 6.1g/dL。輸血を待つ間、5%アルブミン製剤を全開で投与開始。15 分後に 500mL 投与され、血圧 100/70mmHg。その後、輸血が開始され、循環動態は安定。上部消化管出血に対する緊急内視鏡止血術が施行され、入院となった。

解説：消化管出血などの出血性ショックで、循環血液量を増加させたいときは、輸血開始までの間に投与する製剤として最も適する。

必須知識

アルブミンは有効？

膠質液を使用した群と細胞外液を使用した群とを比較して、生存率の明らかな改善は認めていない[1～3]。
また頭部外傷では、生理食塩液を使用した群に比べて死亡率が上昇したとの報告がある[4]。重症熱傷の超急性期に膠質液を投与すると、膠質が間質に漏れ出て間質で水分を保持するため、その後の循環血液量の維持に影響を及ぼすことから控えるべきとされる。

一般名
25％人血清アルブミン

商品名
献血アルブミン 25　12.5g/50mL　血漿分画製剤

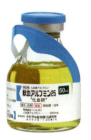

1分でわかる必須ポイント
- 低アルブミン血症や慢性期の病態で間質にある水分を血管内に戻す目的で使用することが多い。
- 投与量の約5倍の循環血液量の増加作用があるとされる。
- 血液製剤であり、感染症などの懸念がある。

ER・ICUでの典型的なケース

症例：58歳男性。基礎疾患に肝硬変あり。吐血を主訴に救急搬送され、現在入院加療中。消化管出血はコントロールされている。低アルブミン血症（Alb 1.2g/dL）のため、全身浮腫著明。心エコーでIVCは虚脱しているが、心機能は良好。25％アルブミン製剤を投与し、血管内ボリュームは増加。利尿薬を併用して、次第に浮腫は改善傾向となった。

解説：低アルブミン血症による全身浮腫は、本製剤の最も良い適応である。

一般名
ヒドロキシエチルデンプン 130000

商品名
ボルベン® 6%　代用血漿剤

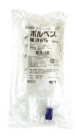

1分でわかる必須ポイント
- 投与したもののほとんどが血管内にとどまる
- 人の血液を使用していないことから、製剤の投与による感染症を懸念する必要がない。
- 半減期が短く、効果は約3時間程度と一時的である。
- 敗血症に使用した場合、腎障害や凝固障害の報告[5]がある。

各論

I章　ER・ICUでよく使う薬剤

ナースの注意点

投与前
- 確認：心不全、腎機能障害がないことを確認する。

投与中
- 評価・観察：MAP 65mmHg 以上に保たれているか、尿量が維持できているかを評価する。逆に頸静脈怒張や呼吸状態の増悪などの心不全徴候がないかも観察する。

投与後
- 評価：心不全徴候、アシドーシス、腎機能障害、凝固異常などを評価する。

ER・ICUでの典型的なケース

症例：48歳女性。憩室出血の既往あり。下血を主訴に救急搬送された。来院時ショック状態（血圧80/50mmHg）。末梢静脈を2本確保し、HES製剤の急速投与を開始。同時に輸血を準備。15分後に500mL投与された時点で血圧90/70mmHg。Hb 12.1g/dL。さらに500mL投与され、血圧120/80mmHg。その後、乳酸リンゲル液に変更され、循環動態は変わらず。憩室出血による下部消化管出血で入院となった。

解説：内因性の出血性ショックでは、アルブミン製剤に代わって投与するのに適する。また血液製剤でないことから、感染症を危惧する必要がない。

必須知識　分子量13万のHES製剤

近年採用された製剤で、主に内因性出血性ショックの際に使用される。従来、国内で使用されていた製剤よりも分子量が大きいため、高い膠質浸透圧を発揮するが、一方で腎障害や出血傾向には注意を要する。

パッとわかる 各薬剤の基礎知識

一般名（商品名）	作用機序	副作用	投与方法・投与量	作用発現・持続時間	
5％人血清アルブミン （アルブミナー®5％）	ほとんどが血管内にとどまる	心不全、感染症	・末梢、中心静脈から ・病状に応じて急速から緩徐に	発現：数分 持続：24時間程度	→p220
25％人血清アルブミン （献血アルブミン25、アルブミナー®25％）	投与量の5倍の循環血液量増加	心不全、感染症	・末梢、中心静脈から ・病状に応じて急速から緩徐に	発現：数分 持続：24時間程度	→p221
ヒドロキシエチルデンプン130000 （ボルベン®）	ほとんどが血管内にとどまる	心不全、腎障害、凝固障害	・末梢、中心静脈から ・病状に応じて急速から緩徐に	発現：数分 持続：3時間程度	→p221

引用・参考文献

1) Finfer, S. et al. A comparison of albumin and saline for fluid resuscitation in the intensive care unit. N Engl J Med. 350（22），2004, 2247-56.
2) Annane, D. et al. Effects of fluid resuscitation with colloids vs crystalloids on mortality in critically ill patients presenting with hypovolemic shock: the CRISTAL randomized trial. JAMA. 310（17），2013, 1809-17.
3) Caironi, P. et al. Albumin replacement in patients with severe sepsis or septic shock. N Engl J Med. 370（15），2014, 1412-21.
4) SAFE Study Investigators. Saline or albumin for fluid resuscitation in patients with traumatic brain injury. N Engl J Med. 357（9），2007, 874-84.
5) Perner, A. et al. Hydroxyethyl starch 130/0.42 versus Ringer's acetate in severe sepsis. N Engl J Med. 367（2），2012, 124-34.

I章 ER・ICUでよく使う薬剤

総論

24 輸血製剤

札幌東徳洲会病院 救急科 部長
松田知倫

"輸血製剤"ってなあに？

献血からつくられる血液成分は以下の3つに分かれる。

① RBC（red blood cell：赤血球液）：全身に酸素を運ぶヘモグロビンが不足するときに使われる。

② FFP（fresh frozen plasma：新鮮凍結血漿）：二次止血に必要なフィブリンなどの凝固因子が不足するときに使われる。

③ PC（platelet concentrate：濃厚血小板）：一次止血に必要な血小板が不足するときに使われる。

こうして効きます！ひとめでわかる作用機序

一次止血 → 二次止血

血小板 → フィブリン糊

ポイント

- CaO_2：動脈血酸素含量
  = $Hb × 1.34 × SaO_2 + 0.003 × PaO_2$
- 運ばれる酸素の量は、Hbによって決まる（Hbが半分になれば酸素も半分しか運ばれない）。
- 一次止血：血小板同士が凝集して塊をつくる（これを阻害するのが抗血小板薬）。
- 二次止血：血小板同士のつながりを凝固因子を介してフィブリン糊でより強固にする（15「抗凝固薬」〔p.126〜142〕も参照）。

ER・ICUドクターはこう使い分ける！

　そもそもRBC・FFP・PCは、全血から各成分に分けてつくられる。大量出血で20単位、30単位などの輸血が必要となる場合には、全ての成分が同じように不足するため、全ての製剤を同じくらいの量輸血することが必要となる。大量輸血時のプロトコールの一例を示す。

	RBC	FFP	PC
1回目	10	10	
2回目	10	10	20
3回目	10	10	
4回目	10	10	20

以下繰り返し

　しかしこれは、10単位未満のときには当てはまらない。疾患により輸血が必要となる場合は、それぞれの検査値をもとにして、その目標値を達成するようにオーダーする。大量出血の場合は、検査結果を待たずに輸血を行う。

I章　ER・ICUでよく使う薬剤

各論

一般名
人赤血球濃厚液

商品名
照射赤血球液-LR「日赤」280mL/2単位

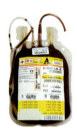

1分でわかる必須ポイント

- 貧血に対する補充、出血に対する補充を行う。
- 急性：Hb/Ht値ではなく、画像やバイタルで決断する。
- 慢性：Hb 6g/dL以下は適応、患者によってより高めを目標とする。
- 具体的なHb/Htの目標は基礎疾患にもよるため、症例ごとに確認する。

ナースの注意点

投与前
- 確認：各施設のマニュアルに従って確認を行う。
- 記録：投与後と比べるために、うっ血の有無、バイタルサインを記録する。

投与中
- 確認：血管痛、胸痛、腹痛、発疹などの即時型反応がないかを確認する。

投与後
- 観察：バイタルサインのモニタリングを継続し、特に大量輸血時の低体温に注意する。うっ血所見の有無、尿の色調の変化を観察する。

ER・ICUでの典型的なケース

症例：60歳男性。吐血を主訴に救急搬送された。健診でピロリ菌を指摘されていた。来院時バイタルサインは血圧80/50mmHg、心拍数96/min、採血でHb 7.0g/dLであった。ERで一時、血圧50mmHg台になったが、乳酸リンゲルの全開投与で持ち直し、緊急内視鏡となった。上部内視鏡検査で出血性胃潰瘍を認め、止血処置後にICU入室となった。血小板、PT、フィブリノゲンは正常範囲内であった。RBC 6単位がオーダーされ、輸血施行後には血圧110/70mmHg、心拍数80/minと落ち着いた。

解説：出血性ショックの対応は「入れる」「止める」である。バイタルサインが安定するまでどちらかを続けることと、輸液や輸血の区切りごとにバイタルサインを評価することが重要である。

使用にあたってのポイント！

- 急性経過では、エコーやX線写真、CTで出血している所見があり、血圧低下、末梢冷感、乳酸上昇などでバイタルが不安定と判断すれば、Hb/Htの値によらず直ちに輸血の適応となる。頻脈はあれば疑わしいが、頻脈がなくても否定はできない。出血性ショックと診断しているのに、採血結果を待つことがあってはいけないし、受傷後早期の採血ではHb/Htは正常値である。

必須知識　この人にはRBC輸血必要？

慢性経過や術前の準備では、Hb 6g/dL以下は絶対的に適応であり、Hb 10g/dL以上での適応はないと考えてよい。しかし、循環器疾患の合併などにより、6g/dLよりは高めに（例えば8g/dL以上など）設定したい病態があるため、その患者ごとに主治医がどの数値を目標としているのかを共有し、採血結果を確認するのがよいだろう。

一般名
新鮮凍結人血漿

商品名
新鮮凍結血漿-LR「日赤」240mL/2単位

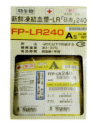

1分でわかる必須ポイント

- 適応：凝固異常に対する凝固因子の補充。
- PT：PT（INR）2.0以上、30％以下。
- APTT：APTT-R 2以上、25％以下。
- フィブリノゲン：100mg/dL以下。
- 臨床的に出血徴候（採血部位などの皮下、口腔、鼻腔などの粘膜をチェック）があれば、採血で上記検査値に異常がないかを確認する。

ナースの注意点

投与前
- 確認：各施設のマニュアルに従って確認を行う。
- 記録：投与後と比べるために、うっ血の有無、バイタルサインを記録する。

投与中
- 確認：血管痛、胸痛、腹痛、発疹などの即時型反応がないかを確認する。

投与後
- 観察：バイタルサインのモニタリングを継続し、特に大量輸血時の低体温に注意する。うっ血所見の有無、尿の色調の変化を観察する。

ER・ICUでの典型的なケース

症例：20歳男性。バイク運転中に自動車との交通事故で受傷。救急隊接触時、脈拍は橈骨で微弱、ドクターカー出動し輸液500mLで病院到着。JCS 3R、呼吸数30/min、血圧60/40mmHg、心拍数140/min、SpO₂測定不能、体温35.7℃。右血気胸、不安定型骨盤骨折があり、ERで胸腔ドレーン留置、骨盤創外固定を行い、緊急輸血プロトコールに従い、O型のRBC 10単位、AB型のFFP 10単位を輸血開始し、バイタルサインが安定したところで手術室へ入室となった。

解説：FFPを早めに溶かしはじめなければならないタイミングを認識しなければならない。外傷後、大量出血、大量輸液、術後などでは、採血結果や出血傾向を確認する。

使用にあたってのポイント！

- FFP製剤にはナトリウムが多く含まれており、特に高齢者への大量輸血の際には、うっ血性心不全の原因となる可能性に注意する。
- 大量出血でRBC 10単位以上の輸血が必要となる際には、凝固異常が必発であるため、採血を指標とすることなく大量輸血プロトコールに従う施設が多い。この場合は、FFPを解凍する時間を考慮し、ドクターと数時間後の見通しを共有しておくのがよいだろう。

必須知識　異型輸血の手順はOK？

同じ血液型の製剤を輸血するのが原則ではあるが、クロスマッチを省略して行ったり、血液型が違う製剤をやむを得ず使用することも、救急の場面では起こりうる。赤血球製剤では、O型が全血液型に使用可能であるが、FFPではAB型が全血液型に対して使用可能である点に注意が必要である。一刻を争う状況になる前に、自分の施設の緊急輸血、特に異型輸血について調べておくのがよいだろう。

一般名
人血小板濃厚液

商品名
濃厚血小板 HLA-LR「日赤」

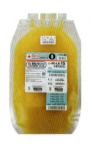

1分でわかる必須ポイント

- 適応：血小板減少による出血の予防、止血。
- 5万/μL 以上では不要、1〜2万/μL で必要となることが多い。
- 現在出血中、手術などの観血的処置を行う場合、5万/μL を目標とすることが多い。
- 血液疾患でなるべく血小板輸血を避けたい病態もあり、主治医に確認が必要である。
- 臨床的に出血徴候を確認する（消化管出血の他、採血部位などの皮下、口腔、鼻腔などの粘膜をチェック）。

ナースの注意点

投与前
- 確認：各施設のマニュアルに従って確認を行う。
- 記録：投与後と比べるために、うっ血の有無、バイタルサインを記録する。

投与中
- 確認：血管痛、胸痛、腹痛、発疹などの即時型反応がないかを確認する。

投与後
- 観察：バイタルサインのモニタリングを継続し、うっ血所見の有無、尿の色調の変化を観察する。

ER・ICUでの典型的なケース

症例：28歳女性。全身の皮下血腫を主訴に、時間外外来を独歩にて受診した。四肢を中心として全身に皮下血腫があり、生理7日目で普段より多く、期間も長い。採血で LDH 2,176IU/L、WBC 6,300/μL、Hb 6.4g/dL、Ht 17.7%、plt 0.8万/μL、MCV 93fL。検査室からの連絡では肉眼的に凝集なく、ヘパリン採血で再検したが同じ値であった。血小板15単位を輸血したが、翌日の採血で plt 1.2万/μL であった。精査目的に血液内科に転科した。

解説：服の下に隠れている部分や採血部位の皮下出血を見つけることができるのは、更衣などで関わるナースである。ナースに危うく見落としそうになったケースを助けてもらったことも一度ではない。

使用にあたってのポイント！

- 血液疾患、特に血栓性の病態であれば、血小板が入れるそばから血栓をつくる材料となり、文字通り「火に油」状態になってしまうことがあるため、輸血の適応は、現在進行中の出血がありやむを得ず、などに限られる。
- 大量出血・輸血の場合には、採血での低値や臨床的な出血傾向を確認してからでは遅く、RBC 輸血が 10〜15 単位を超えた頃に「そろそろ血小板もいきますか？」とドクターへ提案するのが理想的な「できるナース」である。

必須知識

貴重なため扱いに注意が必要

血小板製剤の使用期限は採血後 4 日以内であり、万一使用しないことがあって返品しても、1〜2 日以内に使う人がいなければ無駄になってしまうような貴重なものであるため、扱いには特に注意し、使用する前提でオーダーするべきである。なお、RBC、FFP と異なり、必ずしも血液型一致の必要はない。

パッとわかる 各薬剤の基礎知識

一般名（商品名）	作用機序	副作用	投与方法・速度	
人赤血球濃厚液：RBC（照射赤血球液-LR「日赤」）	組織への酸素運搬	即時型副作用として、型不適合による血管内溶血、アナフィラキシー、ショック、DIC など：輸血を即時中止し、輸血ラインから交換する	添付文書に「最初の 10〜15 分間は 1 分間に 1mL 程度で行い、その後は 1 分間に 5mL 程度で行うこと」とあるが、出血性ショックの場合は当然のことながらもっと速い速度で行う	
新鮮凍結人血漿：FFP（新鮮凍結血漿-LR「日赤」）	含まれる凝固因子が二次止血			
人血小板濃厚液：PC（濃厚血小板 HLA-LR「日赤」）	一次止血	遅発型副作用として、輸血後肝炎などの感染症		

MEMO

I章 ER・ICUでよく使う薬剤

総論

25 止血薬

ハンディクリニック 副院長
宮道亮輔

"止血薬"ってなあに？

止血薬は名前の通り、出血を止める薬剤である。臨床現場で止血薬が使用される場合は、大きく2つに分かれる。

① 止血まで時間がかかる場合（重症外傷など）
② 止血が困難な場合（肺胞出血、血友病、一部の脳出血など）

こうして効きます！ひとめでわかる作用機序

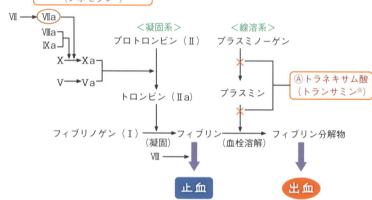

ポイント

- 出血した場合、①一次止血（血小板中心）、②二次止血（凝固因子中心）の2つの機序が働き止血する。凝固系の生成物であるフィブリンはプラスミンで分解される。
- Ⓐトラネキサム酸：プラスミンの働きを抑えることでフィブリンの分解を抑え、線溶系が活発になる状態を治療する。
- Ⓑエプタコグ アルファ活性型：凝固系の第X因子を活性化することで、トロンビン、フィブリンが形成され止血効果を示す。

ER・ICUドクターはこう使い分ける！

- 線溶亢進が関与すると考えられる出血傾向や異常出血：トラネキサム酸点滴静注
- 重症外傷（発症後3時間以内）：トラネキサム酸点滴静注
- 止血制御不能な大量出血、外傷性凝固障害：エプタコグ アルファ活性型（保険適応外）

各論

一般名
トラネキサム酸

商品名
トランサミン® 錠 250mg・500mg、カプセル 250mg、散 50%、
シロップ 5%、注 5%（250mg/5mL）/10%（250mg/2.5mL・1g/10mL）

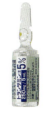

1分でわかる 必須ポイント

- 線溶系であるプラスミンやプラスミノゲンがフィブリンに結合するのを阻止することで、止血効果を示す。
- 血栓のある患者や血栓症が現れる恐れのある患者では、血栓を安定化する恐れがあるため慎重に投与する。
- プラスミンにより産生されるアレルギーや炎症性病変の原因を抑制することで、抗アレルギー・抗炎症効果を示す。

ナースの注意点

確認 禁忌事項：トロンビン投与中かどうかや本剤に過敏症があるかの確認。

確認 原疾患の出血による症状が増悪していないかの確認。

ER・ICUでの典型的なケース

症例：早朝にオートバイの単独事故で救急搬送された24歳男性。意識はJCS 10、血圧 90/60mmHg、脈拍 116/min、呼吸数 28/min、SpO_2 98%（O_2 10L 投与下）。初期輸液に反応したためCTを撮影したところ、肋骨骨折と肺挫傷、血気胸のみ認めた。胸腔ドレーンを留置し、トランサミン® 1gを10分間で投与。その後の8時間で1gを追加投与した。

解説：ショックを呈している重症外傷の典型的なケースで、手術によるコントロールが困難なため、トラネキサム酸を投与して保存的に経過を観察している。

使用にあたってのポイント！

- 重症外傷では受傷後3時間以内に10分間で1g投与し、その後の8時間でさらに1gを持続点滴投与する（3時間後以降の投与は有害とされる）。
- 脳出血急性期に対する使用は、十分な科学的根拠はない。

各論　I章　ER・ICUでよく使う薬剤

必須知識

外傷とトラネキサム酸

受傷後8時間以内の重症出血を伴う成人に対して、トラネキサム酸投与群とプラセボ群を比較したところ、トラネキサム酸群は全死亡率、出血死を低下させた[1]。受傷後3時間以内のトラネキサム酸投与で出血死が減少、1時間以内の投与ではより効果的だった。しかし、3時間以上経ってからの投与では、出血死のリスクは増大していた[2]。

一般名

エプタコグアルファ（活性型）

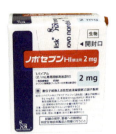

商品名

ノボセブン®HI 1mg・2mg・5mg 静注製剤、1mg・2mg・5mg・8mg 静注用シリンジ製剤

1分でわかる必須ポイント

- 血液凝固第Ⅶ因子製剤であり、組織因子（TF）と複合体を形成して第X因子を活性化させる。この活性型第X因子（第Xa因子）が第Ⅴ因子や血小板の活性化を促進させ、止血栓を形成する。

- 副作用として、動脈内（心筋梗塞、脳梗塞、腸管虚血）や静脈内（肺塞栓、血栓性静脈炎、深部静脈血栓症）に血栓を作る可能性やDICとなる可能性がある。

- ノボセブン®HI 静注用 5mg 1本で 46万3,039円と高価である。

ナースの注意点

投与前
- 確認　禁忌事項：敗血症の合併、本剤の成分に対する過敏症の既往の確認。体重に応じて投与量を決定するため体重を確認する。

投与後
- 確認　血栓症やDICが起きていないかを確認する。

ER・ICUでの典型的なケース

症例：転倒後の臀部痛で搬送された先天性血友病を持つ45歳女性。体重56kg。意識清明、脈拍120/min、血圧104/60mmHg、呼吸数24/min、SpO₂ 96%（室内気）。右臀部の腫脹あり。その他の体幹・四肢に自発痛や圧痛、動揺なし。造影CTを撮影したところ、右腸腰筋と大臀筋に血腫あり。活動性出血を示唆する造影剤の血管外漏出は認めなかった。ノボセブン®5mgを静注。3時間おきに計3回投与したところで、血腫の増大を認めなくなった。

解説：血友病患者の外傷で、体重54kgだったため、ノボセブン®5mgを投与したケースである。臨床的改善を認めるまで、2～3時間ごとに反復投与している。

使用にあたってのポイント！

- 大量出血時（保険適応外使用）：初回200μg/kg、1時間後100μg/kg、3時間後100μg/kg静注（または、初回12mg、1時間後6mg、3時間後6mg静注）

必須知識

ノボセブン®の保険適応外使用について

ノボセブン®は血友病患者の治療薬として開発されたが、その薬理作用から生命に関わる危機的な出血の際の止血治療として使用されることもある。

外傷による多量出血事例では、ノボセブン®投与群では、赤血球輸血量は減少したが、30日後の死亡率は差がなかったという報告[3]がある。その一方で、これまで経験したことがない明らかな止血効果が得られたという報告[4]もある。

一般名

静注用人プロトロンビン複合体製剤

商品名

ケイセントラ® 静注用500、静注用1000

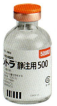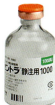

1分でわかる必須ポイント

- ワルファリンの拮抗薬。ワルファリンの休薬やビタミンKの投与よりも素早く効く。
- 急性重篤出血時または重大な出血が予想されるときに投与する。

各論

I章　ER・ICUでよく使う薬剤

ナースの注意点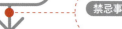

投与前
- 禁忌事項：播種性血管内凝固（DIC）状態の患者かどうか、ヘパリン起因性血小板減少症（HIT；heparin-induced thrombocytopenia）の既往の確認。

投与後
- 確認：脳梗塞、深部静脈血栓症を起こしていないかの確認。
- 対応：HITの危険があるため血小板数を測定。

ER・ICUでの典型的なケース

症例：頭痛と意識障害で救急搬送された64歳男性。意識はJCS100で血圧高値。頭部CTで出血量56mLの皮質下出血を認めた。血液検査でPT-INR：4.19であり、確認したところ心房細動でワルファリンを服用していた。ケイセントラ®35IU/kgを投与したところ、投与10分後にはPT-INR：1.46に低下したため開頭血腫除去術を行った。術中に止血困難になることもなく、術後の再出血も認めなかった。

解説：急性重篤出血があり、ワルファリンのためPT-INRが延長している。緊急手術の適応であるため、静注用人プロトロンビン複合体製剤を投与している。

使用にあたってのポイント！

投与前のPT-INR	体重≦100kg	体重＞100kg
2～＜4	25IU/kg	2,500IU
4～6	35IU/kg	3,500IU
＞6	50IU/kg	5,000IU

● ビタミンK製剤（ケイツー®N）の併用を考慮する

必須知識：ワルファリンの拮抗

これまでワルファリン服用中の患者の出血時や手術時は、休薬やビタミンKの投与をして対応してきたが、効果発現まで数時間以上の時間がかかったため、早急な対応は困難だった。静注用人プロトロンビン複合体製剤を投与することで、終了後30分で62.2%の患者がPT-INR≦1.3となるといわれている。

一般名
乾燥人フィブリノゲン

商品名
フィブリノゲンHT 静注用1g

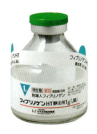

1分でわかる必須ポイント

- 大量出血で低フィブリノゲン血症になっている場合は、投与することで出血量や輸血量を減らすことができるため、海外では周術期出血や外傷のガイドラインで使用が推奨されている[5、6]。
- 日本の保険適応は「先天性低フィブリノゲン血症の出血傾向」のみであり、周術期出血や外傷時には保険適応とならない。

ナースの注意点

投与前
- 確認：フィブリノゲンが低値であることを確認。

投与後
- 注意：アナフィラキシーや深部静脈血栓症、肺塞栓症などに注意。
- 確認：原疾患の出血による症状が増悪していないかを確認。

ER・ICUでの典型的なケース

症例：妊娠39週で経腟分娩した37歳の経産婦。分娩後の性器出血が持続し、子宮収縮不全があり、弛緩出血と判断した。意識はJCS 10、血圧90/60mmHg、脈拍120/minでオキシトシンや麦角アルカロイドを使用したが出血は持続している。血中フィブリノゲン120mg/dLと低値だったため、フィブリノゲンHTを3g静注し子宮内腔バルーンタンポナーデを施行したところ、出血は治まった。

解説：弛緩出血のため大量に出血し、フィブリノゲンも低値であるため乾燥人フィブリノゲンを投与した例である。保険適応でない点は注意が必要である。

使用にあたってのポイント！

- 術中大量出血や産科大量出血、重症外傷で使用する。
- フィブリノゲン値 100～150mg/dLでは3g、50～100mg/dLでは3～6g、50mg/dL未満では6～10g静注する[7]。

一章 25 止血薬

I章 ER・ICUでよく使う薬剤

必須知識

フィブリノゲン製剤は後天性疾患では保険適応外

日本で使用されているフィブリノゲン製剤は献血で得られた血漿から製造された血漿分画製剤である。1964年から非加熱製剤が流通し、1987年に乾燥熱処理がされるようになった。その間の20数年間でフィブリノゲン製剤を投与された患者の多くがC型肝炎に感染し問題となった。またフィブリノゲン値の測定もされずに使用されたことも問題とされ、1998年以降、保険適応は先天性低フィブリノゲン血症の出血傾向のみとなった。

パッとわかる 各薬剤の基礎知識

一般名（商品名）	作用機序	副作用	投与方法・投与量	作用発現・持続時間	
トラネキサム酸（トランサミン®）	抗プラスミン作用	悪心・嘔吐、下痢、痙攣	線溶亢進が関与すると考えられる出血傾向や異常出血：1日250〜500mgを1〜2回に分けて静注または点滴静注 手術中・手術後：1回500〜1,000mgを静注、または500〜2,500mgを点滴静注 重症外傷（受傷後3時間以内）：10分間で1g投与、その後8時間で1gを持続点滴投与	該当資料なし	→ p233
エプタコグ アルファ（活性型）（ノボセブン®）	VII因子補充	動脈血栓、静脈血栓、播種性血管内凝固症候群（DIC）	大量出血時（保険適応外使用）：初回200μg/kg、1時間後100μg/kg、3時間後100μg/kg静注（または、初回12mg、1時間後6mg、3時間後6mg静注）	該当資料はないが、臨床的には3時間程度	→ p234
静注用人プロトロンビン複合体製剤（ケイセントラ®）	ビタミンK依存性血液凝固因子の補充	虚血性脳卒中、PT-INR増加、深部静脈血栓症、四肢静脈血栓症、頭痛など	投与前のPT-INR：2〜<4…25IU/kg（体重≦100kg）、2,500IU（体重>100kg） 4〜6…35IU/kg（体重≦100kg）、3,500IU（体重>100kg） >6…50IU/kg（体重≦100kg）、5,000IU（体重>100kg）	投与終了後30分で62.2％の患者がPT-INR≦1.3となる	→ p235
乾燥人フィブリノゲン（フィブリノゲンHT）	フィブリノゲン補充	アナフィラキシー、深部静脈血栓症、肺塞栓症など	フィブリノゲン値100〜150mg/dL：3g、50〜100mg/dL：3〜6g、50mg/dL未満：6〜10g静注する。	該当資料なし	→ p237

引用・参考文献

1) CRASH-2 trial collaborators. Effects of tranexamic acid on death, vascular occlusive events, and blood transfusion in trauma patients with significant haemorrhage (CRASH-2) : a randomised, placebo-controlled trial. Lancet. 376 (9734), 2010, 23-32.
2) CRASH-2 collaborators. The importance of early treatment with tranexamic acid in bleeding trauma patients: an exploratory analysis of the CRASH-2 randomised controlled trial. Lancet. 377 (9771), 2011, 1096-101.
3) Boffard, KD. et al. Recombinant factor VIIa as adjunctive therapy for bleeding control in severely injured trauma patients: two parallel randomized, placebo-controlled, double-blind clinical trials. J Trauma. 59 (1), 2005, 8-15.
4) 清水健太郎ほか. Lethal triad に陥った外傷出血症例に対する遺伝子組換え：活性型血液凝固第Ⅶ因子製剤（ノボセブン）投与の有効性. 日本救急医学会雑誌. 20 (3), 2009, 133-41.
5) SA, Kozek-Langenecker. et al. Management of severe perioperative bleeding: guidelines from the European Society of Anaesthesiology. Eur J Anaesthesiol. 30 (6), 2013, 270-382.
6) R, Rossaint. et al. The European guideline on management of major bleeding and coagulopathy following trauma: fourth edition. Crit Care. 12 (20), 2016, 100.
7) 山本晃士ほか. 大量出血に対するフィブリノゲン製剤のエビデンスと今後の展開. 日本輸血細胞治療学会誌. 63 (4), 2017, 625-9.

MEMO

各論

I章　ER・ICUでよく使う薬剤

㉖ 拮抗薬

広島大学大学院 救急集中治療医学 准教授
大下慎一郎

〈オピオイド拮抗薬〉

一般名
ナロキソン塩酸塩

商品名
ナロキソン塩酸塩 0.2mg/1mL 静注製剤

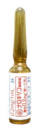

1分でわかる必須ポイント

- 麻薬による呼吸抑制や覚醒遅延の改善に使用する。
- 麻薬の作用時間が本剤より長い場合、しばらくしてから呼吸抑制が再発することがある。

ナースの注意点

投与前
- **禁忌事項**　患者の呼吸抑制は麻薬によるものかを確認。
- **基礎疾患を持つ患者**　高血圧・心疾患の既往有無を確認。
- **理由**　本剤は麻薬性呼吸抑制以外には無効であるため。高血圧・心疾患を有する患者は、血圧上昇・頻脈の副作用を起こしやすいため。
- **対応**　併用薬剤・既往歴の確認。

投与中
- **モニタリング**　呼吸状態をモニタリング。効果不十分なら2～3分間隔で反復投与。
- **理由**　効果は短時間で発現する。効果不十分なら反復投与が可能であるため。
- **対応**　呼吸数モニタリング、胸郭運動の観察。

投与後
- **要観察**　呼吸抑制の再発に注意。
- **副作用・急変**　肺水腫、血圧上昇、頻脈、疼痛増強の出現に注意。
- **理由**　麻薬の作用時間が本剤より長い場合、呼吸抑制が再発する。本剤投与後、比較的短時間で副作用が発現することが多い。麻薬拮抗作用により疼痛が増強する可能性もある。
- **対応**　バイタルサイン（血圧、脈拍、呼吸数、SpO_2）のモニタリング。呼吸音の聴診。

ER・ICUでの典型的なケース

症例：75歳男性。急性呼吸不全の診断で人工呼吸管理中。プロポフォール、デクスメデトミジン、フェンタニルで鎮痛・鎮静を行うとともに、抗菌薬を用いて加療を行った。数日後、胸部X線・CT上、陰影の改善が認められたため抜管の予定とした。しかし、鎮痛・鎮静薬を中止して長時間経過しても自発呼吸が回復しなかったため、ナロキソン0.2mgを静注した。これにより、自発呼吸が出現したため、抜管を行った。

解説：フェンタニルの主な代謝経路は肝臓であり、高齢者や肝機能障害のある患者では、フェンタニルの作用が遷延することがある。このような場合、ナロキソンによって拮抗させることが可能である。ただし、呼吸抑制の再発には注意を要する。

使用にあたってのポイント！

- 1回に0.2mg静注。効果不十分な場合、2〜3分間隔で0.2mgずつ1〜2回追加する。
- 急速静注すると、血圧上昇や頻脈を来しやすいため、高血圧や心疾患の既往を有する患者では、生理食塩液10mLに希釈して、2〜3分ごとに2mL（0.04mg）ずつゆっくり静注することが望ましい。
- 遷延性呼吸抑制の場合は、2〜10μg/kg/hで持続静注する。

必須知識　ナロキソンの過量投与に注意

麻薬による呼吸抑制に対するナロキソンの拮抗作用の強さは、鎮痛作用に対する拮抗作用に比べ、かなり強い。このため、通常は鎮痛作用を損なうことなく、呼吸抑制のみを拮抗することができる。しかし、ナロキソンを過量投与した場合は、疼痛が現れることがあるので注意を要する。またこの他、悪心・嘔吐、振戦、血圧上昇・頻脈などの麻薬離脱症状が出現する可能性もある。

〈ベンゾジアゼピン拮抗薬〉

一般名
フルマゼニル

商品名
アネキセート® 0.5mg/5mL 静注製剤

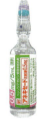

1分でわかる必須ポイント

- ベンゾジアゼピン系薬剤による鎮静・呼吸抑制の解除に使用する。
- 急速静注すると、ベンゾジアゼピン系薬剤の離脱症状が出現することがある。
- ベンゾジアゼピン系薬剤の半減期が長い場合、鎮静・呼吸抑制が再発することがある。

各論　I章　ER・ICUでよく使う薬剤

ナースの注意点

投与前
- **禁忌事項**：ベンゾジアゼピンによってコントロールされているてんかんの有無を確認。
- **基礎疾患を持つ患者**：高血圧、慢性肝疾患、脳圧亢進、抗うつ薬使用の有無を確認。
- **理由**：本剤投与により痙攣、血圧上昇、脳圧亢進、抗うつ薬中毒症状などが出現することがあるため。
- **対応**：併用薬剤・既往歴の確認。

投与中
- **モニタリング**：意識レベル・血圧・呼吸数などをモニタリング。効果不十分なら反復投与。
- **理由**：投与後短時間で作用が発現するとともに、バイタルサインにも変動が現れやすいため。
- **対応**：意識レベルの評価、バイタルサインのモニタリング。

投与後
- **要観察**：呼吸抑制が再発しないかを観察する。
- **理由**：ベンゾジアゼピン系薬剤の半減期が本剤より長い場合、鎮静・呼吸抑制が再発することがあるため。
- **対応**：バイタルサイン（血圧、脈拍、呼吸数、SpO_2）のモニタリング。意識レベルの経過観察。

ER・ICUでの典型的なケース

症例：70歳女性。既往歴に慢性C型肝炎あり。敗血症の診断で鎮静・人工呼吸管理中。ミダゾラム、フェンタニルで鎮痛・鎮静を行うとともに、抗菌薬で加療を行った。数日後、改善が認められたため、徐々に覚醒させていく方針とした。しかし、長期間経過しても覚醒しなかったため、フルマゼニル0.2mgを静注した。これにより、一過性に覚醒したため、薬効遷延と判断し、引き続き経過観察を行った。

解説：高齢者や肝機能障害のある患者では、ベンゾジアゼピン系鎮静薬の作用が遷延することがある。フルマゼニルで覚醒しない場合は、他の原因（頭蓋内疾患など）を検索する必要がある。ミダゾラムの半減期はフルマゼニルよりも長いため、効果は一過性である。

使用にあたってのポイント！

- 初回0.2mgを緩徐に静注する。投与後4分以内に十分に覚醒しない場合は、さらに0.1mgを追加投与する。以後、1分間隔で0.1mgずつ反復投与が可能である（上限1mg、ICU領域では上限2mg）。
- 本剤は、1アンプルに0.5mgのフルマゼニルが含まれているため、1アンプルすべてを急速静注してしまわないよう、注意が必要である。

必須知識　リバウンドに注意

上部消化管内視鏡検査（胃カメラ）の際、ミダゾラム（ドルミカム®）を使用して検査を行うことがある。検査終了後にフルマゼニルを使用して覚醒させ、帰宅していただく場合があるが、その際は厳重な注意が必要である。ミダゾラムの半減期は約2時間であるのに対し、フルマゼニルの半減期は約50分であるため、しばらくしてから、再度ミダゾラムの効果が発現し、意識消失することがある。安易に自動車の運転などを許可しない配慮が必要である。

〈筋弛緩薬（ロクロニウム）拮抗薬〉

一般名
スガマデクスナトリウム

商品名
ブリディオン® 200mg・500mg 静注製剤

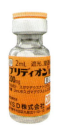

1分でわかる必須ポイント

1. 非脱分極性筋弛緩薬（特にロクロニウム）による筋弛緩効果の解除に使用する。
2. 脱分極性筋弛緩薬（スキサメトニウム）には無効。
3. 自発呼吸が回復するまで、必ず人工呼吸を行うことが必須である。

ナースの注意点

投与前

- **基礎疾患を持つ患者** 肝腎機能障害、心不全、呼吸器疾患、血液疾患の既往、および使用していた筋弛緩薬の種類・量を確認。
- **理由** 本剤の排泄遅延、筋弛緩からの回復遅延、気管支痙攣、凝固機能異常が起こる可能性があるため。本剤の必要投与量を推定するため。
- **対応** 既往歴、使用していた筋弛緩薬の種類・量の確認。

投与後

- **要観察** バイタルサイン、合併症の出現を経過観察。
- **理由** アナフィラキシー、心室細動、高度徐脈、冠動脈攣縮、気管支痙攣などの重篤な副作用が出現することがあるため。
- **対応** バイタルサインのモニタリング。緊急時には迅速なドクターコール。

ER・ICUでの典型的なケース

症例：55歳女性。体重50kg。感冒症状が遷延し呼吸困難・意識障害も出現してきたため救急搬送された。インフルエンザに伴う重症呼吸不全と診断され、人工呼吸管理を行う方針となった。ブプレノルフィン、ミダゾラム、ロクロニウム（エスラックス®）を用いて気管挿管したところ、SpO_2が低下したまま上昇しなくなった。自発呼吸努力の消失に伴う低酸素血症と判断し、スガマデクス800mgを静注した。これにより自発呼吸が回復しSpO_2は上昇した。

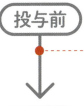

解説：重症呼吸不全では、自発呼吸努力が完全に消失すると、十分な血中酸素濃度を保てないことがある。このような症例では、あらかじめ筋弛緩を行わず気管挿管することが望ましいが、それが困難な場合は本例のようにして筋弛緩を解除するとよい。

I 章　ER・ICU でよく使う薬剤

使用にあたってのポイント！

- 筋弛緩状態が浅い場合は、1 回 2mg/kg、深い場合は 1 回 4mg/kg を静注する。
- また、挿管用量のロクロニウム（エスラックス®）を用いて気管挿管などを行った後、緊急に筋弛緩状態から回復させたい場合は、本剤を 1 回 16mg/kg 静注する（ロクロニウム投与 3 分後に投与するのを目安とする）。

必須知識　薬効が発現するまでのモニタリング方法

本剤は、ネオスチグミン＋アトロピンによる筋弛緩解除方法と比較して、簡便に使用できる薬剤と考えられる。しかし、その効果は患者の体型や年齢などに左右されるため、必ず Train-of-Four などの筋弛緩モニターを行いながら使用するのが望ましい。完全に筋弛緩が解除されたことを確認するまでは、人工呼吸が必須である。緊急再挿管が必要になった場合、本剤の効果が残存して、筋弛緩薬の効果が得られない可能性があることに留意が必要である。

〈ワルファリン拮抗薬〉

一般名

メナテトレノン（ビタミン K₂）

商品名

ケイツー® 5mg カプセル製剤、0.2％（2mg/mL）シロップ製剤
ケイツー®N 10mg/2mL 静注 製剤

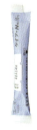

1 分でわかる必須ポイント

- ビタミン K₂ は血液凝固因子（Ⅱ、Ⅶ、Ⅸ、Ⅹ）の肝での合成を促進し、生体の止血機構を賦活する。
- ワルファリンによる抗凝固作用を阻害する。
- 作用発現に静注で 4〜6 時間、内服で 24 時間を要し、即効性はない。迅速に拮抗する場合、ケイセントラ®（p.235 参照）を用いる。

ナースの注意点

投与前

- **基礎疾患を持つ患者**　肝硬変・肝細胞がんなどの既往歴や、ワルファリン使用量を確認。
- **理由**　本剤は、肝硬変・肝細胞がんなどの肝細胞障害を伴う凝固障害には無効であるため。ワルファリン使用量から本剤の必要投与量を予測するため。
- **対応**　既往歴、ワルファリン使用量の確認。

投与中

- **モニタリング**　バイタルサイン、アナフィラキシー所見の観察。
- **理由**　急速静注するとショック症状、発疹・消化器症状が出現することがあるため。
- **対応**　血圧・脈拍、呼吸状態、皮膚所見の観察。

投与後

- **要観察** 出血傾向、血液 PT-INR 値の経過観察。
- **理由** 本剤に即効性はないため、効果発現までしばらく経過観察が必要。
- **対応** 重篤な出血が認められる場合はドクターコール。新鮮凍結血漿の輸注などを検討。

ER・ICUでの典型的なケース

症例：80 歳女性。認知症あり。心房細動に対してワルファリン内服中。本人がお菓子と間違ってワルファリンを 30 錠内服したため、家族とともに救急外来を受診した。血液検査で PT-INR 9.2 と著明に延長していたため、ワルファリン過剰服用による凝固機能異常と診断した。ビタミン K 20mg/4mL を生食 100mL に溶解して点滴静注し、6 時間後の再検で PT-INR 5.5 であったため、さらにビタミン K 20mg/4mL を追加投与した。

解説：重篤な出血症状がなければ、ワルファリン過剰服用はビタミンK点滴静注で治療を行う。作用発現までに 4〜6 時間要するため、重篤な出血がある場合は新鮮凍結血漿およびプロトロンビン複合体濃縮製剤（ケイセントラ®）の輸注を検討する。

使用にあたってのポイント！

- 通常、成人には 1 日 1 回メナテトレノンとして 10〜20mg を静注する。
- ワルファリン中毒時に起こる低プロトロンビン血症に対しては、1 回 20mg を静注し、症状・血液凝固機能検査結果に応じて、最高 1 日 40mg まで増量可能。
- 新生児低プロトロンビン血症の場合は、1 回 1〜2mg を静注し、症状に応じて 2〜3 回反復静注する。生食または 5%ブドウ糖液で希釈し、単独ラインで投与。光分解を防ぐため、遮光カバーを用いる。

〈ヘパリン拮抗薬〉

一般名
プロタミン硫酸塩

商品名
ノボ・硫酸プロタミン 100mg/10mL 静注製剤

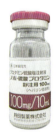

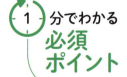 **必須ポイント**

- ヘパリンによる抗凝固作用を阻害する。
- 低分子ヘパリン（ダルテパリン〔フラグミン®〕、エノキサパリン〔クレキサン®〕）に対する中和効果は 6 割程度。

ナースの注意点

投与前

- **基礎疾患を持つ患者** プロタミン含有インスリン製剤の投与歴や、ヘパリン使用量を確認。
- **理由** プロタミンに感作され、本剤投与でアナフィラキシーを誘発する危険があるため。ヘパリン使用量から本剤の必要投与量を予測するため。インスリンは、プロタミンを添加することで結晶化し、皮下投与後の溶解時間が延長する。このため、多くの中間型・混合型インスリンにはプロタミンが含まれている。
- **対応** 既往歴、ヘパリン使用量の確認。

投与中

- **モニタリング** バイタルサイン、アナフィラキシー所見の観察。
- **理由** 急速静注するとショック症状、呼吸困難が出現することがあるため。
- **対応** 血圧・脈拍、呼吸状態の観察。

投与後

- **要観察** 出血傾向、血液ACT（活性化凝固時間）、APTT（活性化部分トロンボプラスチン時間）値の経過観察。
- **理由** 十分な効果が得られたか、しばらく経過観察が必要であるため。
- **対応** 重篤な出血が認められる場合はドクターコール。新鮮凍結血漿の輸注などを検討。

ER・ICUでの典型的なケース

症例：65歳男性。高血圧の既往あり。自宅で食事中に急に倒れ、心肺停止状態となったため、救急搬送された。心電図初期波形は心静止。人工心肺装置を装着し、冠動脈造影を行った。冠動脈の狭窄部位を解除し、集中治療室へ入院した。ヘパリン10,000単位/dayを用いて、人工心肺を継続した。以後、心機能は徐々に回復し経過良好であったが、人工心肺装置の刺入部からの出血が制御困難になってきた。このため、人工心肺装置を離脱し、プロタミン100mgを緩徐に静注した。

解説：ヘパリン作用の急速中和が必要な場合には本剤を使用する。しかし、ヘパリンの血中半減期は1時間と短いため、投与中止後4～6時間でヘパリン作用は消失することから、緊急性がなければ拮抗薬は必要ない。

使用にあたってのポイント！

- ヘパリン1,000単位に対して、プロタミン硫酸塩として10～15mg（1.0～1.5mL）を投与する。ただし、1回投与量は50mg（5mL）を超えないこと。投与ヘパリン量およびヘパリン投与後の時間経過により、ヘパリンの中和に要するプロタミン硫酸塩量は異なる。
- 投与の際は、生食または5％ブドウ糖注射液100～200mLに希釈し、10分間以上をかけて緩徐に点滴する。

必須知識

時として逆効果となるプロタミン

プロタミンはヘパリンと結合することで、抗凝固活性を欠く安定複合体を形成し、抗凝固作用を拮抗させる。しかし、ヘパリンが存在しないときにプロタミンを投与すると、プロタミンは血小板やフィブリノゲンと結合し、逆に抗凝固活性を示すため注意を要する。また、プロタミン・ヘパリン複合体は、網内系で処理される際、プロタミンのみ分解されヘパリンが遊離することにより、反跳性出血を示す可能性があることにも注意を要する。

MEMO

I章 ER・ICUでよく使う薬剤

総論

27 血糖降下薬

慶應義塾大学大学院 経営管理研究科
大楠崇浩

"血糖降下薬"ってなあに？

インスリン製剤の種類

インスリン製剤には、①プレフィルド製剤（薬液と注入器が一体）、②カートリッジ製剤（薬液と注入器が別）、③バイアル製剤の三種類がある。

それぞれ、作用時間によって、超速効型、速効型、混合型、中間型、持効型の4つに大別される**（表1）**。

ER・ICUで最も使用頻度が高いと思われるインスリン製剤は、静脈内投与も皮下注射も可能な、バイアル製剤の速効型インスリンヒト注射液（ヒューマリン®R）である（p.250〜251参照）。ER・ICUでヒューマリン®Rが活躍する代表的な場面として、次の①〜③が挙げられる。

①シリンジポンプや輸液ポンプによる持続静脈内投与

②スライディングスケールを用いた高血糖の是正（皮下注射）

③食事や経管栄養時のボーラス投与（皮下注射）

シリンジポンプで持続静脈内投与を行う場合には、ヒューマリン®R 50単位を生理食塩水49.5mLに希釈して、トータル 50mL（1mLあたりヒューマリン®R 1単位）として使用すると調整しやすい。

なお、ヒューマリン®Rを含め、**すべてのバイアル製剤は1mLが100単位（1単位は0.01mL）** となっている。バイアル製剤を使用する場合には必ず、**インスリン専用の注射器**（「単位」あるいは「UNITS」と表示されているもの）を用意し、指示量を確認の上で、安全な使用を心掛けたい。

表1 インスリン製剤の規格と特徴

	プレフィルド製剤 （薬液と注射器が一体）	カートリッジ製剤 （薬液と注入器が別）	バイアル製剤
規格	3mL/300単位	3mL/300単位	10mL/1000単位
皮下注射	○	○	○
静脈内投与	×	×	速効型のみ静脈内投与可 （それ以外は×）
作用時間曲線	〈超速効型〉〈速効型〉〈混合型〉〈中間型〉〈持効型〉（血中インスリン濃度の時間推移グラフ）		
別途必要な物品	JIS A型専用注射針	専用注入器 JIS A型専用注射針	インスリン専用注射器

インスリンを除く血糖降下薬

インスリンを除く血糖降下薬は、おおまかにインスリン分泌促進薬系、インスリン抵抗性改善系、その他（糖吸収阻害あるいは尿糖排泄促進）の3つに分類することができる（**表2、図1**）。ERやICUでは、SU薬による重症低血糖や、ヨード造影剤とBG薬の併用による腎機能低下や乳酸アシドーシス*、SGLT2阻害薬による重症低血糖（特にインスリンやSU薬との併用時）、脱水や脳梗塞、尿路感染症などには注意が必要である。

*：ヨード造影剤とBG薬の併用

乳酸アシドーシスのリスクから、緊急に検査を行う場合を除いて、ヨード造影剤を用いる検査（造影CT検査など）の前と、投与後48時間以内はBG薬を投与することは原則禁止されている。検査施行後は、患者の全身状態を十分に評価した上で、再開を判断することが望ましい。

表2 インスリン以外の血糖降下薬の分類

インスリン分泌促進薬系	スルホニルウレア（SU）薬	錠	アマリール®、グリミクロン®、オイグルコン®、ダオニール®
	グリニド系薬	錠	シュアポスト®、グルファスト®、スターシス®、ファスティック®
	DPP-Ⅳ阻害薬	錠	ジャヌビア®、グラクティブ®、エクア®、ネシーナ®、スイニー®、テネリア®、トラゼンタ®、オングリザ®、ザファテック®、マリゼブ®
	GLP-1アナログ	注	ビクトーザ®、バイエッタ®、リキスミア®、ビデュリオン®、トルリシティ®
インスリン抵抗性改善系	ビグアナイド（BG）薬	錠	メトグルコ®、グリコラン®
	チアゾリジン薬	錠	アクトス®
その他			
糖吸収阻害	α-グルコシダーゼ阻害薬（α-GI）薬	錠	セイブル®、ベイスン®、グルコバイ®
尿糖排泄促進	SGLT2阻害薬	錠	スーグラ®、フォシーガ®、ルセフィ®、アプルウェイ®、デベルザ®、カナグル®、ジャディアンス®

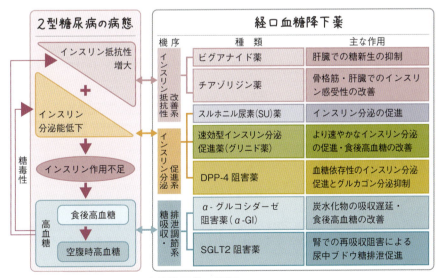

図1 病態に合わせた経口血糖降下薬の選択
（日本糖尿病学会編・著. 糖尿病治療ガイド 2018-2019. p.33, 文光堂, 2018）

I章 ER・ICUでよく使う薬剤

各論

一般名
ヒトインスリン

分類
ヒトインスリン（速効型）

商品名
ヒューマリン®R 100単位/1mL 注射剤

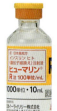

写真提供：
日本イーライリリー
株式会社

1分でわかる必須ポイント

❗ インスリンは肝臓や筋肉、脂肪組織の細胞膜上のインスリン受容体に結合し、糖やアミノ酸の細胞内への取り込みを促進することで血糖降下作用を示す。グリコーゲンや蛋白質、脂肪酸合成の促進・分解を抑制することで、エネルギーの維持に重要な役割を果たしている。

❗ 副作用は、①投与直後に起こる過敏症、②投与30分以降に生じる倦怠感、脱力、空腹感、冷汗、動悸や頻脈、意識レベル低下や痙攣発作などの低血糖症状。

表1 ER・ICUでよく使うインスリン製剤

			商品名	作用発現時間	最大作用時間	効果持続時間
バイアル製剤	速効型	食前30分前	ヒューマリン®R注	0.5～1時間	1～3時間	5～7時間
プレフィルド（注入器一体型）／キット製剤	超速効型	食直前	ノボラピッド®注フレックスタッチ®	10～20分	1～3時間	3～5時間
			ヒューマログ®注ミリオペン® アピドラ®注ソロスター®	15分未満	30分～1.5時間	3～5時間
	速効型	食前30分前	ノボリン®R注フレックスペン® ヒューマリン®R注ミリオペン®	0.5～1時間	1～3時間	5～7時間
	中間型	1日1～2回	ノボリン®N注フレックスペン®	約1.5時間	4～12時間	24時間
			ヒューマリン®N注ミリオペン®	1～3時間	8～10時間	18～24時間
	持効型	1日1～2回	ランタス®注ソロスター®	1～2時間	明らかなピークなし	約24時間
			レベミル®注フレックスペン®	約1時間	3～14時間	約24時間
			トレシーバ®注フレックスタッチ®	該当なし	明らかなピークなし	＞42時間

ナースの注意点

 →

確認 過敏症の既往と血糖測定により低血糖を起こしていないかを確認する。インスリンは必ず専用注射器を用い、投与量の確認はダブルチェックで行う。

注意 皮下注射では30～60分で作用発現、1～3時間で作用が最大となる。特にこの時間帯に倦怠感、脱力、動悸、冷汗や頻脈など、低血糖を疑う場合には必ず血糖測定を行う。

ER・ICUでの典型的なケース

症例：1カ月前からの口渇、多尿、倦怠感でERへ搬送となった生来健康の20代男性、体重50kg。随時血糖650mg/dL、HbA1c 10％、尿ケトン3＋、高度の代謝性アシドーシスを認め、ICUへ緊急入院となった。細胞外液の補充とヒューマリン®R10単位ワンショット静注後、5単位/hで持続静注が開始となり、1時間ごとの血糖測定と血清カリウムの補正が行われた。

解説：1型糖尿病の新規発症による糖尿病性ケトアシドーシスの症例である。インスリンの持続静注では、細胞内へのカリウムやリンの取り込みにより低カリウム（K）血症や低リン（P）血症にも注意が必要である。持続静注時は最低3時間ごとに血清K値のチェックが望ましい。

使用にあたってのポイント！

- インスリン専用針付注射筒（目盛が"mL"ではなく"単位"表示）を使用し、投与量はダブルチェックで確認する。
- 持続静注を行う際には、開始前の血糖値と血清K値を確認する。また、投与に際しては他の薬剤との混合は避け、シリンジポンプを用いて投与を行う。

〈使用方法の一例〉
- 皮下注射：4～6時間ごとに血糖測定を行い、血糖値に応じて2～10単位を皮下注射する。
- 静脈注射：速効型インスリン50単位＋生食49.5mL（計50mL：1単位/mL）を0.2単位/kgワンショット静注後、0.1単位/kg/hで開始する。1～3時間ごとに血糖測定を行い、投与量を調整する。

必須知識

自己血糖測定（SMBG）用機器を使用する際の落とし穴

血糖測定はERやICUでも頻繁に行われる検査で、血糖値はまさに第6のバイタルサインといえる。簡易血糖測定器は、非常に便利なツールであるが、その使用にはいくつかの注意点が存在する。

機器により多少の違いはあるが、20mg/dL以下の低血糖および600mg/dL以上の高血糖状態では測定をすることはできない。そのため「Low」や「High」が表示された場合には、静脈あるいは動脈採血での確認が必要である。また、貧血や透析中の患者など低ヘマトクリット状態や高酸素血症では偽高値を、高度の脱水やショックなどの末梢循環障害や低酸素血症では偽低値を示す場合がある。特に偽高値では低血糖の発見が遅れるケースがあるため、意識障害の患者では必ず血液検査でも血糖を測定し、低血糖を見逃さないことが重要である。

各論 I章 ER・ICUでよく使う薬剤

28 その他

株式会社指導医.com 代表取締役・救急医
鶴和幹浩

〈食道静脈瘤破裂治療薬〉

一般名
オクトレオチド酢酸塩

商品名
サンドスタチン® 皮下注用 50 μg

1分でわかる必須ポイント

- Off-label（適応外の）だが、食道静脈瘤もしくはその疑いがある患者に上部消化管出血を伴えば、即座に投与する。内視鏡での確定診断を待ってはいけない。
- 門脈血流を低下させ、食道静脈瘤からの出血を減らす。これは投与後数秒以内に生じる。

ナースの注意点

投与前
- 確認：全ての薬剤でアナフィラキシーは起こりうる。アレルギー歴を聴取する。またアナフィラキシーに対応できる準備をする。

投与中
- 確認：投与直後に重篤な徐脈を起こすことがあるので、観察を十分に行い、徐脈が認められた場合には直ちに投与を中止し、必要に応じて適切な処置を行う。

投与後
- 確認：いったん出血がコントロールされれば薬剤の減量中止を考慮するので医師に確認する。また何を指標に出血がコントロールされたと判断するのかについても医師に確認する。

ER・ICUでの典型的なケース

症例： C型肝炎による肝硬変のある56歳男性が自宅で吐血したとのことで救急搬送された。来院時は出血性ショックの状態であり、急速輸液による蘇生が開始されたと同時にオクトレオチドが投与された。バイタルサインは改善し、コールされた消化器内科チームによる緊急内視鏡検査が施行され、食道静脈瘤からの出血に対してEVL（endoscopic variceal ligation：内視鏡的静脈瘤結紮術）が行われた。

解説： ショックの治療はその原因の如何にかかわらず、ABCDEアプローチに基づいた蘇生が優先される。食道静脈瘤からの出血に対する治療の第一歩は薬物療法であり、内視鏡を待たずにすぐさま開始するのがポイントである。

使用にあたってのポイント！

- まず、ボーラスで 50μg を静脈内投与し、続いて 50μg/h の速さで持続投与する。治療開始後、最初の 1 時間以内に出血がコントロールされない場合は、ボーラス投与を繰り返す。
- 出血がコントロールされれば 4 時間ごとに（1 日 6 回）1mg 静脈内投与まで漸減させる。この薬物療法は 3〜5 日間続ける。

必須知識 オクトレオチドとは？

オクトレオチドは持続性ソマトスタチンアナログ製剤である。「アナログ」とは「類似物」を意味し、ソマトスタチンとよく似た製剤であると解釈できる。ソマトスタチン自体は半減期が短く、極めて短時間でその薬理作用が消失してしまうが、オクトレオチドは持続性（より長い効果）であり、血管拡張ホルモンの分泌を抑制し、間接的に内臓の血管を収縮させ、門脈血流量を減少させる。食道静脈瘤出血患者の止血を促し、死亡率、輸血量、入院日数を減少させる。

〈高カリウム血症治療薬〉

一般名
グルコン酸カルシウム水和物

商品名
カルチコール 注射液 8.5%　5mL・10mL

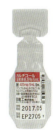

1 分でわかる必須ポイント

高カリウム血症の治療について述べる。

- 心電図異常（T 波の尖鋭化だけでは適応にならない）を伴う高カリウム血症でまず最初に行うべき薬物療法である。
- カリウムによって不安定になった心筋の細胞膜をカルシウムで安定化させる。引き続いて血中のカリウムを低下させる治療と組み合わせて行う。

ナースの注意点

投与前
- 対応：高カリウム血症を疑ったら速やかに心電図モニターを装着する。12 誘導心電図をとる。心電図所見が後の治療方針の緊急度を決定する。

投与中
- 対応：緩徐に投与する。急速な静脈内投与で動悸、徐脈、血圧変動、熱感、紅潮、発汗が起こることがある。心電図モニターの変化に注目する。

I章 ER・ICUでよく使う薬剤

投与後

- **対応**：治療開始から1～2時間後に血清カリウム値を再検する。血清カリウム値と治療に対する反応を見ながら次の採血時期を決める。

- **併用禁忌薬剤**：ジギタリスは飲んでいないか？ 既往歴、服薬歴を必ずチェックする。
- **理由**：心毒性を誘発する恐れがあるので、添付文書には強心配糖体（ジギタリス製剤）との併用は禁忌と記載されている。
- **対応**：しかし、高カリウム血症による心電図変化（徐拍、wide QRS、P波消失）があればカルシウムを投与すべきである。この場合は希釈してゆっくり投与する（例：5%糖液100mLに混注し、20～30分かけて投与）。

ER・ICUでの典型的なケース

症例：独居の65歳女性。食思不振、全身倦怠感あり。自宅で動けなくなっているところを発見された。救急隊現着時、収縮期血圧60mmHg（触診）、心拍数40/min、徐拍でショックとの判断でERへ搬送された。来院時の心電図にP波を認めない。既往歴に慢性腎不全があり、他院通院中であることが判明した。グルコン酸カルシウムを投与し、高カリウム血症の治療を開始した。後に血清カリウム値が7.8mEq/Lだと分かった。

解説：高カリウム血症の患者は不整脈で命を落とすので、血液検査ではなく、心電図で評価する。病歴や身体所見から腎不全を疑えば、必ず高カリウム血症を考え、心電図をとる。採血結果が出るまで治療開始を遅らせてはならない。

使用にあたってのポイント！

- 心電図モニタリング下にグルコン酸カルシウム1,000mgを2～3分かけて静注する（わが国で手に入るグルコン酸カルシウムの注射製剤は8.5%〔10mLと5mL〕であり、10mL中に850mgのグルコン酸カルシウム〔5mL中に425mg〕が含まれている）。
- 心電図変化が継続または再発する場合は5分後に再投与する。血管痛を訴えることがあり、血管外漏出は組織の壊死を引き起こすので理想的には細い径のカテーテルでできるだけ太い末梢静脈からの投与が望ましい。
- 重炭酸を含む輸液と混ざると沈殿（炭酸カルシウムの析出）を生じるので避ける。
- 塩化カルシウム（$CaCl_2$）も使用できるが、濃度が高いので末梢静脈に刺激を与える可能性があり、血管外に漏れると組織の壊死が生じることがある。ゆえに正しく留置された中心静脈カテーテルから投与する。

必須知識：高K血症の治療3つ！

血中のカリウムが過剰になると細胞レベルでの膜興奮性の低下により神経筋伝達障害を起こす。この結果、筋力低下や不整脈を来す。カルシウムは心筋の細胞膜に対するカリウムの作用を直接阻害することによって細胞膜の安定化を図る。カルシウム静注後数分以内に心筋細胞膜安定化作用は発現するが、その作用時間は限られる（30～60分）。ゆえに高カリウム血症に対する単独療法としては不十分であり、細胞内にカリウムを移動させる治療、体外にカリウムを排出させる治療と組み合わせて行う。

〈三環系抗うつ薬中毒治療薬〉〈高カリウム血症治療薬〉

一般名
炭酸水素ナトリウム

商品名
メイロン® 静注8.4%（20mL管）

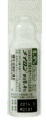

1分でわかる必須ポイント

- メイロン®には2種類（7%と8.4%）の製剤があり、8.4%（1cc=1mEq）の方が使いやすい（投与量が体重あたり1mEq/kgとなっていることが多いため）。
- 本来の適応は限定的である（三環系抗うつ薬過量投与、高カリウム血症）。
- 添付文書にはめまいに対する効能の記載があるが、わが国独自の治療である。

ナースの注意点（三環系抗うつ薬中毒）

投与中

- **急変**：患者の状態は急激に変化しうる。
- **理由**：三環系抗うつ薬中毒患者は意識障害、痙攣を起こし、確実な気道確保と換気のために気管挿管を必要とすることが多い。また、頻脈、血圧低下、心筋伝導障害によりショック状態に陥る。摂取後早期には不穏状態、せん妄を起こすが、急激に意識レベルが低下し、昏睡へと陥る。
- **対応**：パルスオキシメーター、心電図モニターを装着させ、酸素投与、輸液路を確保し、厳重な経過観察を行う。ABCDEアプローチに基づいた評価と蘇生を継続的に行う。

ER・ICUでの典型的なケース

症例：精神科通院中の27歳女性。ショック、意識障害でERへ搬送された。患者は初療中に突然痙攣を起こした。付き添いの母によると、本人の部屋には処方されている薬の空包がたくさんあったとのことで、処方薬には三環系抗うつ薬が含まれていることが判明した。心電図では幅の広いQRSと心室頻拍を認めた。

解説：三環系抗うつ薬過量投与の患者で、心電図異常（幅の広いQRS、心室性不整脈）、輸液に反応しない低血圧はメイロン®によるアルカリ化治療の適応である。

使用にあたってのポイント！

● メイロン®によるアルカリ化は、重症の三環系抗うつ薬過量投与患者に対する治療の中心である。メイロン®1〜2mEq/kgを1〜2分かけて静注する。その後、メイロン®150mEqと塩化カリウム30mEqを5%糖液850mLに溶解し、150〜200mL/hの速さで持続静注する。pHを7.50〜7.55の間に維持するように調節する。初期治療の目標はpH7.50〜7.55の達成であり、血液ガスを定期的に測定し、そのpHを維持する。患者の状態が安定するまでメイロン®持続静注を継続する。

I章　ER・ICUでよく使う薬剤

> **必須知識**
>
> めまいにメイロン®？
>
> めまい（動揺病、メニエール症候群、その他内耳障害）に対するメイロン®投与について添付文書には記載があるが、これはわが国独自のものであり、世界標準では行われない治療である。

〈薬物中毒治療薬〉

一般名
薬用炭

商品名
薬用炭

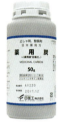

1分でわかる必須ポイント

- 薬用炭は、木材などの炭をさらに加熱して活性化した炭素である。内部に大小さまざまな多数の孔を有し、多くの物質がこの孔に吸着される。
- すべての急性薬物中毒患者に薬用炭を投与する（1g/kg）。
- 薬物服用から1時間以内が有効とされるが、超過した例でも効果が期待できる。

ナースの注意点

投与前
- 対応：黒く細かな粉末であり溶解液を嘔吐される可能性もあるので、衣服などに付着すると大変である。まずは自分自身の身を守る。スタンダード・プリコーション（standard precaution：標準予防策）に準じる。

投与中
- 確認：飲めているか？ 無味無臭だが口中での食感は不快である。微温水の水道水（小児は生理食塩液）での溶解が推奨されているが、成人ではサクランボのフレーバーを少量口腔内に滴下、小児ではコーラで溶解すると容易に飲めたとの報告[1]もある。

投与後
- 確認：嘔吐はないか？ 投与後1時間以内に嘔吐してしまったら、初回の半量を再投与する。

ER・ICUでの典型的なケース

症例：精神科通院中の26歳女性。処方されている薬を2週間分全て飲んでしまったとのことで母親とともにERを受診した。本人いわく自分で全部飲んだとのことだが、いつ服用したのかはわからない。来院時、ややぼんやりしているものの意識清明であり、処方内容を確認するとベンゾジアゼピン系の睡眠薬であった。薬用炭50gを水道水で溶解し、自分で服用してもらった。

解説：いつ服用したのかわからず、飲んだ薬も致死的ではないが、すべての薬物中毒で薬用炭は適応ありと判断されうる。この症例のように意識清明ならば自力で服用させるのが安全である。

使用にあたってのポイント！

- 意識障害の患者には胃管を経由して注入するが、誤嚥予防のために胃管留置前に必ず気管挿管を行い、確実な気道確保を行う。次に胃管を介して胃内容物をできるだけ吸引する。これは、薬用炭投与により胃内容量が増え、嘔吐の危険性が増すためである。
- 胃管が詰まることがあるため、できるだけ太い径の胃管を準備し、事前に先端をハサミでカットしておくことも予防には有効である。

必須知識

薬用炭の適応・禁忌・限界

　薬用炭の吸着作用は多くの薬剤で効果が期待できるので、全ての中毒患者に投与を考慮する。頻回投与が有効なのはテオフィリン、三環系抗うつ薬、フェノバルビタール、フェノチアジン系、オピオイド、カルシウム拮抗薬、抗コリン薬などである。禁忌は、腸閉塞、消化管穿孔である。禁忌ではないが、活性炭で吸着できないものには、強酸、強アルカリ、エタノール、エチレングリコール、鉄、硫酸鉄、リチウム、ヒ素、カリウム、ヨウ素、ホウ酸、フッ化物、臭化物などがある。

I章　ER・ICUでよく使う薬剤

各論

〈シアン中毒治療薬〉

一般名
ヒドロキソコバラミン（ビタミン B₁₂）

商品名
シアノキット® 注射用 5g セット

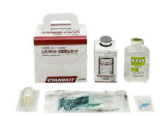

1分でわかる必須ポイント

作用機序
本剤は急性シアン中毒の解毒剤である。シアン中毒では、シアンが細胞のミトコンドリア内の電子伝達系を障害し、酸素の利用を障害することで細胞内窒息を引き起こす。ヒドロキソコバラミンを投与して有毒なシアンと結合させ、シアノコバラミン（水溶性ビタミン B₁₂ の一種）として無毒化、尿中へ排泄させる。

モニタリング
ビタミン B₁₂ は赤色であり、本剤投与後約 3 日間（最長で約 1 カ月）は赤色尿が続く。

ナースの注意点

投与前

- **確認**：過去に本剤に対する過敏症がないか既往歴を確認。投与は単独の静脈ルートを選択する。ヒドロキソコバラミン、シアノコバラミンに対する過敏症の既往歴のある患者には原則禁忌。
- **注意**：基礎疾患を持つ患者に注意が必要である。ヒドロキソコバラミンは主に腎排泄であり腎障害患者では、血中濃度上昇による副作用が発現しやすくなる。また、循環血液量を増すことから心不全患者への投与には注意が必要となる。
- **注意**：併用禁忌薬剤：同じくシアン中毒の解毒に用いられるチオ硫酸ナトリウムと同時に投与すると解毒作用が弱まる可能性があるので注意する。

投与中

- **副作用・急変・要観察**：全ての薬剤においてアナフィラキシーは起こりうることを念頭において診療にあたる。重大な副作用に急性腎障害がある。
- **混合禁忌・注意**：救急・集中治療領域で使われる多くの薬剤（抗痙攣薬、昇圧薬、鎮痛薬、亜硝酸薬、麻酔薬、抗不整脈薬、筋弛緩薬、輸血、血液製剤 etc.）と混合すると、結晶の析出や化学的配合変化を起こすので、他剤と混ざらないように準備し、投与するときは単独の静脈ラインから行う。
- **観察**：患者アセスメント：本剤は細胞内窒息の治療薬だが酸素療法の代用にはならないので、気道・呼吸を評価し適切な酸素療法が行われていることを確認すること。
- **観察**：モニタリング：シアン中毒に対する特異的治療以外にも全身管理が必要となることが多い。ABCDE アプローチに基づいた通常の重症患者管理を行う。

投与後

- **観察**：副作用の発現に注意し全身状態の観察を継続する。赤色尿が出ているか？

ER・ICUでの典型的なケース

症例：火災現場から意識不明の26才の男性が救出、搬送された。気道熱傷があり、血中COHb濃度が高く、乳酸高値を伴う代謝性アシドーシスを認めた。一酸化炭素中毒と考え、気管挿管・人工呼吸管理を始めた。

解説：火災現場、気道熱傷とくれば一酸化炭素中毒は比較的容易に思いつく。それを裏づける血中COHb濃度を含む血液ガス分析も多くの施設で測定可能である。一方、室内火災では繊維や建材が燃えるとシアン化水素が発生しそのガスを吸入することによってシアン中毒を起こす。しかし、日本の多くの施設では迅速な血中シアン濃度の測定は不可能である。適切な呼吸・循環管理を行っているにもかかわらず乳酸高値を伴う代謝性アシドーシスの存在は、シアン中毒による細胞内低酸素を意味する。

使用にあたってのポイント！

- 成人にはヒドロキソコバラミンとして5g（1バイアル）を生理食塩水200mLに溶かして15分間以上かけて点滴静注する。
- 小児にはヒドロキソコバラミンとして70mg/kg（ただし5gを超えない）を生理食塩水200mLに溶かして15分間以上かけて点滴静注する。
- 症状により1回追加投与できる。追加投与する際は15分〜2時間かけて点滴静注する。総投与量は成人10g、小児140mg/kg（ただし10gを超えない）を上限とする。

必須知識

曝露されたものがはっきりとわかっている場合を除きシアン中毒の診断は容易ではない。特に火災に伴う煙の吸入による中毒の場合、一酸化炭素中毒とシアン中毒の合併の可能性がある。シアン中毒では本剤の投与を可及的速やかに開始する必要があるため、シアン中毒を疑えばすぐに投与を開始する。もともとヒドロキソコバラミンは水溶性のビタミンB_{12}であり、過剰投与されても尿に排泄される。アナフィラキシーを除き重篤な副作用はほとんど認められない。シアノコバラミン生成によりシアンを無毒化する作用があることから、シアン中毒が疑われた場合には、診断を待たずに速やかに投与すべきである。

引用・参考文献

1) Dagnone, D. et al. Assessment of the palatability of vehicles for activated charcoal in pediatric volunteers. Pediatr Emerg Care. 18(1), 2002, 19-21.
2) 岩崎泰昌ほか. 室内火災の現場より救出され、一酸化炭素中毒を合併したシアン中毒傷病者の1例. 日本救急医学会雑誌. 25（10）, 2014, 797-803.

MEMO

II章

ERで小児によく使う薬剤と投与量

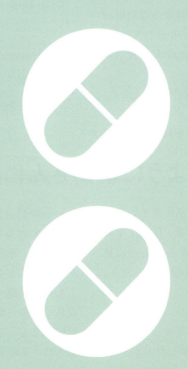

II章

ERで小児によく使う薬剤と投与量

宮上病院 総合診療科
高野稔明

> **POINT**
> - 小児では親への対応も非常に重要
> - 小児での緊急薬について使用法・用量を学ぼう
> - 薬剤投与時のリスクについて学ぼう

小児における薬の用量の考え方

　小児では、成人と比べて薬物動態が異なる。効きやすいものもあれば、効きにくいものもある。また体の発達差が大きいので、薬物量などは、同一年齢であっても、それぞれの患者に応じて柔軟に決定する必要性が出てくることはよく知られている。だが緊急の場合、体重がわからないまま薬剤を使用しなければならない場面も多々ある。その中でよく使用されているAugsbergerの式（**表1**）とHarnackの表（**表2**）を紹介する。

　もちろん、これらは絶対的な指標ではなく、患者の病態や使用する薬剤を十分考慮した上で参考とすべきものであることは忘れてはならない。また普段小児に慣れ親しんでいない施設では、小児蘇生用テープや小児救急マットに代表されるような製品も助けになるであろう。

表1　Augsbergerの式

$$（年齢 \times 4 + 20）\times 成人量 \div 100$$

表2　Harnackの表

年齢（歳）	1/2	1	3	7 1/2	12
成人量に対する比	1/5	1/4	1/3	1/2	2/3

ERでどのように親御さんに説明するか

　ERでの小児の重症患者は1割程度といわれている。多くは発熱や鼻汁、咳嗽、嘔吐・下痢などの症状で受診されることが多いように思う。しかし、その中に入院が必要であったり、もしくは緊急手術が必要であったりするケースが隠れていることが多い。

　患者の大多数は自分でうまく話せない乳幼児や学童であり、まずはなぜ受診したのか？どういった経過なのか？親御さんからみて普段と比べてどうなのか？など慎重に問診する必要がある。重症の疾患であっても、初見ではわからないことも多い。また当然ながら不安があるため、夜間でも受診が多数を占めているのが現状であり、親御さんに説明する場合には共感的対応をもって丁寧に、現在の病状と、今後予想されうる経過、またどのタイミングで再診を

したらよいのかということを説明し理解を得て、不安を取り除く必要がある。

小児で避けたい薬

ジクロフェナクNa、アセチルサリチル酸、メフェナム酸などの解熱性鎮痛薬は、インフルエンザによる発熱の場合は脳炎・脳症発症から死亡までの関連性が示されているため使用しないよう、2000年に日本小児科学会より勧告がなされている。以後、現在までこの方針は変わっていない。小児の発熱時には、必要であればアセトアミノフェンを使用するべきである。

また第1世代の抗ヒスタミン薬は熱性痙攣を誘発することが知られており、熱性痙攣の既往のある児や家族歴がある児では、禁忌ではないが、使用すべきでないと考える。

最近では、小児集中治療領域におけるプロポフォールの使用が話題になっている。プロポフォール注入症候群（propofol infusion syndrome）といわれ、長期使用で代謝性アシドーシス、横紋筋融解、徐脈などが生じ、因果関係は不明だが死亡例も報告[1]されている。成人でも起こすといわれているが、小児における使用に関しては賛否あり、一定の結論はまだない。しかしながら添付文書上では麻酔科医が全身麻酔の目的のみに使用することが明記されており、現状では遵守すべきと考える。

ERの対症療法で用いる薬剤

急性上気道炎

抗ヒスタミン薬、鎮咳薬、去痰薬に対する十分な効果は認められておらず、欧米では副作用のリスクが高いとして使用を控えるよう勧めている。抗菌薬は2次性細菌感染の予防効果は認めず、細菌感染を疑わない場合は投与不要である。しかし、現在のところわが国では処方がなされないことに対する不安を訴える保護者は非常に多いため、状況に応じて十分な説明の下に処方される場合がほとんどである。一例を挙げる。

抗ヒスタミン薬

特に乳幼児に対しては気管支喘息治療薬であるテオフィリンと同様に熱性痙攣の閾値を下げることが指摘されている（第1世代の抗ヒスタミン薬、メキタジン以外の第2世代ともに）。ただし、熱性痙攣の発症率に言及したスタディは存在せず、熱性痙攣の持続時間が有意に延長したとの報告が散見されるにとどまっている。処方においては熱性痙攣の既往や発達歴などが十分勘案されるべきであるが、do no harm の大原則に基づくと安易に処方されるべきものではないと考える。

鎮咳薬

チペピジンヒベンズ酸塩（シロップ 0.5mL/kg/day 分3、散剤 2mg/kg/day 分3）

去痰薬

カルボシステイン（シロップ 0.6mL/kg/day 分3、散剤 30mg/kg/day 分3）、塩酸アンブロキソール（シロップ 0.15mL/kg/day 分3、散剤 1mg/kg/day 分3）

解熱薬

アセトアミノフェン（10～15mg/kg/回　4～6時間ごと）ただし生後3カ月以上

気管支喘息

β₂刺激薬

- 生理食塩水 2mL ＋サルブタモール or プロカテロール 0.1～0.5mL。20～30分ごとに計1～3回施行。V/Qミスマッチを予防するために酸素投与下で施行する。
- イソプロテレノール（アスプール®）2～5mL＋生理食塩水 500mL。インスピロンネブライザーを使用して10L、酸素濃度50％から心電図モニター下で開始する。

ステロイド

β₂刺激薬を使用しても反応に乏しい場合または中発作以上で状態悪化が懸念される場合に投与する。

- プレドニゾロン：初回 1～1.5mg/kg、以後 0.5mg/kg　6時間ごと
- メチルプレドニゾロン：1～1.5mg/kg　4～6時間ごと
- ヒドロコルチゾン：5～7mg/kg　6時間ごと

クループ

親から離したり、不意に点滴を行ったりなど、泣かしたり不穏にさせる行為は慎む必要がある。

アドレナリン（ボスミン®原液）吸入

可能であれば親に抱っこされた状態で0.5mL/kg吸入（15～20分ごと）

デキサメタゾン

0.15～0.6mg/kg（施設間で差異はある）を経口 or 静脈 or 筋注投与。デカドロン®錠 0.5mg×必要数を粉砕＋単シロップ 5～10mLを経口投与。デカドロンエリキシルはエタノールを含有していること（5％エタノール）および内服量が多くなることより、特にERでの対応には適さないと考える。

嘔吐・下痢

ドンペリドン

エビデンスはなく、またアメリカでは心室性不整脈による突然死の報告もあるため十分な説明が必要である。重篤な嘔吐の場合は考慮される。

- 生後6カ月～3歳未満……10mg 坐薬1本、1日2回まで。
- 3歳以上……30mg 坐薬1本　1日2回まで（ナウゼリン®）
- 整腸剤、ラックビー®R、ミヤBM®、ビオフェルミン®など（0.1～0.2mg/kg/day 分3）。

中毒

適応があれば胃洗浄（薬物摂取1時間以内で致死性薬物を大量に服薬した場合）。拮抗薬が存在すれば、可能な限り速やかに投与。

活性炭

- 1歳以下……1g/kg、経口または経鼻胃管挿入下に投与。
- 1歳～12歳……活性炭 25～50g ＋生理食塩水 10～20mL/kg。
- 思春期……活性炭 25～100g ＋生理食塩水 10～20mL/kg
*活性炭に吸着されない物質：エタノール、カリウム、リチウム、鉄、エチレングリコール、アルカリ、強酸、フッ化物、ヨード

緩下剤

D-ソルビトール液 0.5～1g/kgを倍希釈して投与する。

小児の蘇生時・不整脈時によく使われる薬剤と薬用量

小児救急医療の現場において特に緊急対応が必要となる不整脈には、心停止、頻脈、徐脈がある。これらの状態では、PALS（pediatric advanced life support：小児二次救命処置）のアルゴリズムに沿った迅速な対応が不可欠である。また、小児蘇生マットなどを使う、エクセルで体重あたりの容量計算ができるようにしておく、アプリを使用するなどを、間違い防止のためにお勧めする。

心停止

心停止は心静止/PEA（pulseless electrical activity：無脈性電気活動）/心室細動（脈の触れない心室頻拍を含む）の3つに大別される。

PALSに基づき、迅速な診断、質の高いCPR（cardiopulmonary resuscitation：心肺蘇生法）を行いながら、以下の薬物を用意する。

心静止/PEA

心静止/PEAではアドレナリンを使用する。モニター装着後、診断がつけばアドレナリン0.01mg/kgを静脈または骨髄ルートより投与する。実際の現場では「アドレナリン原液1mLを生理食塩液で溶解し計10mL」としたものを体重に応じて分けて使用することが多い。

心室細動（脈の触れない心室細動を含む）

心室細動（脈の触れない心室細動を含む）の一番の治療は非同期下電気ショックである。PALSアルゴリズムに基づき4J/kgで非同期下電気ショックを行い、CPRを継続する。静脈または骨髄ルートが確保できた後にアドレナリン0.01mg/kgを投与する。これらを継続し2分ごとに心リズムをチェックするが、それでも心室細動の改善がない場合、以下の薬剤を遅滞なく使用する。

- アミオダロン 2.5〜5mg/kgで最大125mg
  アミオダロンがない場合、以下の薬剤を準備する。
- ニフェカラント 0.15〜0.3mg/kg
- キシロカイン® 1mg/kg

頻脈

頻脈の定義は、心拍数≧180回/min（乳児では≧220回/min）である。

ここでのアルゴリズムについてはPALSプロバイダーマニュアルなどを参照していただき、narrow QRS tachycardia（上室性頻拍）またはwide QRS tachycardia（心室頻拍の可能性）での治療について述べる。

narrow QRS tachycardiaの治療

意識やバイタルサインが保たれており、まだ時間的にも余裕がある状態ではアイスバッグ法（保冷剤や氷を顔などにつける処置）やストローを吹くなどして迷走神経刺激を試みるのも一つの方法である。それでも改善がない、または時間的余裕がない場合であれば、速やかに点滴ルートを確保し、アデノシン三リン酸（adenosine triphosphate：ATP）を静注する。

ATP 0.1mg/kg/回静注し、無効であれば0.2mg/kg/回に増量する。この際に最も重要なことは、ATPの半減期が5〜10秒程度と短いため、ATP静注後に速やかに生理食塩液で後押しが必要なことである。それでも改善がない場合は、同期下カルディオバージョンを考慮する。（循環動態が悪い場合はATPとどちらが先でもよい）

0.5J/kg/回から開始し、効果が得られない場合は1〜2J/kg/回まで上げてよいが、必ず自

己心拍と同期させる必要があることと、可能であれば適切な鎮静をかけることを忘れてはならない。

wide QRS tachycardia の治療

まず同期下カルディオバージョンを考慮する。やり方は前述と同様である。カルディオバージョンを行いながら、必要があればATP投与を試みてもよいが、カルディオバージョンを遅らせるべきではないと考える。

上記治療が無効もしくは短時間で再発してしまう場合

直ちに小児循環器科医にコンサルトの上、以下の薬剤を考慮すべきである。ただし、循環動態が不安定な場合にさらに徐脈、低血圧を起こす可能性があり、注意が必要である。
- プロカインアミド 15mg/kg/回 30〜60分かけて投与
- アミオダロン 2.5〜5.mg/kg/回 30分以上かけて投与
- ニフェカラント 0.15〜0.3mg/kg/回 10分以上かけて投与

徐脈

一般的に、小児において心拍数≦60回/minで循環不全がある場合は治療適応である。

最も多い原因の一つとして低酸素血症、アシドーシスが挙げられ、酸素投与や補助換気を行い改善する場合も多い。それでも改善がない場合はCPRを開始して（脈が触れていても）アドレナリン0.01mg/kgを3〜5分ごとに投与する。徐脈の原因が迷走神経反射や症候性房室ブロックである場合は、アトロピン0.02mg/kg（最小量0.1mg）を静注する。

それでも改善がない場合は、経皮ペーシングやカテコラミン持続静注など、さらなる治療が必要となるため、専門医へのコンサルトが必須である。

小児の気道確保時によく使われる薬剤と薬用量

気道確保・気管挿管時に薬剤をいきなり使用する前に、まず十分な酸素化を行いながら、気道確保が必要な原因はどこにあるのか？換気困難、挿管困難な状態、顔貌ではないか？全身麻酔歴はないか？あれば気道確保歴はどうであったのか？トラブルはなかったのか？アレルギーはないのか？最終食事摂取はいつだったのか？という情報を速やかに知る必要がある。

気道確保時の薬剤は一般的に、導入前薬剤、導入薬、筋弛緩薬の3つに分類される。

導入前薬剤

硫酸アトロピン

喉頭展開した時の徐脈、心停止を予防する抗コリン作動薬であるが、同時に唾液の分泌産生も抑制する。小児といっても0〜15歳まで幅広く、全年齢に使用する必要はないが、比較的、幼少児に使用することが多い。学童期以降の児では、使用する、しないは治療者の判断で行われていることが多いように思われる。

量として、0.01mg/kg/回（最低量0.2mg）を静注する。

フェンタニル

麻酔領域では2（〜3）μg/kg/回を使用することが多いオピオイド。喉頭展開時のストレスを軽減し、血圧、頭蓋内圧上昇を軽減させる。ER/ICUでの緊急状態では特に血圧低下などを来すこともあり、1μg/kg/回と少量ずつに分けながら使用することが多い。

また副作用として鉛管現象（急速投与により

筋緊張が亢進することで換気困難が生じる現象）があり、胸が硬くなりマスク換気ができなくなってしまうことがある。この場合、PEEPをしっかりかけて治まるのを待つか、または挿管が確実にできる状態であれば筋弛緩薬を使用し気道確保を行う必要がある。

リドカイン

頭蓋内圧亢進状態にある患者の気管挿管時に頻用される薬剤である。1mg/kg/回静注で喉頭展開時の頭蓋内圧上昇を予防できる。

導入薬

ミダゾラム

ベンゾジアゼピン系薬剤であり、0.2mg/kg/回静注で導入することが多い。低血圧を生じる可能性があること、また患者により必要量のばらつきが大きいこともあり、0.1mg/kg/回ずつバイタルサインを見つつ投与する場合もある。

プロポフォール

麻酔導入時または麻酔科医が緊急で呼ばれた場合に、導入で使用することが多い薬剤である。プロポフォールは疎水性であり、大豆油中に懸濁した薬剤であるため、大豆アレルギーの児には使用できない。短時間作用の麻酔薬であり、1～5mg/kg/回静注して使用する。乳幼児になるほど必要量は多くなるが、副作用として無呼吸、低血圧を生じうるため、循環動態がある程度安定している患者では良い適応となる。急速静注時に血管痛を生じる。

チオペンタール

静脈麻酔導入薬の一つ。導入量は2～5mg/kg/回であり、投与後速やかに効果発現する。頭蓋内圧、眼圧を下げる作用があり、頭蓋内圧亢進が疑われる患者では特に有用である。循環動態不良な患者では著明な低血圧を生じる可能性があり、注意が必要である。またポルフィリン症の児には使用できない。

ケタミン

1～2mg/kg/回静注で1分以内に効果発現する。強い鎮痛作用、健忘作用、カタレプシー発現作用がある。交感神経賦活作用もあり、循環動態が不安定な患者にも使用可能である。副作用として、分泌物の著明な増加や喉頭痙攣のリスクが上昇するため注意が必要である。また脳血流が増加するため頭蓋内圧は亢進するが、最近では頭蓋内圧亢進患者への使用も問題がないとする意見[2]もある。

筋弛緩薬

ロクロニウム

非脱分極性筋弛緩薬で、近年広く使用されている。効果発現は投与量に依存しており、0.6mg/kg/回で約90秒、1.2mg/kg/回で約60秒で筋弛緩状態が得られる。

緊急状態では1.0mg/kg/回で使用されることが多いように思う。

拮抗薬としてスガマデクスがあり、通常のリバースでは2～4mg/kg/回、緊急リバースの際は16mg/kg/回を静注する。

ベクロニウム

非脱分極性筋弛緩薬。迷走神経抑制作用はなく、導入の際、アトロピンが必要となることが多い。心血管抑制やヒスタミン遊離作用はないという特異性がある。0.08～0.1mg/kg/回静注するが、乳児になるほど体重あたりの分布容積は大きくなり、作用が延長する。

スキサメトニウム

現在使用されている唯一の脱分極性筋弛緩薬。作用発現時間、持続時間が最も短い。2mg/kg静注により約30秒で効果が得られるが、徐脈が必発でありアトロピンの前投薬が必須である。近年ではさまざまな有害報告もあ

り、臨床の現場からはほとんど姿を消してしまっている。今後も使用を控えた方が無難であろう。

小児の痙攣時によく使われる薬剤と薬用量

痙攣は小児領域においてよくみられる病態である。最も重要なのは真っ先に痙攣を止めることではなく、A（Airway：気道）、B（Breathing：気道）、C（Circulation：循環）、D（Dysfunction of central nervous system：中枢神経障害）の安定化を図ることであることを忘れてはならない。ABCの安定化を図ったのちに、Dの異常である痙攣を止めるために薬剤を使用する。

使用する場合もある。呼吸抑制が強く、投与前の気管挿管の準備は必須である。

フェノバルビタール

20mg/kg/回を10〜15分で投与している。鎮静作用もあるため、痙攣頓挫後の意識回復を確認しにくいことが欠点の一つだが、痙攣抑制効果は高く、後述するホスフェニトインと同様に後療法としても使用されている。

ベンゾジアゼピン系

ジアゼパム

0.3mg/kg/回を静注することが多い。ルート確保が困難な場合、0.5mg/kg/回を栄養チューブなどを用いて経直腸投与することも有効である。

ミダゾラム

0.1〜0.3mg/kg/回を静注。0.3mg/kg/回の口腔粘膜、鼻腔粘膜投与も有効であり、ルート確保が困難な場合、第一選択としている。

また本剤では0.1〜0.5mg/kg/hで持続静注することもある。

バルビツール酸系

チオペンタール

1mg/kg/回より使用開始し、5mg/kgまで

ヒダントイン系

フェニトイン

20mg/kg/回を15分以上かけて投与する。痙攣抑制効果は高く、後療法として以前は頻用されていたが、血管痛や血管外漏出の頻度が高いこともあり、近年ではホスフェニトインにとって代わった。心血管作用があり、血圧および心電図モニターを厳重に行う必要がある。

ホスフェニトイン

22.5mg/kg/回を10分以上かけて投与する（ER/ICUの現場では30mg/kg/回投与をすることもある）。フェニトインのプロドラッグ（体内で代謝されてから作用を及ぼすタイプの薬）であり、ホスフェニトイン1.5がフェニトイン1に相当する。フェニトインのように血管外漏出作用、血管痛などの副作用がなく使用しやすく、臨床現場で頻用されている。

小児の処置時の鎮静によく使われる薬剤と薬用量

まず一番の問題として、小児領域において鎮静は必要不可欠な手技であるが、気道確保に熟達していない者でも容易に施行しているという現状に目を向けるべきである。鎮静の延長に全身麻酔があり、時には誤嚥や低血圧などの重大な副作用を生じる可能性があることを肝に銘じるべきであり、またその準備をして臨むべきと考える。

抱水クロラール

トリクロリール®シロップ（80〜100mg/kg）、エスクレ®坐剤（30〜50mg/kg）がある。レム睡眠を阻害せず、脳波検査などに頻用されている。またCT、MRIなどでも第一選択で使用されている。半減期は約30時間と長いため、日帰り検査の際でも覚醒確認をしっかりと行う必要がある。

ベンゾジアゼピン

ジアゼパム、ミダゾラム：前述（導入薬の項）を参照。

プロポフォール

日本では小児集中治療領域での鎮静に使用することは禁忌となっている。

バルビツール酸系

前述（痙攣時の項）を参照。

ケタミン

1mg/kgにて静脈注射するが、他剤と併用することで0.3mg/kgの静脈注射でもよいとの報告[3]もある。

デクスメデトミジン

中枢性α_2受容体刺激薬であり、鎮痛・鎮静効果を有するが呼吸抑制は少ない。0.4〜0.8μg/kg/hで持続静注することで良好な鎮静が得られるが、副作用として徐脈、低血圧を認める。初回ローディングとして15μg/kg/hを10分で投与することもあるが、心拍出量を心拍数に依存している乳幼児にとって、徐脈は重大な副作用であり、初回ローディングを行わないことも多い。

引用・参考文献

1) Kam, PC. et al. Propofol infusion syndrome. Anaesthesia. 62(7), 2007, 690-701.
2) Wang, X. et al. Ketamine does not increase intracranial pressure compared with opioids: meta-analysis of randomized controlled trials. J Anesth. 28(6), 2014, 821-7.
3) Beaudoin, FL. et al. Low-dose ketamine improves pain relief in patients receiving intravenous opioids for acute pain in the emergency department: results of a randomized, double-blind, clinical trial. Acad Emerg Med. 21(11), 2014, 1193-202.

MEMO

III章

ERで妊婦・授乳婦によく使う薬剤（または禁忌薬）、とくに対症療法

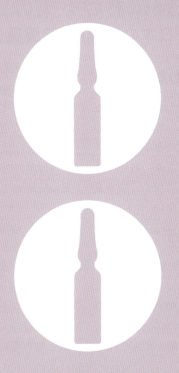

Ⅲ章

ERで妊婦・授乳婦によく使う薬剤（または禁忌薬）、とくに対症療法

新潟市民病院 救急科 医長
佐藤信宏

POINT
- 妊婦、授乳婦への薬剤使用は、不安にさせない説明が大切
- ERでよく使う薬で、妊婦に禁忌のものは覚えておこう

妊婦・授乳婦における薬剤投与

　妊婦、授乳婦がERを受診することはまれなことではなく、処方、投薬の場面に出くわすこともある。妊婦や授乳婦への薬剤投与は、救急医療スタッフも慣れないことが多く、不安を感じてしまうかもしれない。ここでは、妊婦、授乳婦における薬の影響と使用の際の注意点、ERでよく出てくる薬の中で妊婦・授乳婦に使える薬、禁忌もしくは使用に慎重になるべき薬の代表例を紹介する。

妊婦における薬の動態
～催奇形性（FDAや日本の分類）、胎盤通過性、母乳への移行～

妊婦における薬の動態

　妊婦は、薬剤の吸収率は非妊婦と変わりない。また、循環血漿量が増加し、腎での排泄が増えることで、見かけ上、薬剤の血中濃度が低下する場合があるといわれているが、血中での蛋白結合率の変化から効果に差はなく、投与量を特別に増量したりする必要はない。

催奇形性とリスクカテゴリー

　催奇形性（妊娠初期：後述）、胎児毒性（妊娠中期・後期：後述）については、妊娠と薬についての公的リスクカテゴリーがある。日本では、医療用医薬品添付文書がこれにあたり、使用上の注意記載要領に「8. 妊婦、産婦、授乳婦、等への投与」の項がある。しかし、実際には、母乳に移行するというだけで、投与禁止の扱いになっている（ほとんどの薬剤は母乳に移行する）など、日常臨床で使いにくい。

　海外の公的リスクカテゴリーとしては、オーストラリア医薬品評価委員会（Australian Drug Evaluation Committee；ADEC）の分類 **（表1）** とアメリカのFDA（Food and Drug Administration）の分類がよく知られている。オーストラリア医薬品評価委員会の分類は、妊婦での使用経験が重要視されており、インターネットで確認可能である。しかし、AからXにかけてリスクが上昇するわけではないこと、妊婦に薬剤を投与する際に参考にする情報であり、妊娠と知らずに服用した状況などが想定されてい

るわけではないことに注意が必要である。アメリカのFDAは、食品医薬品局のことで、日本の厚生労働省にあたる。FDAは、胎児危険度を表すリスクカテゴリーを決めていたが、2015年にこのカテゴリーを廃止した。これは、同じカテゴリーに分類される薬であっても、リスクに大きなばらつきがあり、誤解を招くことが多かったためである。代わりに、妊娠のどの時期に、リスクがどの程度高くなるかなどの具体的な情報を、それぞれの薬剤の添付文書へ記述するよう義務付けている（Pregnancy and Lactation Labeling Rule；PLLR）。

胎盤通過性

母体が摂取した薬剤は、いったん母体血中に入り、そこから胎盤へ移行する。大部分の薬剤は、濃度の高い方から低い方へ移動する単純拡散を通して移行するため、母体の薬剤血中濃度が高いほど、胎盤を通過する量も多くなり、胎児に対する影響が大きくなる。胎児への影響については、妊娠の時期を考える。妊娠の時期は、妊娠初期（～13週6日）、妊娠中期（14週0日～27週6日）、妊娠後期（28週0日～）に分けられる。薬剤の影響を最も考慮すべきは、妊娠初期であり、流産や奇形の発生と関連する可能性がある（表2）。

母乳への移行

ほとんどの薬剤は母乳に移行する一方、母親への投与量と比較すると、移行はわずかなものである。抗がん剤などの例外を除き、授乳婦の服用薬物が児に大きな悪影響を及ぼすエビデン

表1 オーストラリア医薬品評価委員会の分類

カテゴリー	危険性の詳細		薬剤例
カテゴリーA	多数の妊婦および妊娠可能の女性に使用されてきた薬だが、それによって奇形の頻度や胎児に対する直接・間接的有害作用の発生頻度が増大するといういかなる証拠も観察されていない。		アンピシリン
カテゴリーB	妊婦および妊娠可能年齢の女性への使用経験はまだ限られている薬だが、この薬による奇形やヒト胎児への直接・間接的有害作用の発生頻度増加は観察されていない。	B1 動物を用いた研究では、胎仔への障害の発生が増加したという証拠は示されていない。	ファモチジン
		B2 動物を用いた研究は不十分また欠如しているが、入手しうるデータでは、胎仔への障害の発生が増加したという証拠は示されていない。	アセチルシステイン
		B3 動物を用いた研究では、胎仔への障害の発生が増えるという証拠が得られている。しかし、ヒトに関してどのような意義を持つか不明である。	シプロフロキサシン
カテゴリーC	その薬理効果によって、胎児や新生児に有害作用を引き起こす。または、有害作用を引き起こすことが疑われる薬だが、奇形を引き起こすことはない。これらの効果は可逆的なこともある。		ジクロフェナク
カテゴリーD	ヒト胎児の奇形や不可逆的な障害の発生頻度を増す。または、増すと疑われる。またはその原因と推測される薬。これらの薬にはまた、有害な薬理作用があるかもしれない。		ワルファリン
カテゴリーX	胎児に永久的な障害を引き起こすリスクの高い薬であり、妊娠中あるいは妊娠の可能性がある場合に使用すべきでない。		サリドマイド

表2 妊娠時期と薬剤の影響（文献2を参考に作成）

	妊娠初期			妊娠中期	妊娠後期
妊娠週数	～3週6日	4週0日～7週6日	8週0日～13週6日	14週0日～27週6日	28週0日～
薬剤の影響	無影響期	絶対過敏期	相対過敏期（15週6日まで）	潜在過敏期	
	all or none の法則※	催奇形性が問題		胎児毒性が問題（胎児の臓器障害、羊水減少など）	

※薬剤が胎児に対して後遺症を残さないこと。影響するとすれば、流産するか、後遺症なく回復する。

スはないとされている[3, 4]。授乳婦の場合、薬剤の母乳への移行を考え、授乳を中止するという手段もあるが、母乳のメリットは大きく（**表3**）、最近では、必要な薬物療法を継続しつつも、母乳育児を進めるべきとされている[5, 6]。授乳中に安全に使用できる薬剤は、妊娠と薬情報センターのホームページ[6]にも載っている。

表3 母乳のメリット

・最も理想的な栄養成分を含む
・消化、吸収が良い
・胃腸、肝臓、腎臓への負担が少ない
・母親の子宮復古を促進する
・母子の絆を形成する

妊娠中における禁忌薬もしくは避けたい薬

ERで使用すると思われる代表例を**表4**に示した。ワルファリンやアンジオテンシン変換酵素（ACE）阻害薬のように、妊娠を通して使用禁止の薬剤もあれば、妊娠後期に内服すると胎児の動脈管収縮による肺高血圧・右心不全を起こすNSAIDs（non-steroidal anti-inflammatory drugs：非ステロイド抗炎症薬）のように、時期によって禁忌となる薬もある。

禁忌とされている薬でも、有益性が上回る場合は使用可能という薬剤が多く、患者の状態によっては、使用することがある。また、妊娠を知らずにこれらの薬剤を使用しても、全例に催奇形性が生じるわけではなく、すぐに妊娠をあきらめる必要はないことは、救急スタッフも知っておくべきである。

一般的な妊娠中に使える薬（表4）

妊娠中の患者に、救急外来でよく使用される薬剤として、アセトアミノフェンやセフェム系抗菌薬が挙げられる。いずれも研究で催奇形性や胎児毒性が認められなかったということで使用されているが、薬には必ず作用と副作用があるため、本当に必要な薬を使用したい。

妊娠中の女性に対する薬剤投与時の説明の仕方

妊婦は医薬品に神経質になっていることが多い。薬剤を投与する場合、薬のメリットとデメリットを説明し、患者さんと話し合った上で、投与すべきである。患者が納得・理解していない場合、処方しても内服しないだろう。

妊婦への薬剤投与に関して、患者さんが心配するのは、流産や先天異常である。もともと、流産の発生率は約15％、先天異常の発生率は2～3％といわれており[7]、原因がなくても発生する。しかし、妊婦の心理としては、何か薬剤内服があると、そのせいかもしれないと考えがちであり、そういった不安を感じさせないためにも、説明が大事になる。投与すると決まったら、極力心配を減らすためにも、薬が安全、かつ必要であることを、わかりやすく説明する必要がある。薬剤師や助産師、産科医といった、より知識・経験のある医療スタッフに協力してもらうことも大切である。

飲まなければいけない薬の場合（例）

「今日処方する薬は、赤ちゃんに及ぼす害は少ないとされています。赤ちゃんに薬が有害かどうか、動物では安全性が確認されています。薬が心配な気持ちは察しますが、飲まないことで、○○が悪くなると、むしろ赤ちゃんにとって害となってしまいます。○○を悪化させないために必要な薬なので、内服しましょう」

表4 妊婦に投与可能な薬剤と、禁忌もしくは産科医と相談すべき薬剤（文献5、7を参考に作成）

	投与可能	禁忌、もしくは産科医と相談の上使用
解熱鎮痛薬	アセトアミノフェン（カロナール®）	アスピリン（妊娠初期～中期は使用可能）、ジクロフェナク（ボルタレン®）
喘息治療	吸入ステロイド、β₂刺激薬	
抗凝固薬	ヘパリン	ワルファリン
抗痙攣薬		バルプロ酸（デパケン®）
抗菌薬	ペニシリン系、セフェム系、クリンダマイシン	ニューキノロン、テトラサイクリン、アミノグリコシド
抗不整脈薬	ジギタリス、アデノシン（アデホス®）、アミサリン、プロプラノロール（インデラル®）、ベラパミル（ワソラン®）	アミオダロン
抗ヒスタミン薬	クロルフェニラミン（ポララミン®）、セチリジン（ジルテック®）	
制吐薬	メトクロプラミド（プリンペラン®）	ドンペリドン（ナウゼリン®）
糖尿病薬	インスリン	経口血糖降下薬
降圧薬	ヒドララジン、メチルドパ、ラベタロール、ニフェジピン（アダラート®）	ACE阻害薬、アンジオテンシンⅡ受容体拮抗薬
抗潰瘍薬	スクラルファート（アルサルミン®）、ファモチジン（ガスター®）、オメプラゾールは治療上必要性が高ければ処方可能	
便秘薬	酸化マグネシウム	

処方例（体重40kgの女性患者の場合）
・疼痛・発熱に対して：カロナール®200mg 疼痛時 2T 頓用
・嘔気に対して：プリンペラン®5mg 嘔気時 2T 頓用
・便秘に対して：酸化マグネシウム 330mg 6T 3×食後

解熱鎮痛薬など希望があれば飲んでもよい薬の場合（例）

「今日処方する薬は、赤ちゃんに及ぼす害は少ないとされています。赤ちゃんに薬が有害かどうか、動物では安全性が確認されています。ご希望があれば、妊婦が飲んでもよい薬です。どうされますか？（相談する）」

妊娠中の女性の気道確保時の薬剤

妊婦への気管挿管のために鎮静薬や筋弛緩薬を使用する際、催奇形性や胎児毒性の観点からは非妊娠時の薬剤と同様に使用できる。しかし、妊婦は、酸素消費が増加し、機能的残気量（息を吐ききっても肺に残っている空気の量）が低下しているため、鎮静・筋弛緩薬使用後のSpO₂の低下が、非妊婦より早かったり、食物の胃内停滞時間が長くなるため嘔吐のリスクが高かったりと、気管挿管のリスクが高いことを知っておく必要がある。嘔吐のリスクを考え、極力バッグバルブマスクによる補助換気をしないRSI（rapid sequence intubation：迅速導入気管挿管）を行うための薬剤を選択する。筋弛緩薬に加え、循環不全がなければ、プロポフォールやバルビツレート、循環動態が悪いようならケタミン、ミダゾラムなどが選択肢となる。

妊娠中の女性の痙攣時の薬剤

妊婦の痙攣では、通常の痙攣の鑑別以外に、子癇発作を考えなくてはいけない。子癇発作は、子癇前症（妊娠高血圧症候群）を持つ妊婦に生じる痙攣で、脳出血やてんかんなど他疾患が除外されているものと定義される。妊娠20週から産後10日まで生じる可能性があり、子癇発作に対しては、マグネシウム製剤を使用する。

他の痙攣時の薬剤として、ジアゼパム、ミダゾラム、フェニトインなどがある。ベンゾジアゼピン系薬剤（ジアゼパムやミダゾラム）は、以前は口唇裂などの催奇形性の話もあったが、後の研究[7,8]で否定されている。フェニトインなど抗痙攣薬は催奇形性が報告[9]されているものの、痙攣重積による低酸素血症の方が胎児にとって重篤である。抗痙攣薬を使用し、まずは痙攣を止めることを優先するべきである。

最後に

ERは、緊急で薬剤を使用することもあり、どの薬剤が妊婦・授乳婦に対して安全性が高く、どの薬剤が禁忌なのか、ある程度理解しておく必要がある。ただ、すべての薬剤を覚えきることは不可能であり、前もって資料を作っておく、薬剤師とのコミュニケーションを円滑にしておく、調べられる本やウェブサイトを把握しておく（引用・参考文献を参照）など、困った時にすぐに解決できる手段を準備しておくことをお勧めする。そして、妊婦・授乳婦が安心して受診できるようなER診療を実践したい。

引用・参考文献

1) Definitions of the Australian categories for prescribing medicines in pregnancy. https://www.tga.gov.au/prescribing-medicines-pregnancy-database（accessed 2018-03-13）
2) 佐藤孝道ほか．妊婦と薬物治療．月刊薬事．48（2），2006，20．
3) 日本産科婦人科学会ほか．産婦人科診療ガイドライン：産科編2011．2011．http://www.jsog.or.jp/activity/pdf/gl_sanka_2011.pdf（accessed 2015-04-10）
4) Ito, S. Drug therapy for breast-feeding women. N Engl J Med. 343（2），2000, 118-26.
5) 林昌洋ほか監修．"Q20 妊娠初期・中期・後期における薬剤の影響の考え方は？"．妊娠・授乳とくすりQ＆A：今これだけは知っておきたい！安全・適正な薬物治療のために．第2版．東京，じほう，2013，66．
6) 妊娠と薬情報センターホームページ．http://www.ncchd.go.jp/kusuri/index.html（accessed 2015-04-10）
7) 伊藤真也ほか編．妊娠と授乳：薬物治療コンサルテーション．改訂2版．東京，南山堂，2014，667p．
8) Dolovich, LR. et al. Benzodiazepine use in pregnancy and major malformations or oral cleft: meta-analysis of cohort and case-control studies. BMJ. 317（7162），1998, 839-43.
9) Meador, K. et al. Pregnancy outcomes in women with epilepsy: a systematic review and meta-analysis of published pregnancy registries and cohorts. Epilepsy Res. 81（1），2008, 1-13.
10) アメリカFDAホームページ．http://www.fda.gov/default.htm（accessed 2015-04-10）
11) Walls, RM. et al. Manual of Emergency Airway Management. 4th ed, Philadelphia, LWW, 2012, 464p.
12) Stead, LG. Seizures in Pregnancy/Eclampsia. Emerg Med Clin N Am. 29（1），2011, 109-16.

MEMO

おわりに

　救急外来での薬剤管理は死に直結する医療スタッフにとって、最も**基礎的かつ難しいスキル**です。使い慣れた薬剤であればそれほどストレスはないですが、新しい薬剤であったり、特別な患者や特別な状況での薬剤使用は、時に非常に困難になります。結果、場合によっては不幸な状況に陥る可能性があります。安全な薬剤管理のためには、危機管理の原則を理解した上での周到な準備とその場の対応が必要となります。

　有効な危機管理をするために求められるのは事前の準備（8割）、事後の対応（2割）といわれています。「火事場」のクソ力は可能性としてはゼロではないものの、あまり期待できるものではないということです。では、緊急性のある場面で実力を発揮するための準備とは何でしょうか？　その理解のためには、なぜ緊急性のある場面では普段できることがうまくいかないのか？ということについて考察する必要があるでしょう。

　例えば、車のタイヤがパンクしてスペアタイヤを急いで交換し、仕事に間に合うようにしなければならない、という状況があるとしましょう。暑い中、汗をかきながら慣れない仕事に打ち込み、なんとか時間内にタイヤを交換し無事に職場に着きました。しかし、財布とビジネスバッグを忘れていた、トホホ。こんな経験もしくは似たような経験をしたことはないですか？　この例で端的にわかることは……人間の能力には限界があるということです。医療という分野では以下のような限界に注目する必要があります。

・単位時間あたりに学べる量の限界
・単位時間あたりに情報をプロセスできる量の限界
・単位時間あたりに出せるアクションの量の限界

などが特に注意すべき点でしょう。

　上記を踏まえて「プレッシャーの中で実力を発揮する！」ための準備について考えていきましょう。

学ぶモチベーションを大事に！

　第一に、学びの限界についてです。至極当然のことで、詰め込みで学んだことはあまり定着しないということです。特に成人になると、10代の頃のようにスポンジみたいにいろいろなことを吸収できるわけでありません。ある程度、**自分に身近な内容、自身の過去の知識や理解から応用し学べるような内容**などでなければ、新しい知識を獲得することは容易ではありません。ですので、本書のように現場に近い内容を、薬剤の基礎医学的知識・臨床で役立つ知識などの視点から臨床家が解説している本で学ぶことは、とても有効です。

学ぶ量は適量でないと！

　第二に、情報のプロセスの限界です。これも学びに近いところでプロセスしやすい情報とは、

・自信の過去の知識と一致する、関連する、類似する情報
・わかりやすい、単純化した情報
・プロセスしやすい量に調節された情報

です。

　一般に、医療で扱われる情報は上記3点に合致しないことが多く、新しいもしくはまれな、複雑で、多量の情報が複数の患者や家族また医療者間で行き交うことになります。そんな中、効率よく情報をプロセスするためには、

・ゴロなどを使ってコアとなる情報を再生可能な状態で記憶していること
・本書で解説しているように薬効動態の基礎をしっかり理解していること

・本書のようにわかりやすく使いやすい参照情報がどこにあるかを検索できること

が必要です。

アクションの限界に挑戦！

　第三に、アクションの限界です。記憶した情報を生かして、必要な情報を適切にプロセスした後には、実際の患者に必要な医療行為をアクションとして実施する必要があります。しかし、リラックスした教室・カフェや自宅で学んだ知識を夜勤帯の忙しい勤務の中で正確に行うことは簡単ではありません。その理由は何かといえば、現場でのパフォーマンスでは、

・忙しいなどの環境要因
・夜間で疲労しているという個人の要因
・重症な病態であるという患者の要因
・時に難しい医師や看護師などの現場の同僚の要因
・まれに使用する、もしくは副作用があるという薬剤自体の要因

など、さまざまな要因が医療者を取り巻き、プレッシャーを生み出すことになります。プレッシャーのかかったアスリートが普段通りの実力を出せない場面がしばしば見受けられることはよく知られた事実です。医療者は別でしょうか？ そんなことはないですよね。「To err is human：人はだれでも間違える」という医療安全のバイブルの題名が示すように、医療者もプレッシャーの中で予想されないようなミスをすることがあります。薬剤管理もその一つです。

どうやってトレーニングするとプレッシャーに勝てるか

　では、プレッシャーの中で求められるパフォーマンスを発揮するためには、どのようなトレーニングが必要なのでしょうか？

　プレッシャーのかかった状況を比較的簡単に再現できるのはシミュレーション教育です。シミュレーションの中で

・反復して練習する
・獲得した知識を実際に使い「生きた知識」にする
・薬剤使用時に必要な5Rを体に染み込ませる
・同僚とのコミュニケーションを行い確実なコミュニケーション方法を獲得する

など、二次元の本で学んだ知識を生きた三次元のスキルに昇華させていただければ嬉しいです。

　また、シミュレーションだけでなく、現場に役立つ知識は

・同僚と勉強会をしたり
・後輩に教えたり
・薬剤管理のヒヤリハットやインシデントをもとに職場での振り返りをしたり

などを通じてプレッシャーの中であなたを助ける武器に！ することができます。

　最後となりますが、今回本書に関わる機会をいただきました学生時代からの友人である大野博司先生、さまざまなご縁から執筆に関わっていただいだ諸先生方、錬腕編集者であるメディカ出版の辻さん、私を教え導いてくれた過去現在の同僚・恩師のみなさん、いつも支えているくれる家族に心よりの感謝を捧げます。ありがとうございました。

国際医療福祉大学三田病院 救急部 部長　志賀 隆

一般名 INDEX

数字

1号液（開始液） ………………………… 214
25％人血清アルブミン …………………… 221
3号液（維持液） ………………………… 215
5％人血清アルブミン …………………… 220
5％ブドウ糖液 …………………………… 216

欧文

d-クロルフェニラミンマレイン酸塩 ………… 65

ア

アジスロマイシン水和物 ………………… 90
アスピリン ………………………………… 120
アセタゾラミド …………………………… 205
アセトアミノフェン ……………………… 23
アゾセミド ………………………………… 203
アデノシン三リン酸二ナトリウム水和物（ATP）
　………………………………………… 180
アドレナリン ……………………………… 17
アピキサバン ……………………………… 138
アマンタジン塩酸塩 ……………………… 105
アミオダロン塩酸塩 …………………… 18・174
アミカシン硫酸塩 ………………………… 96
アモキシシリン水和物 …………………… 86
アルガトロバン水和物 …………………… 130
アルテプラーゼ …………………………… 115
アルプロスタジルアルファデクス ……… 161
アンピシリンナトリウム・スルバクタムナトリウム配合 ………………………………… 91

イ

イプラトロピウム臭化物水和物 ………… 80

エ

エドキサバントシル酸塩水和物 ………… 139
エノキサパリンナトリウム ……………… 128
エプタコグ アルファ（活性型） ………… 234

オ

オクトレオチド酢酸塩 …………………… 252
オセルタミビルリン酸塩 ………………… 102

カ

乾燥人フィブリノゲン …………………… 237

ク

クラブラン酸カリウム・アモキシシリン水和物
　………………………………………… 87
グルコン酸カルシウム水和物 …………… 253
クロピドグレル硫酸塩 …………………… 121
クロルフェニラミンマレイン酸塩 ……… 57

ケ

ケタミン塩酸塩 …………………………… 43

コ

抗破傷風人免疫グロブリン ……………… 111
コデインリン酸塩水和物 ………………… 53

サ

酢酸リンゲル液 …………………………… 212
ザナミビル水和物 ………………………… 104
サルブタモール硫酸塩 …………………… 79

シ

ジアゼパム ………………………………… 186
ジクロフェナクナトリウム ……………… 25
ジソピラミドリン酸塩 …………………… 167
ジメンヒドリナート ……………………… 57
重炭酸加リンゲル液 ……………………… 213
静注用人プロトロンビン複合体製剤 …… 235
ジルチアゼム塩酸塩 ……………………… 178
新鮮凍結人血漿 …………………………… 227

ス

スガマデクスナトリウム ………………… 243
スピロノラクトン ………………………… 204

セ

生理食塩液 ………………………………… 210
セファゾリンナトリウム ………………… 92
セファレキシン …………………………… 88
セフェピム塩酸塩水和物 ………………… 94
セフトリアキソンナトリウム水和物 …… 92

タ

タゾバクタムナトリウム・ピペラシリンナトリウム配合 …………………………………… 95
ダビガトランエテキシラートメタンスルホン酸塩 ……………………………………… 138
ダルテパリンナトリウム ………………… 128
炭酸水素ナトリウム ……………………… 255

チ

チアミラールナトリウム ………………… 194
沈降破傷風トキソイド …………………… 110

テ

デキストロメトルファン臭化水素酸塩水和物 … 52
デクスメデトミジン ……………………… 42

ト

ドパミン塩酸塩 …………………………… 146
ドブタミン塩酸塩 ………………………… 147
トラセミド ………………………………… 202
トラネキサム酸 …………………………… 233
トリクロルメチアジド …………………… 203
トルバプタン ……………………………… 206
ドンペリドン ……………………………… 61

一般名 INDEX

ナ

ナファモスタットメシル酸塩 ……………… 131
ナロキソン塩酸塩 ……………………………… 240

ニ

ニカルジピン塩酸塩 …………………………… 159
ニトログリセリン ……………………………… 157
ニトロプルシドナトリウム水和物 ………… 158
乳酸加リンゲル液 ……………………………… 211

ノ

ノルアドレナリン ……………………………… 149

ハ

バソプレシン …………………………………… 152
バロキサビルマルボキシル ………………… 106

ヒ

ヒトインスリン ………………………………… 250
人血小板濃厚液 ………………………………… 229
人赤血球濃厚液 ………………………………… 226
ヒドロキシエチルデンプン130000 ………… 221
ヒドロキソコバラミン（ビタミンB_{12}）…… 257
ヒドロコルチゾンリン酸エステルナトリウム
　……………………………………………………… 71

フ

フェキソフェナジン塩酸塩 ………………… 66
フェニトイン …………………………………… 188
フェノバルビタールナトリウム …………… 187
フェンタニルクエン酸塩 ……………………… 31
フォンダパリヌクスナトリウム …………… 130
プラスグレル塩酸塩 …………………………… 122
フルマゼニル …………………………………… 241
フレカイニド酢酸塩 …………………………… 171
プレドニゾロン ………………………………… 74
プロカインアミド塩酸塩 …………………… 168
フロセミド ……………………………………… 201
プロタミン硫酸塩 ……………………………… 245
プロポフォール ………………………… 40・192

ヘ

ヘパリンカルシウム …………………………… 128
ヘパリンナトリウム …………………………… 128
ベラパミル塩酸塩 ……………………………… 177
ペラミビル水和物 ……………………………… 103
ペンタゾシン …………………………………… 30

ホ

ホスフェニトインナトリウム水和物 ……… 190

ミ

ミダゾラム ……………………………… 39・191
ミルリノン ……………………………………… 150

メ

メチルプレドニゾロンコハク酸エステルナトリウム …………………………………… 71
メトクロプラミド ………………………………… 61
メナテトレノン（ビタミンK$_2$） …………… 244
メロペネム水和物 ………………………………… 95

モ

モルヒネ塩酸塩水和物 ………………………… 33
モンテプラーゼ ………………………………… 115

ヤ

薬用炭 ……………………………………………… 256

ラ

ラニナミビルオクタン酸エステル水和物 ‥ 104
ランジオロール塩酸塩 ………………………… 173

リ

リドカイン塩酸塩 ……………………………… 170
リバーロキサバン ……………………………… 138

レ

レベチラセタム ………………………………… 195
レボフロキサシン水和物 ……………………… 89

ロ

ロキソプロフェンナトリウム水和物 ………… 25
ロクロニウム …………………………………… 46

ワ

ワルファリンカリウム ………………………… 137

商品名 INDEX

ア

アクチバシン® ……………………………… 115
アストマリ …………………………………… 52
アセトアミノフェン「JG」原末 ……………… 23
アセリオ® ……………………………………… 23
アデホス-L® ………………………………… 180
アドレナリン注0.1%シリンジ「テルモ」…… 17
アトロベント® ……………………………… 80
アネキセート® ……………………………… 241
アミカシン硫酸塩 …………………………… 96
アミカマイシン® …………………………… 96
アミサリン® ………………………………… 168
アリクストラ® ……………………………… 130
アルダクトン®A …………………………… 204
アルピニー® ………………………………… 23
アルブミナー® 5% ………………………… 220
アレグラ® …………………………………… 66
アレビアチン® ……………………………… 188
アンカロン® …………………………… 18・174

イ

イーケプラ® ………………………………… 195
イグザレルト® ……………………………… 138
イソゾール …………………………………… 194
イナビル® …………………………………… 104
イノバン® …………………………………… 146

エ

エスラックス® ……………………………… 46
エフィエント® ……………………………… 122
エリキュース® ……………………………… 138
塩酸モルヒネ ………………………………… 33

オ

オーグメンチン® …………………………… 87
大塚生食注 ………………………………… 210
大塚糖液5% ……………………………… 216
オノアクト® ………………………………… 173
オリベス® …………………………………… 170

カ

カルチコール ……………………………… 253
カロナール® ………………………………… 23

ク

クラバモックス® …………………………… 87
クラビット® ………………………………… 89
クリアクター® ……………………………… 115
グルトパ® …………………………………… 115
クレキサン® ………………………………… 128

ケ

ケイセントラ ……………………………… 235
ケイツー® …………………………………… 244
ケイツー®N ………………………………… 244
ケタラール® ………………………………… 43
ケフレックス® ……………………………… 88
献血アルブミン25 ………………………… 221

コ

コデインリン酸塩 ……………………………… 53

サ

サムスカ® ……………………………………… 206
サルタノール® ………………………………… 79
サワシリン® …………………………………… 86
サンドスタチン® ……………………………… 252

シ

シアノキット® ………………………………… 258
シーサール ……………………………………… 52
ジスロマック® ………………………………… 90
照射赤血球液-LR「日赤」 …………………… 226
新鮮凍結血漿-LR「日赤」 …………………… 227
シンメトレル® ………………………………… 105

ス

水溶性ハイドロコートン ……………………… 72
スロンノン®HI ………………………………… 130

セ

セファゾリンナトリウム ……………………… 92
セファメジン®α ………………………………… 92
セルシン® ……………………………………… 186

ソ

ゾシン® ………………………………………… 95
ソセゴン® ……………………………………… 30
ゾフルーザ ……………………………………… 106
ソリューゲン®F ………………………………… 212
ソル・メドロール® ……………………………… 71
ソルデム® 1 …………………………………… 214
ソルデム® 3A ………………………………… 215

タ

ダイアート® …………………………………… 203
ダイアモックス® ……………………………… 205
タミフル® ……………………………………… 102
タンボコール® ………………………………… 171

チ

沈降破傷風トキソイドキット「タケダ」…… 110

テ

ディプリバン® ……………………………… 40・192
デキストロメトルファン臭化水素酸塩散「日医工」 ………………………………………………… 52
テタノブリン® ………………………………… 111
テタノブリン® IH ……………………………… 111
テルペラン® …………………………………… 61

商品名 INDEX

ト

トスパリール	30
ドブポン®	147
ドラマミン®	57
トランサミン®	233
ドルミカム®	39・191
ドンペリドン	61

ナ

ナウゼリン®	61
ナロキソン塩酸塩	240

ニ

ニカルジピン塩酸塩	159
ニトプロ®	158

ノ

濃厚血小板HLA-LR「日赤」	229
ノーベルバール®	187
ノボ・硫酸プロタミン	245
ノボセブン®HI	234
ノルアドリナリン®	149

ハ

バイアスピリン®	120
パセトシン®	86

ヒ

ビカネイト®	213
ビスミラー®	57
ピトレシン®	152
ヒューマリン®R	250

フ

フィブリノゲンHT	237
フェンタニル	31
フサン®	131
フラグミン®	128
プラザキサ®	138
プラビックス®	121
ブリディオン®	243
プリンペラン®	61
フルイトラン®	203
プレセデックス®	42
プレドニン®	74
プロスタンディン®	161
フロセミド	201
プロポフォール	40・192

ヘ

ベネトリン®	79
ヘパリンカルシウム	128
ヘパリンナトリウム	128
ペルジピン®	159
ヘルベッサー®	178
ペンタジン®	30

ホ

- ホストイン® 190
- ポララミン® 65
- ホリゾン® 186
- ボルタレン® 25
- ボルベン® 221

マ

- マキシピーム® 94

ミ

- ミオコール® 157
- ミリスロール® 157
- ミルリーラ® 150

メ

- メイロン® 255
- メジコン® 52
- メゼック® 52
- メロペン® 95

モ

- モルヒネ塩酸塩 33

ヤ

- 薬用炭 256

ユ

- ユナシン®-S 91
- ユナスピン® 91

ラ

- ラクテック®注 211
- ラシックス® 201
- ラピアクタ® 103

リ

- リクシアナ® 139
- リスモダン®P 167
- リドカイン 170
- リレンザ® 104

ル

- ルプラック® 202

ロ

- ロキソニン® 25
- ロキソプロフェンナトリウム 25
- ロセフィン® 92

ワ

- ワーファリン® 137
- ワソラン® 177

BACK ISSUES

エマージェンシー・ケアの増刊

2013 新春	救急・重症ケアに今すぐ生かせる みんなの危機理論 事例で学ぶ エビデンスに基づいた患者・家族ケア
2013 夏季	新人からエキスパートまでレベル別にわかる！救急看護 必須知識&アセスメントクイズ
2014 夏季	めざせひとり立ち！救急看護をまるっとマスターできる本
2015 新春	なぜ？どうして？こんなときどうしよう？をエビデンスつきで解決！救急看護おたすけQ&A 99
2015 夏季	看護師・研修医必携 ER・ICUの薬剤110
2016 新春	看護師・研修医・臨床工学技士のための 救急・ICUのME機器らくらく攻略ブック
2016 夏季	観察・ケアの流れとポイントがこれ一冊でわかる！救急での動きかた・患者のみかた
2017 新春	看護師・研修医必携 救急・ICUですぐに役立つ"超"ガイドラインこれだけBOOK
2017 夏季	緊急度がひと目でわかる！ 救急ナースのための超はやわかり疾患ブック
2018 新春	ビジュアルでわかる 救急・ICU患者の ME機器からみた 呼吸・循環管理

■ 読者のみなさまへ

このたびは本増刊をご購読いただき、誠にありがとうございました。編集部では今後もみなさまのお役に立てる増刊の刊行を目指してまいります。本書に関するご感想・提案などがございましたら、ぜひとも当編集部までお寄せください。

Emergency Care 2018年 夏季増刊（通巻403号）

看護師・研修医必携
ER・ICUの薬剤121 ver.2.0

エマージェンシー・ケア　The Japanese Journal of EMERGENCY CARE

2018年7月10日　第1版第1刷発行
2020年10月20日　第1版第3刷発行

編　著：大野博司　志賀　隆
発行人：長谷川素美
編集担当：辻 友佳里・太田真莉子・山川賢治
表紙・本文デザイン：有限会社ティオ
発行所：株式会社メディカ出版　〒532-8588 大阪市淀川区宮原3-4-30 ニッセイ新大阪ビル16F
電話　06-6398-5048（編集）　0120-276-591（お客様センター）
03-5776-1853（広告窓口／総広告代理店（株）メディカ・アド）
https://www.medica.co.jp　E-mail emergency@medica.co.jp
組版：株式会社明昌堂
印刷製本：株式会社シナノ パブリッシング プレス
定価（本体4,000円＋税）　ISBN978-4-8404-6296-9
●無断転載を禁ず。　●乱丁・落丁がありましたら、お取り替えいたします。
Printed and bound in Japan

●本誌に掲載する著作物の複製権・翻訳権・翻案権・上映権・譲渡権・公衆送信権（送信可能化権を含む）は株式会社メディカ出版が保有します。

JCOPY ＜（社）出版者著作権管理機構 委託出版物＞
本書の無断複写は著作権法上での例外を除き禁じられています。複写される場合は、そのつど事前に、（社）出版者著作権管理機構（電話 03-5244-5088、FAX 03-5244-5089、e-mail：info@jcopy.or.jp）の許諾を得てください。